EL CAMINO HACIA LA menopausia

Una guía para antes, durante y después de esta etapa de la vida

Claudia de la Cuesta-Ransom CHC
Mark X. Ransom MD, MBA, HCLD

snow fountain press

EL CAMINO HACIA LA
menopausia

Una guía para antes, durante y después
de esta etapa de la vida

Segunda edición, 2023
Primera edición en el sello Diana Edición, 2021

Snow Fountain Press
25 SE 2nd. Avenue, Suite 316
Miami, FL 33131
www.snowfountainpress.com

ISBN: 978-1-957417-34-9

Dirección editorial:
Pilar Vélez

Diseño interno y maquetación:
Alynor Díaz

Impreso en los Estados Unidos de América.

Descargo de responsabilidad

El siguiente libro está destinado a servir como referencia y fuente de información para todas las mujeres, independientemente de su relación con la menopausia. Si bien el contenido se ha investigado exhaustivamente y se proporcionan fuentes científicas, no pretende reemplazar el consejo de su propio médico. Siempre consulte con su médico antes de empezar cualquier nuevo programa de ejercicio o nutrición, comenzar a tomar vitaminas o suplementos, o cambiar sus medicamentos recetados.

A Tatiana, Nicholas y nuestras madres.

AGRADECIMIENTOS

Gracias a ti, mujer, que estás leyendo este libro. Gracias a la editorial Planeta y a nuestra editora Diana López de Mesa, por habernos dado su opinión de primera mano, no solo como editora sino también como la lectora a la que estamos esperando llegar.

Agradecemos a Dios, por darnos la inspiración y guía para poder realizar este proyecto.

Agradecemos a Tatiana y a Nicholas, por ser parte de nuestra inspiración y por su paciencia.

Agradecemos a todas nuestras amigas y compañeras de colegio que ayudaron a inspirarnos y así poder brindar un gran recurso de acompañamiento e información para todas las mujeres que algún día atravesarán, están en el proceso o ya pasaron por la menopausia. Agradecemos a todas aquellas que con sus testimonios ayudaron a que más mujeres se identifiquen con el contenido de este libro.

Gracias por ser una parte tan importante para llevar a buen puerto este libro.

Agradezco a aquellas que ayudaron con la revisión, por el tiempo que invirtieron en la lectura de los borradores.

Agradecemos a nuestras familias por todo el apoyo que nos han brindado.

En especial a ti, Tatiana, porque estamos felices por tu evolución, de ver la mujer en la que te has convertido y la que llegarás a ser.

Queremos prepararte y preparar a las futuras generaciones de mujeres para que este camino de la menopausia sea algo placentero y puedan abrazar esta etapa de la vida como cualquier otra, y no les pase como a muchas generaciones que debieron enfrentar el estigma y el tabú, y estar solas en este proceso, porque nadie se atrevió a hablar de ello.

Agradecemos a Nicholas, por enseñarnos lo que verdaderamente es importante en la vida.

Te agradezco a ti, Claudia, por tu visión para emprender este proyecto y por mantenerme enfocado.

Te agradezco a ti, Mark, por siempre confiar en mí y apoyarme en mis sueños por locos que parezcan.

CONTENIDO

PRÓLOGO

Un médico ginecólogo endocrinólogo de la reproducción y su esposa, una *health coach*, son los autores de este libro. Ellos se propusieron elaborar una guía práctica basada en sus conocimientos, sus propias vivencias y las de sus pacientes y amigas, sobre los procesos antes, durante y después de la menopausia, para que las lectoras puedan conocer y tratar los diversos síntomas relacionados, fomentando así la salud de la mujer, tema que ha sido investigado ampliamente en la literatura médica.

La salud es un proceso dinámico en el cual cada mujer tiene un compromiso consigo misma y con su familia. Y es aquí donde este libro les propone a las lectoras un trabajo personal para proteger su salud, creando un estilo de vida en el que se establezcan una serie de hábitos saludables, como la alimentación y el ejercicio; evitando factores de riesgo, tales como el estrés, el cigarrillo, el alcohol, el sedentarismo y la obesidad, y teniendo en cuenta sus propios factores de riesgo familiares, como obesidad, dislipidemias, enfermedades cardiovasculares, hipertensión, diabetes, fracturas, demencia senil, Alzhéimer. De esta forma, los autores proponen estrategias que pueden llegar a evitar repetir estos problemas a lo largo de la vida, demorar su aparición, y tener una vida saludable y útil para sí mismas y sus familias.

El aumento en la expectativa de vida en la época moderna, tanto en mujeres como en hombres, se debe a las mejores condiciones de salud pública, el desarrollo de la medicina, de la investigación, de la industria farmacéutica –como vacunas, antibióticos, ayudas diagnósticas– y adelantos nutricionales, entre otros, los cuales, además, han permitido que las mujeres vivan una tercera parte de su vida luego de la menopausia y algunas hasta más tiempo, producto del resultado de sus buenas condiciones de vida.

Este libro, escrito en un lenguaje didáctico y comprensible para el público en general, brinda herramientas prácticas para que las mujeres se informen desde una edad temprana y maximicen su salud física, mental y emocional al llegar a la menopausia, y así acojan este proceso como algo natural, sin los miedos que pueden producirse como resultado de la falta de información.

La menopausia es un estado muy importante en la vida de la mujer, en el que puede vivir situaciones de crisis que inducen a las pacientes y al médico a elaborar un balance de lo que ha sido su vida hasta entonces, en el que se analizan los factores de riesgo heredados de los padres, la presencia de hábitos saludables adquiridos y los factores de riesgo vividos para la salud, al mismo tiempo que, con la asesoría médica, programan la senectud con modificaciones en su estilo de vida, hábitos saludables, asociados a medicamentos preventivos o terapéuticos, con el fin de enfrentar la edad mayor con autonomía, planeando cómo tener una mejor salud y el manejo de sus enfermedades crónicas, para disfrutar de una vida más productiva y con menos angustias.

Encuentro este libro como una excelente guía para las mujeres en sus diferentes etapas de su vida, en el cual hallarán orientación y consejos que les permitirán tener un conocimiento amplio para la protección de su salud y alternativas para la solución de sus propios problemas vitales. Las invito a leerlo y poner en práctica sus consejos.

Dr. Fabio Sánchez Escobar
Ginecología Obstreticia UdeA
Ginecología Endocrina UNAM

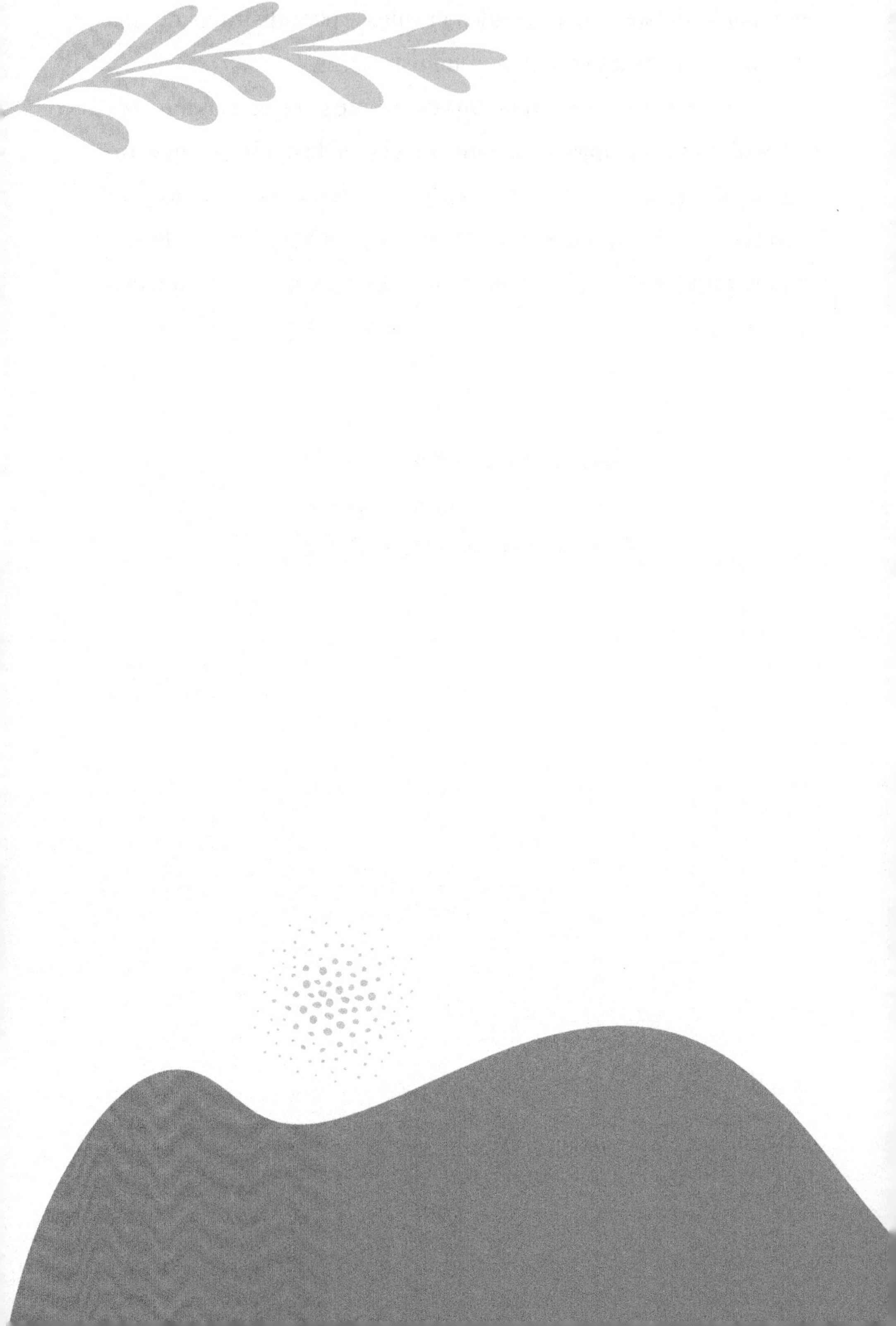

INTRODUCCIÓN

Nuestra inspiración para escribir este libro sobre los cambios que ocurren con tu cuerpo y tu mente, antes, durante y después de la menopausia, nació de mis retos con varios padecimientos que he debido enfrentar desde que cumplí los cuarenta años (esto ha sido en los últimos quince años). Integra mi experiencia personal como mujer y el conocimiento médico de Mark como ginecólogo especialista en fertilidad. También es fruto del asombro que me ha causado mi propia falta de conocimiento general y el desconocimiento que las mujeres a mi alrededor tenían sobre la menopausia. Así que Mark y yo esperamos brindarles a todas las mujeres que lo necesiten una guía completa de cómo mantener su salud física y emocional durante estos años crucia les de su vida.

En marzo del 2019, al reencontrarme con mis compañeras del bachillerato, después de treinta y siete años de habernos dejado de ver, empezamos a compartir historias acerca del sobrepeso, los problemas de salud que algunas de ellas tenían y lo difícil que era perder peso a esta edad. También hablamos de otras afecciones y su relación directa o indirecta con la perimenopausia y la menopausia. Después de haberles compartido algunas de mis experiencias personales, incluyendo hábitos de alimentación y de ejercicio, mis amigas expresaron su deseo de que les ayu dara a perder peso para mejorar su salud. Entonces creamos un grupo en *WhatsApp*, al cual llamamos "Grupo de la salud". En esta plataforma las guío, con la ayuda de Mark. Empezamos con algo tan simple como solo "cambiar de hábitos" y cómo esto puede mejorar tu salud. Lo llamo así porque psicológica mente la palabra dieta suena como aguantar hambre y de eso no se trata. Se trata de crear conciencia acerca de los efectos positivos que una buena alimentación puede tener en tu bienestar físico y mental.

Después de haber tratado el tema del sobrepeso, sus problemas y cómo enfrentarlos desde diversas técnicas, y viendo cómo algunas empezaban a tener una mejor salud y mejorar su movilidad, decidimos abordar otros temas, como el insomnio. Para tener una discusión más acertada, le pedí a Mark artículos médicos sobre la relación entre la menopausia y el insomnio. Para mi sorpresa, descubrí una posible conexión entre la dificultad de conciliar el sueño y la perimenopausia y la menopausia. Ahí me di cuenta de que el tema de la menopausia era más profundo de lo que nos han dicho: "Se te va a ir el periodo, no vas a poder tener más hijos y te van a dar calores". Este punto de vista tan cerrado solo demuestra la poca información que tenemos sobre esta etapa de la vida y la forma como debemos prepararnos para asumirla sin mayores contratiempos.

Mark y yo nos conocimos en su consultorio en Nueva Jersey en 1996, cuando empecé a trabajar como mánager de su laboratorio. Allí yo era la responsable de las cuentas por cobrar y de la renegociación de los contratos con las aseguradoras de salud. Hicimos un buen equipo de trabajo y empezamos a conocernos mejor. Los dos estábamos en procesos de divorcio y, de tanto pasar tiempo juntos, nos enamoramos. Mark siempre había estado interesado en la gastronomía de otros países y en este caso se veía muy interesado por los menús colombianos, especialmente por la comida paisa (con este término se suele describir coloquialmente a las personas y costumbres del departamento de Antioquia). Atendiendo a este sentido interés de Mark, lo llevé a restaurantes colombianos y empecé a cocinarle platos de mi país. Así inició nuestro romance.

Nos casamos en 1999. En ese momento empezó uno de nuestros retos: tratar de que yo quedara embarazada. Yo tenía treinta y cuatro años y siempre había tenido problemas con mis periodos, eran muy irregulares; además, tenía hipotiroidismo desde los quince años. Dado que él era doctor especialista en fertilidad y después de haber tenido varios intentos fallidos para concebir naturalmente, empecé un tratamiento de fertilidad que duró ocho meses. Desde entonces, Mark pasó de ver las cosas como doctor a verlas como paciente. Se convirtió en mi apoyo multifuncional, que iba desde consolar mi llanto por el miedo a las inyecciones, hasta, como era natural, enfrentar mes tras mes los resultados de la prueba de embarazo que reiteradamente salía negativa. De un momento a otro, Mark se situó del otro lado, tenía que lidiar con mi frustración y tristeza ante los resultados negativos, le costaba creer que, siendo un experto, estaba batallando con su mujer para lograr un embarazo. Se había con vertido en paciente, en un esposo más.

Por fin, después de siete meses de tratamiento, quedé em barazada de mellizos. En pleno cambio de era (en el año 2000) nacieron por cesárea Nicholas y Tatiana. Antes del parto nunca me preocupé por lo que comía, pero, a los treinta y cinco años y acabando de dar a luz, pensé en cuántas mujeres que eran de contextura delgada antes de tener a sus bebés no lograban bajar el peso que aumentaban durante el embarazo. Esto me preocupaba, concluyendo que era importante perder el peso del embarazo antes de que los bebés cumplieran el primer año. De lo contrario, cargaría con ese peso por el resto de mi vida. No sabía los problemas que esta acumulación de peso causaría unos años después. Consciente del reto que significaba perder 24.5 kg de peso con mi edad, decidí hacer cambios en mis hábitos de alimentación y de ejercicio físico. Dejé de comer carbohidratos procesados y refinados después de las seis de la tarde y reduje las porciones de mis comidas. A esto le sume clases de pilates y yoga, una vez mi ginecólogo me dio la luz verde para hacerlo. Entre tanto, Mark y yo estábamos felices con nuestros bebés. No obstante, a los dos años y medio, Nicholas presentaba comportamientos extraños y le faltaba desarrollo en su lenguaje. Por recomendación de un amigo de Mark lo llevamos a un pediatra especialista en desarrollo infantil que le diagnosticó autismo. Allí empezó mi pasión por la lectura de libros y artículos médicos. Mark me traía literatura sobre autismo (en ese entonces no había *Google*) que nos ayudaba a entender esta condición y a tomar decisiones acertadas sobre el tratamiento para Nicholas. Poco a poco me fui adentrando en temas médicos que siempre parecían conducirme a entender la importancia de la alimentación en el funcionamiento del cerebro y los síntomas del autismo. Tras verificar lo aprendido con Mark, en quien confío como esposo y como científico, lo implementaba con Nicholas y lo aplicaba conmigo misma.

Al llegar a mis cuarenta, empecé a sentir cambios en mi cuerpo y mente, que les describiremos más adelante. Con la ayuda de Mark y de mis lecturas hemos podido sobrepasar (sobrevivir) los últimos quince años. Digo "pudimos" porque, honestamente, estos años no han sido fáciles para mí, ya que al principio no tenía ni idea de lo que me estaba pasando; tampoco lo han sido para Mark, que, aunque tenía el conocimiento, gracias a los libros y a lo que sus pacientes le contaban, lo estaba viviendo de primera mano, ya que los hombres también tienen que lidiar con nuestros cambios hormonales y de temperamento. Ya Mark les describirá sus experiencias en un capítulo que él dedica a los esposos.

Este libro está dividido en dos partes. En la primera, Mark explica todo lo que se debe saber sobre la perimenopausia y la menopausia; los síntomas, causas, problemas y el rol de las hormonas. También hacemos referencia a la fertilidad, nuestra experiencia personal y algunas situaciones con las que nos hemos familiarizado. Al mismo tiempo, les brindamos pautas sobre cómo abordar ciertos síntomas.

En la segunda parte incluimos una guía sobre cómo tomar el control de tu salud, verte y sentirte mejor, cambiando tus hábitos de alimentación, de ejercicio y encontrando las causas que te pueden estar afectando emocionalmente y el papel que estas desempeñan en tu bienestar. También hay una guía para los esposos, en la que Mark describe sus vivencias conmigo y brinda pautas para ayudar a los hombres a apoyar a sus esposas durante esta transición, al mismo tiempo que se crece como pareja.

Por último, incluimos una *check list* práctica, con medidas de salud, para cada década en la vida de una mujer, empezando desde la pubertad hasta los setenta años y más. Se trata de proveer información sobre cómo debes prepararte tú misma durante cada etapa y lograr así una vida más cómoda y acorde a los tiempos.

Este libro ha sido escrito en un lenguaje fácil de digerir. Esperamos de corazón que se convierta en una guía que te acompañe durante esta transición, para que no te sientas sola y para que estés consciente de dónde provienen estos cambios. Un mejor conocimiento sobre el tema te permitirá enfrentar este momento con mayor facilidad y podrás vivir tu vida con mayor tranquilidad y libertad. También esperamos que se convierta en una guía para todas las mujeres de tu vida, sin importar la edad.

PRIMERA PARTE

ENTENDER LA MENOPAUSIA

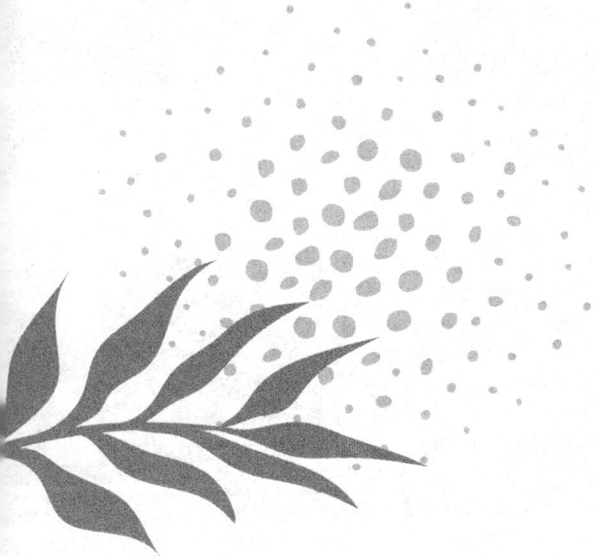

CAPÍTULO 1
LA PERIMENOPAUSIA

Toda mujer lleva una sonrisa en el rostro
y mil secretos en el corazón.
Clarice Lispector

A medida que las mujeres envejecen se producen varios cambios en sus cuerpos que están relacionados, en gran proporción, con la cantidad de óvulos que tienen en sus ovarios. Al nacer, las mujeres tienen un promedio de dos millones de óvulos y este número disminuye a aproximadamente trescientos mil en la pubertad. Esta disminución en el número se debe tanto a la liberación como a la reabsorción de los óvulos por parte de los ovarios. Al llegar a la menopausia, las mujeres tendrán menos de diez mil óvulos y la mayoría de ellos nunca serán liberados.

De esa forma, muchos de los síntomas que se presentan a medida que las mujeres envejecen están relacionados con la disminución en la producción de estrógenos y testosterona por parte de los ovarios debido a la pérdida de óvulos. Cuando los ovarios empiezan a quedarse sin óvulos, los niveles de estas dos importantes hormonas disminuyen y contribuyen a los cambios físicos y mentales comunes de la menopausia. En los siguientes apartados discutiremos algunas definiciones y proporcionaremos las bases científicas de lo que la mayoría de las mujeres experimentarán en la edad mediana y más adelante.

DEFINICIONES

Para discutir los cambios y desafíos que trae la menopausia, es importante que comencemos con algunas definiciones básicas para que quede clara nuestra terminología.

Premenopausia: es ese lapso de tiempo en el cual la mujer no tiene síntomas relacionados con la perimenopausia o la menopausia. La mujer todavía tiene sus periodos y se considera que está en edad reproductiva. Si bien los términos premenopausia y perimenopausia a menudo se usan indistintamente, no lo son. Hablando estrictamente, la premenopausia es el tiempo desde el primer periodo de una mujer hasta que alcanza la perimenopausia.

Perimenopausia: se refiere al tiempo poco antes de la menopausia. Comienza con el inicio de ciclos menstruales irregulares y durará un año a partir del último periodo menstrual. El inicio de esta etapa es extremadamente variable, pero generalmente ocurre dos a diez años antes de la menopausia real, suele ocurrir alrededor de los cuarenta y cinco años. Esta etapa es bastante importante, porque es durante este intervalo en el que la mayoría de los síntomas ocurren.

Menopausia: sucede cuando la mujer experimenta su último periodo menstrual, seguido de un año sin periodos adicionales, en una mujer que todavía tiene útero. Por lo tanto, la única forma de determinar realmente cuándo ocurrió la menopausia de una mujer es mirar hacia atrás y contar un año desde que dejó de tener su periodo e identificar cuándo fue el último sangrado. Cuando los ovarios ya no tienen óvulos, una mujer entra en la menopausia. La edad promedio de la menopausia para las mujeres en los Estados

Unidos es entre los cincuenta y cincuenta y dos años. La edad promedio de incio de la menopausia en Colombia es de cincuenta y tres años. Esto es consistente con las observaciones que describen las diferencias en el inicio de la menopausia entre los diferentes grupos étnicos.

Postmenopausia: se refiere al lapso de tiempo posterior a la menopausia. Esta etapa final durará hasta que la mujer muera. Presenta una variedad de cambios en la salud e incluye síntomas que son exclusivos de este rango de edad.

Menopausia prematura: se refiere a la menopausia que ocurre antes de los cuarenta años. Aproximadamente el 1% de las mujeres tendrán naturalmente una menopausia prematura.

Figura 1. Línea cronológica de premenopausia, perimenopausia, menopausia y postmenopausia

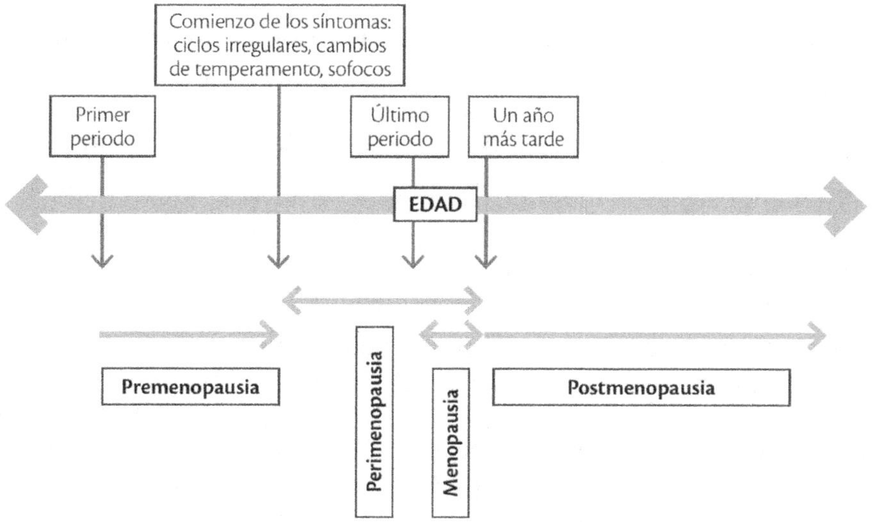

Fuente: elaboración propia.

En este capítulo nos enfocaremos en la perimenopausia, el tiempo que ocurre justo antes de la menopausia. Durante este lapso hay una rápida disminución en el número y calidad de los óvulos dentro de los ovarios, lo que contribuye a la irregularidad del ciclo menstrual de la mujer. No existe un examen de sangre específico que pueda identificar este periodo de tiempo, y la medición común de la hormona folículo estimulante (FSH) es un predictor poco confiable de esta fase de la vida. A medida que la mujer envejece y la calidad de los óvulos disminuye, más FSH es liberada por el cerebro para estimular el crecimiento de los óvulos. Al principio, esta estimulación puede aumentar la producción de estrógenos en los ovarios, aun si estos no están en condiciones para generar la ovulación (liberación del óvulo). En consecuencia, muchas mujeres tienen sangrado irregular, porque la liberación del óvulo no es regular o no ocurre cada mes. Este sangrado interrumpido, el cual no está asociado con la liberación de un óvulo, varía típicamente en la duración y la cantidad del sangrado.

Hay una serie de otros síntomas que por lo general ocurren durante la perimenopausia, algunas mujeres pueden tener todos los síntomas y algunas pocas afortunadas pueden no tener ninguno. Pero recuerde, ¡son comunes!

Después de ver las definiciones que Mark nos provee en este capítulo, también queremos discutir los primeros síntomas que puedes experimentar cuando tu cuerpo y tus hormonas empiezan a cambiar.

Cabe aclarar que estos síntomas varían de mujer a mujer, tanto en su aparición como en su intensidad.

Infortunadamente, no se habla mucho de esta etapa de la vida de la mujer, se mantiene más como un tabú. Me he dado cuenta, con la mayoría de las mujeres con las que he tenido la oportunidad de hablar del tema, sin importar sus diferencias de edad, de que hay un común denominador entre ellas: no se han atrevido a hablar de sus síntomas. En cambio, han estado todos estos años en completa soledad y silencio.

Esperamos que en este libro puedas encontrar una guía que te acompañe durante esta transición, para recordarte que no estás sola y ayudarte a entender de dónde provienen estos cambios. Un mejor conocimiento sobre el tema te permitirá enfrentar este momento con mayor facilidad, tranquilidad y libertad.

Con el apoyo y la orientación de Mark, he podido enfrentar cada nuevo síntoma con mayor seguridad a medida que aparece.

Esto me inspiró a escribir con Mark este libro, para que puedas tener información y así no tengas que enfrentar estos años sola, preguntándote qué está pasando con tu cuerpo o si te estás volviendo loca.

Quiero animarte a que discutas el tema de la menopausia más abiertamente y que entre todas podamos correr la voz, y así no solo ayudarnos a nosotras mismas sino ayudar a otras mujeres, ya que todas, inevitablemente, vamos a enfrentar esta transición un día. Considero que la preparación y el conocimiento son la clave para una menopausia feliz y saludable.

SÍNTOMAS Y PROBLEMAS

Sangrado irregular

Los ciclos menstruales y los sangrados irregulares son los síntomas más comunes que experimentan las mujeres que comienzan su transición a la menopausia. La mayoría de las mujeres notarán que sus ciclos comienzan a espaciarse o a acercarse entre sí. Aunque algunas mujeres pueden experimentar un final abrupto de sus periodos cuando ingresan a la menopausia, la mayoría tendrá ciclos de duración impredecibles antes de que sus periodos se detengan por completo.

El sangrado irregular, con frecuencia, se debe a los altos niveles de estrógeno que no están acompañados por progesterona. Imagine que, en un ciclo menstrual perfecto de veintiocho días, los primeros catorce días involucran el crecimiento del óvulo y el aumento de estrógenos.

El aumento en el estrógeno ayuda a engrosar el revestimiento del útero como preparación para que se dé un embarazo. Una vez que se libera el óvulo el día catorce se produce progesterona. La progesterona detiene el crecimiento del revestimiento del útero y provoca cambios en este para generar las condiciones necesarias para un embarazo. Si no se produce un embarazo, los niveles hormonales disminuyen y el revestimiento del útero se desprende.

Como se discutió, la perimenopausia a menudo incluye ciclos en los cuales no se liberan óvulos. Sin embargo, los niveles de estrógeno todavía son lo suficientemente altos como para permitir que crezca el revestimiento del útero. Debido a que no se secreta progesterona, el revestimiento continúa engrosándose y al final se vuelve tan grueso que comienza a haber sangrado. Como se puede imaginar, este sangrado es irregular, impredecible y cambia en cantidad y duración. El ciclo normal de veintiocho días se pierde cuando el ovario se queda sin óvulos.

También se deben considerar otras causas cuando las mujeres experimentan un sangrado irregular, particularmente cerca o después de la menopausia. Se debe realizar una prueba de embarazo, porque, aunque las posibilidades de concepción son bajas, puede ocurrir. La consideración de causas mecánicas de sangrado, como fibromas o pólipos, es pertinente, ya que también pueden generar sangrado impredecible.

Y, por supuesto, en casos excepcionales, debe descartarse un cáncer en el revestimiento del útero. En general, la mayoría de los casos de sangrado irregular peri menopáusico se deben a la falta de un aumento y a una disminución normales de estrógeno y progesterona.

Este es un síntoma que mi hermana y muchas de mis amigas han experimentado. Tuvieron meses en los cuales les llegaba el periodo de forma regular, luego les dejaba de llegar por varios meses y cuando volvía les llegaba en exceso. Y así continuaron por varios meses, hasta que el día menos pensado ya no volvió a aparecer. En mi caso, aunque mis periodos siempre han sido muy irregulares, recientemente he estado experimentando periodos cada tres a cuatro semanas con sangrado excesivo. Esto indica que, si bien cada una de nosotras pasa por etapas similares a medida que nos acercamos a la menopausia, nuestros cuerpos responden de forma diferente a los cambios de estrógeno.

Sofocos (bochornos o calores)

Sofocos, calores o síntomas vasomotores, todos estos términos se refieren a la misma sensación de un breve episodio de enrojecimiento de la piel, seguido por un calor en la parte superior del cuerpo y de la cara. Estas experiencias pueden anteceder a los escalofríos, mientras el cuerpo intenta liberar ese calor. Si el sofoco ocurre por la noche, no es poco común que pueda estar acompañado de transpiración, conocida como sudoración nocturna. Estos sofocos por lo general duran de uno a cinco minutos. La frecuencia cardiaca también puede aumentar coincidiendo con el sofoco y la temperatura de la piel puede incrementarse de 1 °C a 7 °C. La piel puede tomar treinta minutos o más en volver a su temperatura normal.

El sofoco es el segundo síntoma más común en la perimenopausia, después de los ciclos menstruales irregulares. El 75% de las mujeres en la perimenopausia reportan sofocos. El tiempo promedio durante el cual los sofocos pueden ocurrir como síntoma es de 7.4 años. Un pequeño porcentaje de mujeres pueden experimentar sofocos desde la perimenopausia que nunca desaparecen. Existen grandes diferencias en la aparición de los sofocos, basadas en factores como la genética, el clima, la dieta, el peso y el estilo de vida. De hecho, se ha observado que las fumadoras tienen entre seis y veinte veces más probabilidades de experimentar sofocos que las no fumadoras (Butts *et al.*, 2012). Las mujeres obesas y con sobrepeso también reportan sofocos con mayor frecuencia que las mujeres con peso normal (Randolph *et al.*, 2003).

No es sorprendente que los sofocos difieran en su intensidad y frecuencia. Aproximadamente del 10% al 15% de las mujeres reportan sofocos severos o frecuentes. Los sofocos también tienden a ser peores después de la extirpación quirúrgica de los ovarios o después de recibir quimioterapia, que cuando se pasa por una menopausia natural. Con el tiempo, estas últimas pacientes experimentan sofocos de manera similar a la mayoría de la población.

Solo alrededor del 25% de las mujeres que experimentan sofocos en realidad buscan atención para sus síntomas. A pesar de que no existe cura para los sofocos, sus síntomas pueden ser manejados desde una variedad de enfoques. Los simples cambios en el estilo de vida pueden ser efectivos para algunas mujeres, y solo cuando estos enfoques no tienen éxito, se puede considerar el uso de medicamentos. Por otro lado, si la paciente está buscando información científica convincente para asegurarse de que los tratamientos son efectivos, los datos suelen ser confusos, debido a un alto efecto placebo. En otras palabras, aproximadamente entre el 20% y el 40% de los estudios muestran un alivio igual de los sofocos al comparar un tratamiento propuesto con una pastilla de azúcar (Stearns *et al.*, 2002). Por lo tanto, no se garantiza que ningún tratamiento funcione y, algunas veces, una combinación de enfoques debe tomarse en cuenta para aliviar los síntomas vasomotores.

La causa exacta de los sofocos es incierta. El termostato del cuerpo parece estar ubicado en una parte del cerebro conocida como el hipotálamo. Las células nerviosas en esta parte del cerebro trabajan para mantener una temperatura central establecida. La temperatura central se refiere a la temperatura interna del cuerpo, que es en promedio 37.0 °C (98.6 °F). La edad, el estado reproductivo y el sexo, cada uno, naturalmente, pueden afectar la temperatura establecida del cuerpo. Debido a que la piel aumenta la temperatura durante un sofoco, para mantener una temperatura central más fresca, la paciente comenzará a transpirar. A medida que la humedad se evapora, se produce el enfriamiento y así se mantiene una temperatura central uniforme. Varias actividades voluntarias pueden elevar la temperatura central de una persona; el ejercicio, el aumento de la grasa corporal, el uso de más ropa, la falta de sueño a corto plazo y el consumo de alcohol aumentan las temperaturas nocturnas, así como comer o ingerir cualquier alimento con un alto nivel de calorías.

Un factor a su alcance para comenzar cuando busque alivio de los sofocos es modificar su estilo de vida y su entorno.

Y mientras hace algunas de estas sugerencias, puede, sin duda, añadir y probar las siguientes recomendaciones de inmediato. Las modificaciones no le costarán dinero, no necesitará ver a un doctor y puede empezar ya mismo; entre estas están: mantener un peso corporal saludable, dejar de fumar, practicar ejercicio regularmente, tratar de relajarse y calmarse, estar atenta a la alimentación y mantenerse fresca, así como mantener el entorno fresco.

Mantener un peso corporal saludable: estudios han demostrado que un índice de masa corporal (IMC) ≥ 27 kg/m2 está correlacionado con una mayor frecuencia de calores (Randolph *et al.*, 2003). De hecho, un estudio demostró que la reducción de hasta 5 kg de peso o una disminución en un punto del IMC estaba asociada con una mejora significativa de los síntomas (Huang *et al.*, 2010). Se cree que las mujeres más pesadas tienen más grasa corporal que sirve para aislar el cuerpo y elevar la temperatura central. Esto a su vez resulta en sofocos más frecuentes. Perder peso, ya sean 4.5 kg de peso o un 10% del peso corporal inicial logrado por medio de una dieta baja en grasa, llena de vegetales, frutas y granos integrales, ha demostrado que elimina todos los síntomas vasomotores en los individuos obesos (Kroenke, 2012).

Dejar de fumar: entre las muchas razones por las cuales fumar no es bueno para usted está el hecho de que se asocia con sofocos más frecuentes. Y tal vez no sea sorprendente, cuanto más fuma un individuo, más grande es el riesgo de desarrollar sofocos. El humo de segunda mano también se ha correlacionado con la aparición de sofocos, ¡qué maravillosa motivación para que los fumadores en su casa dejen de fumar! (Gold *et al.*, 2004). Lamentablemente, si una mujer ha fumado alguna vez, tiene más probabilidades de sufrir de sofocos que si nunca hubiera fumado. De hecho, parece que se debe dejar de fumar durante al menos cinco años para que el riesgo de sofocos sea menor al de las fumadoras actuales (Smith *et al.*, 2015).

Practicar ejercicio regularmente: puede parecer un poco confuso, pero los estudios no han demostrado que el ejercicio sea efectivo para tratar los sofocos. Sin embargo, las mujeres que hacen ejercicio a diario tienen menos sofocos que aquellas que hacen menos ejercicio. Además, el ejercicio ha estado correlacionado con periodos más cortos de síntomas vasomotores. Tenga cuidado, porque el ejercicio intenso también puede desencadenarlos. La mayoría de las mujeres deben tener una meta de 150 minutos de ejercicio moderado o 75 minutos de ejercicio vigoroso a la semana, de acuerdo con los centros de control y prevención de enfermedades. Las principiantes deberían empezar con diez minutos de ejercicio ligero y aumentar lentamente a medida que también lo hace su resistencia (Centers for Disease Control and Prevention, 2018), véase el capítulo 8 para más detalles sobre este tema.

Tratar de relajarse y calmarse: altos niveles de estrés y ansiedad se han asociado con sofocos. Muchas mujeres reportan que una gran variedad de factores estresantes diarios puede desencadenar sus síntomas vasomotores. Puede ser útil practicar una respiración abdominal lenta o tomar de seis a ocho respiraciones por minuto, Es recomendable que practique esto durante quince minutos por la mañana y por la noche, y cuando ocurran sofocos. Combinar una respiración relajada con música de fondo puede mejorar los resultados. Seleccione música que le levante el ánimo, la relaje o la calme.

Estar atenta a la alimentación: muchas mujeres pueden descubrir que tienen sus propios factores desencadenantes personales para sus síntomas vasomotores, incluyendo alimentos picantes, la cafeína, alimentos calientes y el alcohol. Los estudios científicos no han podido demostrar que existan tales correlaciones entre grandes grupos de mujeres. Los reportes de desencadenantes de alimentos pueden ser puramente anecdóticos. Otras mujeres notarán sofocos cuando comen mucha azúcar. Basta decir que si experimenta sofocos cuando come una comida o condimento particular es recomendable evitarlo.

Mantenerse fresca y mantener su entorno fresco: porque un entorno caliente o incluso cálido puede elevar la temperatura central de su cuerpo, esto la hace más vulnerable a desencadenar sofocos. Por otro lado, es menos probable que un ambiente frío provoque síntomas vasomotores. Vístase con capas, para tener la posibilidad, si empieza a sobrecalentarse, de quitarse algunas de ellas. Mantenga una temperatura fresca en su habitación y considere dormir con un ventilador o aire acondicionado. A algunas mujeres les funciona usar calcetines en la cama porque sienten que estos les permitirán bajar la temperatura corporal central y disminuir los sofocos.

Insomnio

El sueño es una parte esencial de la vida y del mantenimiento de una buena salud. El sueño permite que el cerebro restaure su energía al reemplazar los niveles de glucógeno (azúcar) que se usan durante el día, que es cuando estamos más activos. También permite que el cuerpo desarrolle músculo, repare tejidos y produzca ciertas hormonas. Durante el sueño, el cerebro convierte memorias a corto plazo en memorias a largo plazo. Este proceso, llamado consolidación, permite que las personas mejoren su retención de información y, en última instancia, el realizar las tareas que requieren memoria. La privación crónica del sueño puede tener profundos efectos en nuestra salud.

En un estudio que siguió a estudiantes voluntarios que durmieron cuatro horas por noche, durante seis noches consecutivas, se observó que estos desarrollaron presión arterial alta, produjeron niveles más elevados de una hormona del estrés llamada cortisol y produjeron solo la mitad de la respuesta de anticuerpos a la vacuna contra la gripe. Estos estudiantes también presentaron resistencia a la insulina, que es un precursor de la diabetes tipo 2 y un metabolismo más lento (Spiegel, Sheridan y Cauter, 2002). Los estudiantes retornaron a sus niveles saludables una vez empezaron a dormir de forma adecuada.

La cantidad de sueño que se requiere cambia a lo largo de la vida. Los adultos entre los 26 y 64 años, normalmente, necesitarán de siete a nueve horas de sueño cada noche; después de los 65 necesitarán solo de siete a ocho horas. Esto es considerablemente menor a las catorce a diecisiete horas que requieren los bebés. Los mejores hábitos de sueño son aquellos que cumplen y mantienen nuestros requisitos de sueño, independientemente de la edad. Infortunadamente una persona no puede quedarse privada de sueño y luego tan solo recuperar las horas perdidas en algún momento.

Si bien los requisitos de sueño de cada uno pueden diferir, y un mínimo de unas siete horas es probablemente un promedio razonable, algunas de las preguntas que puede hacerse a sí misma para determinar sus necesidades individuales incluyen las siguientes:

- Con siete horas de sueño diario, ¿es feliz, productiva y saludable?
- ¿Cree que está sufriendo de algún problema de sueño?
- ¿Depende de la cafeína u otras bebidas energética para pasar el día? Si es así, ¿está tomando más de dos tazas diarias?
- ¿Se siente somnolienta o cansada mientras conduce?
- ¿Se queda dormida casi que instantáneamente una vez que su cabeza toca la almohada?
- ¿Tiene antojos frecuentes de alimentos ricos en grasas y cargados de carbohidratos?

La privación del sueño se asocia con consecuencias negativas significativas en la salud, como dolores musculares, irritabilidad, fatiga, falta de motivación, inhabilidad para concentrarse y letargo general. La falta de sueño constante también se ha vinculado al desarrollo de enfermedades, como las cardiacas y la depresión. Además, existe evidencia de que la falta de sueño aumenta el riesgo de accidentes automovilísticos y de lesiones durante el día relacionadas con el trabajo en un 70% (Sleep Foundation, 2021).

El *insomnio* se refiere a la dificultad para conciliar el sueño, problemas para permanecer dormido o despertarse temprano sin poder volver a dormir. El *insomnio* usualmente se cataloga como agudo o crónico. El *insomnio agudo* típico dura no más de tres o cuatro semanas y por lo general se asocia con situaciones estresantes de la vida. El *insomnio crónico*, por otro lado, se define como aquel que ocurre al menos tres noches por semana y dura al menos tres meses. El *insomnio agudo* tiende a resolverse sin tratamiento, mientras que el insomnio crónico puede requerir algún tipo de tratamiento.

Los problemas de sueño parecen aumentar con la edad y se reportan con mayor frecuencia a medida que las mujeres hacen la transición a la menopausia. Según una encuesta de la National Sleep Foundation, el 46% de las mujeres entre 40 y 54 años reportaron problemas de sueño, y un 48% de las mujeres con edades entre 55 y 64 años (National Sleep Foundation, 2007). La fundación descubrió que, en comparación con las mujeres más jóvenes, las perimenopáusicas y menopáusicas dormían menos, tenían más síntomas de insomnio y en mayor medida usaban ayudas para dormir recetadas.

Los sofocos o calores de la menopausia están correlacionados con los trastornos del sueño. Los sofocos pueden aumentar los patrones de sueño interrumpido y hacer que la mujer se sienta fatigada. Si bien los estudios han sido inconsistentes en correlacionar de forma directa la menopausia con los trastornos de sueño, los sofocos hacen que la mujer se despierte en la primera mitad de la noche, pero no en la segunda mitad. Esto es probablemente porque se produce un sueño más profundo durante la segunda mitad de la noche. En consecuencia, cualquier interrupción del sueño nocturno hará que la mujer se sienta menos descansada.

Otra observación confusa cuando se trata de correlacionar los trastornos del sueño con la menopausia es que hay más causas comunes relacionadas con las dificultades para dormir presentes en este grupo de edad. Por ejemplo, la apnea de sueño y el síndrome de piernas inquietas son problemáticas que padece el 53% de las mujeres de edad mediana que reportan problemas de sueño (Freedman *et al.*, 2007). Además, existen otros trastornos comunes del sueño en esta categoría de edad, incluyendo el desarrollo de enfermedades crónicas, la pérdida de una pareja por divorcio o muerte, el estrés relacionado con el trabajo y cuidado de los miembros de la familia más jóvenes o mayores (Parry, 2007). Asimismo, el padecimiento de enfermedades crónicas que están asociadas con el dolor, como la artritis, la fibromialgia, las enfermedades gastrointestinales y las dolencias respiratorias, pueden interrumpir el sueño. Por otro lado, algunos medicamentos pueden provocar insomnio, entre ellos algunos para la tiroides, anticonvulsivos, antidepresivos y para el asma.

Una causa importante de insomnio puede ser la *apnea de sueño*. Este es un problema común, que por lo general empieza a desarrollarse en las mujeres durante la mediana edad. Como la mayoría de las problemáticas en medicina, la apnea de sueño existe en varios grados (en un espectro), desde ronquidos simples hasta periodos de falta de respiración (apnea). La causa es principalmente una restricción de las vías respiratorias. Si los ronquidos son fuertes, se puede despertar fácilmente y puede haber bajos niveles de oxígeno en la sangre.

En la apnea los síntomas pueden variar, desde no sentirse renovado al levantarse en la mañana hasta tener periodos de somnolencia excesiva. Usualmente, la apnea de sueño está asociada con la obesidad, pero la menopausia contribuye a esta condición, más que los simples problemas de peso.

Tanto las mujeres como los hombres parecen sufrir, asimismo, de ronquidos y somnolencia diurna debido a la apnea de sueño, pero las mujeres son más propensas que los hombres a reportar dolores de cabeza por la mañana, fatiga y cambios de temperamento (humor). La causa de estas diferencias es incierta hasta ahora, aunque es probable que se deba a diferencias en la anatomía de las vías respiratorias, cambios en las hormonas sexuales y patrones de distribución de grasa (Collop *et al.*, 2004).

Los enfoques para tratar las alteraciones del sueño comienzan con terapias conductuales simples. Estos enfoques intentan establecer patrones de comportamiento que promuevan el sueño mientras que identifican y eliminan rutinas que pueden interferir con el sueño.

En cuanto a los trastornos de sueño, ten en cuenta que, si los calores aparecen de noche, estos pueden hacer que te despiertes. Este es el caso de una de mis amigas, se levantaba bañada en sudor y tenía que ducharse, cambiarse de pijama y poner sábanas limpias, porque todo estaba mojado. Esto la dejaba despierta el resto de la noche. Poco a poco empezó a dormir con un pijama ligera, solo usaba una sábana para cobijarse y mantenía la habitación fresca. Por fortuna, esto solo duro unos meses y no sucedía todos los días; sin embargo, en este tiempo su vida se vio afectada por el cansancio que sentía en las mañanas.

Cambios vaginales

Varios cambios en el cuerpo pueden empezar durante este periodo de transición. A medida que los niveles de estrógeno disminuyen y la mujer se acerca a la menopausia, el pH de la vagina comienza a aumentar. Las células que recubren la vagina y las bacterias que normalmente habitan en ella cambian.

Con estrógenos bajos prolongados, las paredes vaginales comienzan a adelgazarse o a atrofiarse y se tornan lisas, pálidas y secas. En algunos casos, este adelgazamiento se vuelve suficiente para causar sangrado vaginal, dolor con el coito e incluso puede conducir a un estrechamiento vaginal. Debido a que estos cambios son importantes durante la menopausia, discutiremos este tema en detalle en el siguiente capítulo.

Aumento de peso

El aumento de peso durante la perimenopausia no es poco común. Durante esta transición, las mujeres aumentan un promedio de

2.27 kg (Brown, 2005). La causa del aumento de peso se atribuye a muchos factores. Primero, el envejecimiento y los cambios en el estilo de vida hacen que las personas aumenten de peso más fácilmente A medida que envejecemos, la actividad física disminuye, al igual que la masa muscular, mientras que los depósitos de grasa aumentan. Con más grasa y menos músculo, tu cuerpo no quema calorías tan eficientemente como antes y aumentas de peso. Además, algunas mujeres que entran en la perimenopausia sufren de insomnio. De hecho, un estudio observó que algunas mujeres que habían dormido menos de cinco horas en la noche aumentaron 1.14 kg más que mujeres que dormían siete horas (Patel, 2006).

La menopausia en sí puede no estar relacionada con el aumento de peso (Milewicz, 2001). La menopausia está asociada con un cambio en la distribución de la grasa del cuerpo. La acumulación de grasa deja de presentarse por debajo de la piel a rodear los órganos internos, como los intestinos y el hígado. Además, esta redistribución de grasa se asocia con un alto riesgo de diabetes, hígado graso (congestión grasa hepática) y formación de placas en los vasos sanguíneos (Park, 2013). Mayor peso y grasa corporal están asociados con múltiples riesgos para la salud, incluyendo: presión arterial alta, algunos tipos de cánceres, diabetes tipo 2, enfermedades cardiovasculares y muerte prematura. Por otra parte, una mujer obesa, con tan solo perder 10% de su peso corporal puede reversar muchas de estas enfermedades y reducir significativamente su presión arterial (National Task Force on the Prevention and Treatment of Obesity, 2000). El sobrepeso no solo está relacionado con enfermedades serias, sino que también puede contribuir a que se presenten sofocos o calores más severos. Por otro lado, se ha demostrado que la pérdida de peso, junto con una dieta rica en frutas, verduras y granos integrales, reduce la severidad y frecuencia de los sofocos o calores (Kroenke, 2012). Pero antes de apresurarse a cambiar sus hábitos alimenticios, tenga en cuenta que ninguna dieta es perfecta o puede recomendarse para todas las mujeres. De hecho, entre los programas populares ninguno ha mostrado ser más efectivo que otro.

Como se discutirá en el capítulo 8, reducir calorías, controlando los tamaños de las porciones y comer alimentos más saludables, combinado con ejercicio, son hábitos claves para perder peso. El mejor consejo que te puedo dar es llegar a los cuarenta años con un peso normal. Esto te traerá muchos beneficios para la salud y te evitará muchos problemas.

Sangrado uterino excesivo

El sangrado abundante, ya sea en el momento del ciclo menstrual o entre ciclos, puede ser un hecho molesto y físicamente agotador. Aproximadamente el 25% de las mujeres peri menopáusicas tendrán sangrado abundante. Las causas del sangrado se dividen en dos categorías: mecánicas y hormonales. Las causas mecánicas (funcionales) incluyen problemas como pólipos o fibromas ubicados en el útero. Aunque es menos usual, los cambios precancerosos o cancerosos también pueden causar sangrado abundante o prolongado. Las causas hormonales (disfuncionales) suelen estar relacionadas con la falta de ovulación. Sin el crecimiento y la liberación de un óvulo, los niveles de hormonas no suben ni bajan de forma predecible. El revestimiento del útero se desprende, pero debido a que no hay un aumento ordenado de estrógeno, el revestimiento no sana y el sangrado continúa.

Si bien la definición precisa de sangrado menstrual abundante incluye una pérdida de sangre de más de 80 cm3 o un periodo que dura más de siete días, hay ciertas características que debes conocer e informar al médico si las notas. Usando esta definición no todas las mujeres que reportan periodos menstruales con sangrado abundante sufren de periodos abundantes (Chimbria *et al.*, 1980). Si se presenta sangrado con una frecuencia mayor a cada tres semanas, sangrado que se produce después de tener relaciones sexuales o entre periodos, sangrado que dura más de lo habitual para usted o sangrado vaginal muy abundante, esto debe ser evaluado. Y cualquier sangrado vaginal después de la menopausia debe ser considerado anormal y debe ver a su doctor inmediatamente.

Si nota un sangrado vaginal abundante, su médico puede utilizar una serie de pruebas para determinar la causa. En el caso de las mujeres premenopáusicas o perimenopáusicas, lo primero que se suele hacer es una prueba de embarazo. Si el resultado es negativo, el médico realizará un examen físico para determinar el tamaño de su útero, para ver si esto sugiere la presencia de fibromas. También inspeccionará la vagina y el cuello uterino en busca de lesiones o pólipos que puedan ser responsables del sangrado. Una ecografía del útero es de gran ayuda para identificar la presencia de un fibroma o pólipo, así como para medir el grosor del revestimiento del útero. Un revestimiento del útero engrosado puede sugerir la presencia de un pólipo, una acumulación del revestimiento del útero o incluso cambios precancerosos o cancerosos. Una biopsia de seguimiento en el consultorio proporcionará una pequeña muestra de tejido que se puede examinar para determinar con mayor certeza la causa del sangrado. Por último, una histeroscopia es un procedimiento en el que se inserta un pequeño endoscopio a través del cuello uterino y dentro del útero para inspeccionar la cavidad uterina e incluso extirpar un pólipo o fibroma.

El tratamiento del sangrado vaginal abundante depende de su causa. En el caso de problemas hormonales, se pueden usar medicamentos para controlar y regular el ciclo menstrual. Se puede considerar un DIU que contenga progesterona, no como anticonceptivo, sino para el control del sangrado uterino. Si existe una causa mecánica, el pólipo o el fibroma se puede extirpar quirúrgicamente.

Para las mujeres que han completado su maternidad, incluso puede considerarse una histerectomía para evitar sangrados. Los puntos importantes que debe tener en cuenta sobre el sangrado vaginal excesivo son: que esté consciente de que está ocurriendo y discutirlo con su médico, someterse a un examen físico y pruebas para determinar la causa y seguir con el tratamiento adecuado.

Anemia

La anemia se refiere a una condición en la que hay una falta de glóbulos rojos en el cuerpo. Los glóbulos rojos son los responsables de transportar el oxígeno a los tejidos, y un bajo número de glóbulos rojos puede causar síntomas como fatiga, piel pálida, falta de aliento, aturdimiento, mareos y latidos cardiacos rápidos. El

20% de las mujeres no embarazadas en edad reproductiva tienen deficiencia de hierro (Zimmermann y Harrell, 2007). Si bien hay muchas razones por las cuales las mujeres de cualquier edad pueden tener anemia, esta sección se centrará en las anemias relacionadas con los trastornos menstruales durante la perimenopausia.

Las mujeres premenopáusicas son particularmente propensas a desarrollar deficiencia de hierro debido al sangrado menstrual abundante. No es sorprendente que las mujeres peri menopáusicas también puedan desarrollar deficiencia de hierro debido a patrones hormonales de sangrado abundante. Recuerde que este tipo de sangrado irregular antes de la menopausia puede durar diez años o más, lo cual hace que las mujeres corran el riesgo de tener deficiencia de hierro y anemia.

Una vez que la menstruación se detiene en la menopausia, el hierro ya no se pierde y este tiende a acumularse en el cuerpo. Si bien se espera aumentar las reservas de hierro en este momento de la vida, su exceso se ha relacionado con varias enfermedades, incluidas las cardiopatías isquémicas, el cáncer, las infecciones y la diabetes.

De hecho, altos niveles de hierro se han asociado con un alto riesgo de cáncer de seno en mujeres posmenopáusicas (Huang, 2008). Los síntomas más comunes de exceso de hierro pueden no ser específicos, como fatiga, dolor en las articulaciones y dolor abdominal. En consecuencia, la suplementación con hierro no se sugiere de manera rutinaria para la mujer menopáusica. De hecho, su cuerpo se abastece mejor con alimentos ricos en hierro como carne de res, lentejas, fríjoles, vegetales de hoja verde oscura y frutos secos. El cuerpo absorbe el hierro de manera más eficiente a partir de fuentes de alimentos que por medio de suplementos. Antes de considerar cualquier tipo de suplemento, debe hacerse un análisis de sangre para confirmar la anemia y debe consultar con su médico.

La anemia por falta de hierro es la más común por deficiencia nutricional. Puede resultar por una ingesta inadecuada, mala absorción o pérdida de sangre. De hecho, casi el 7% de las mujeres no pueden absorber adecuadamente el hierro, ya sea debido a infecciones o afecciones intestinales crónicas (por ejemplo, infección por H. pylori, enfermedad celiaca y enfermedad inflamatoria intestinal), (Qamar, 2015). Una vez más, lo más importante es que si está tiene anemia sea evaluada por su médico para determinar otras posibles causas de esta.

He tenido sangrado menstrual abundante desde los 44 años, a los 52 años mi sangrado menstrual empeoró y mi ginecólogo me recomendó una histerectomía para contrarrestarlo y extirpar un fibroma que tengo. He tenido que posponer esta cirugía debido a mi preocupación relacionada con quién cuidaría de Nicholas durante mi recuperación. Mantenía la esperanza de que pasaría a la menopausia y el sangrado se detendría. Pero, infortunadamente desarrollé anemia, la cual me hizo sentir sin aliento y con opresión en el pecho. Mark me consiguió una cita con su cardiólogo, quien me ordenó una serie de pruebas, entre las cuales había una de esfuerzo, la cual no pasé. Con este resultado el doctor me ordenó un cateterismo cardiaco para descartar la obstrucción arterial. La prueba reveló que no tenía ningún bloqueo en las arterias principales, en cambio, tenía un problema con las arterias pequeñas. Estas arterias más pequeñas entraban en espasmo y no permitían que le llegara suficiente oxígeno al corazón. Esto estaba causando que el corazón trabajara más de lo debido. Entonces comencé a leer sobre la anemia, y para mi sorpresa, me di cuenta de que mi anemia era la causante de estos síntomas. El cardiólogo me diagnosticó arritmia y me recetó una medicación, que me hizo sentir peor. Todo esto coincidió con unas vacaciones en las que viajamos a Medellín (el médico las aprobó y me permitió viajar). Pensé que iba a morir, sabía que debido a la mayor altitud iba a ser difícil respirar, pero pensé que no me afectaría porque crecí allí y nunca tuve problemas. El problema no era Medellín o la altitud, era la pastilla que estaba tomando y la anemia severa que tenía.

Dos días después de llegar a Medellín y con la aprobación de Mark, dejé de tomar la pastilla. Esa fue la cura. Además de suspender el medicamento, comencé a tomar jugo de mora, té de arándanos, suplementos de hierro, verduras verdes, plátanos y morcilla para contrarrestar la anemia. Esto me ayudó a evitar una transfusión de sangre. Gracias en parte a algunas recetas para la anemia y el cuidado de mi madre, me sentí mejor. Sigo con este enfoque hasta ahora, excepto comiendo morcilla, la cual no puedo encontrar donde vivo.

Me pregunto si la causa real de las muertes de algunas de las mujeres de nuestra edad que son atribuidas a ataques cardiacos sin tener antecedentes de problemas de corazón o síntomas previos, se tratan más bien de una falta de hierro en su sangre. Ten mucho cuidado cuando tengas sangrado vaginal abundante y toma las precauciones adecuadas, consulta a tu doctor para asegurarte de que no tengas anemia y, si la tienes, no descuides el diagnóstico.

Migrañas

Casi la mitad de los adultos sufren de migrañas en todo el mundo. Durante los años reproductivos, las migrañas son aproximadamente 3 veces más comunes en mujeres que en hombres. Después de la menopausia las mujeres y los hombres parecen sufrir de migrañas por igual. Esto ha sugerido una asociación entre el estrógeno y las migrañas. De hecho, casi el 70% de las mujeres con migrañas informan que sus dolores de cabeza suceden durante el sangrado menstrual, esto coincide con niveles de estrógenos más bajos. La disminución de las migrañas después de la menopausia parece ocurrir en mayor medida entre las mujeres cuyas migrañas no están acompañadas por un aura. El aura es un grupo de síntomas que generalmente ocurren justo antes de que comience una migraña. Estos síntomas pueden incluir cambios visuales (luces intermitentes, líneas onduladas o también pérdida de visión), entumecimiento, hormigueo, debilidad o problemas del habla y, por lo general, para aquellos que tienen auras, estos tienden a ser consistentes. Sin embargo, las migrañas sin aura son la forma más común.

Una forma única de migraña es la migraña menstrual. La migraña menstrual típica ocurre al final de un ciclo menstrual, después del parto o durante la semana en la cual no se toma la píldora anticonceptiva. Pueden durar hasta tres días más que una migraña típica y parece desencadenarse por la disminución de los niveles de estrógeno. Al parecer, en las mujeres, cuando los niveles de estrógeno caen, los niveles de serotonina también lo hacen en el cerebro y los niveles bajos de serotonina están correlacionados con la aparición de la migraña. De hecho, la clase más eficaz de medicamentos antimigraña, los triptanos, funcionan mediante la activación de los receptores de serotonina. Las migrañas menstruales generalmente no tienen auras. La incidencia de migrañas parece aumentar durante la perimenopausia, particularmente entre las mujeres que han tenido migrañas menstruales. El tratamiento de las migrañas en mujeres perimenopáusicas y menopáusicas no es diferente al de las mujeres premenopáusicas.

Aproximadamente el 50% de las mujeres con migrañas sin aura pueden esperar que estas dejen de aparecer una vez entren a la menopausia. Como se puede imaginar, si ha sufrido de migrañas y deja de tener su periodo, la migraña debería de terminar. Además, es importante decir que a las mujeres que tienen migrañas con aura no se les deben recetar anticonceptivos orales que contengan estrógenos, debido a que existe la preocupación de que haya algún riesgo de accidentes cerebrovasculares; aunque, hasta la fecha, no se ha identificado que el uso de la terapia hormonal con estrógeno durante la menopausia aumente el riesgo de accidente cerebrovascular.

Si bien todas las personas que sufren de migrañas pueden tener diferentes factores desencadenantes (o ninguno), se han identificado varios que son más comunes. El estrés es probablemente el desencadenante más común, ya que el 70 % de los pacientes informan que contribuye a su inicio. La falta de sueño o la interrupción de su patrón de sueño normal también se asocian con ataques de migraña, al igual que el consumo frecuente de cafeína o alcohol. Sin embargo, algunas personas informan que la cafeína disminuye sus migrañas.

Para algunas personas, la dieta está relacionada con los alimentos que contienen glutamato monosódico (MSG), común en la comida china para llevar, en el chocolate, el queso, los endulzantes artificiales (aspartamo) y el vino tinto, pueden ser los causantes de la migraña. También se ha asociado con esta cualquier cosa con un olor fuerte (alimentos, perfumes, productos de limpieza). Asimismo, la deshidratación puede hacer que una persona sea susceptible a una migraña: hasta un tercio de las personas informan que la deshidratación las hace más susceptibles a la migraña. El tratamiento implica, por lo general, solo evitar los desencadenantes conocidos. Para aquellas personas que no son tan afortunadas y no han podido identificar un desencadenante, hay algunas reglas generales que pueden seguir para disminuir su aparición.

Duerme lo suficiente y haz ejercicio con frecuencia para reducir el estrés. Come regularmente y no te saltes ninguna comida. Reduce (o elimina) el consumo de cafeína, alcohol y tabaco. Trata de evitar ruidos fuertes y luces brillantes, toma descansos de la computadora y las pantallas del teléfono. Considera probar suplementos que incluyan magnesio (500 mg diarios), riboflavina (vitamina B2, 400 mg diarios) y coenzima Q (150 mg diarios). Hay cierta evidencia con respecto a que la petasita (Butterbur), una hierba, también puede llegar a ayudar, en dosis que varían entre 50 y 100 mg al día. Si consideras probar la petasita, asegúrate de encontrar una preparación que no contenga alcaloide de pirrolizidina o que sea PA-free, ya que estos productos químicos se han relacionado con daño hepático. Considera el masaje y la acupuntura para complementar tus otros tratamientos. La serotonina es un aminoácido y mensajero químico que actúa como estabilizador del estado de ánimo y promueve patrones de sueño saludables. La serotonina no se puede obtener por medio de la dieta, pero sus niveles se pueden elevar al consumir triptófano, sustancia que el cerebro transforma en serotonina. Por lo tanto, los niveles de serotonina se pueden elevar naturalmente al comer alimentos ricos en triptófano, como huevos, salmón, atún, pavo, queso, carne, fríjoles, lentejas, espinacas y otros vegetales de hojas verdes, calabaza, semillas de chía y nueces. El triptófano parece ayudar a conciliar el sueño, si se consume antes, e incluso puede mejorar la frecuencia con la cual algunas personas respiran mientras duermen (es decir, puede ayudar con la apnea de sueño).

Ansiedad

Las mujeres entre los 40 y 55 años tienen una prevalencia de ansiedad reportada de hasta un 51 % (Avis *et al.*, 2001). La ansiedad es un término inespecífico que contempla el sentir repentinamente miedo sin razón, miedo a situaciones sociales y preocupación o irritabilidad incontrolable, excesiva. Los estudios no han podido encontrar una asociación clara entre la perimenopausia, la menopausia y la ansiedad. Sin embargo, lo que sí parece claro es que las mujeres que tienen una ansiedad inicial baja cuando son premenopáusicas tienden a tener niveles más altos de ansiedad durante la perimenopausia y la menopausia. Por su parte, las mujeres que de por sí tienen niveles de ansiedad basales más altos, estos no tienden a empeorar con el inicio de la menopausia (Bromberger *et al.*,

2013). Además, las revisiones sistemáticas de la literatura no han podido identificar un trastorno de ansiedad menopáusico en las mujeres de mediana edad (Bryant *et al*., 2012).

Sin embargo, no es inusual que muchas mujeres experimenten ansiedad o estrés hacia la mediana edad. Cuando los hijos se van, cuando hay inconvenientes en las relaciones matrimoniales, problemas financieros o tienen que lidiar con su propia enfermedad o la de la pareja puede ocasionar dificultades para lidiar con los eventos de la vida. Los sentimientos de ansiedad pueden provocar ataques de pánico, en los que se experimentan dificultades para respirar, mareos, palpitaciones y dolor en el pecho (Pacchierotti *et al.*, 2004). Los ataques de pánico se han correlacionado con la menopausia. Esos sentimientos a menudo pueden provocar sofocos, lo que causa más preocupación y sentimientos de inquietud. En estos casos, el tratamiento puede incluir técnicas de relajación y meditación, consejería o medicamentos.

Cuando tenía 43 años, mi papá fue diagnosticado con cáncer de pulmón en estado avanzado. Su diagnóstico me causó mucho dolor y ansiedad, aunque en ese entonces no me di cuenta de que mi edad estaba contribuyendo a esta ansiedad. También experimenté fuertes palpitaciones, dolor en el pecho, me sentía corta de respiración y como que mi corazón se me iba a salir del pecho. Todo esto me hizo creer que estaba sufriendo un ataque al corazón, a pesar de que mi electrocardiograma estaba normal. Mark me aseguró que estaba teniendo ataques de pánico. Comprensiblemente mi ansiedad se debía a una combinación de circunstancias, la enfermedad de mi padre, estar separada de él, mi edad y la situación de Nicholas. Me recetaron Xanax® de 0.25 mg (Alprazolam) y esta fue mi salvación. Lo tomé por un corto tiempo. Cada vez que tenía dolor en el pecho o cuando debía ir a un sitio con mucha gente, como por ejemplo la iglesia, mi ansiedad se hacía más intensa, entonces me tomaba media pastilla que tenía un efecto inmediato y los síntomas desaparecían. Mi padre murió tres meses después y el Xanax® me ayudó mucho, particularmente después de que regresamos de su funeral. La práctica de yoga, el pilates, la respiración profunda, los buenos hábitos de alimentación, una actitud positiva y una gran fe y creer en Dios fueron la clave para superar esta etapa de ansiedad. Hasta el año pasado solo tomaba media pastilla cuando me iba a subir a un avión, lo hago por pura prevención. Pero el resto del tiempo no necesito nada, gracias a Dios ya no tengo estos síntomas. Discutiremos sobre la ansiedad con más detalle en el capítulo 9.

Irritabilidad

La investigación ha sugerido que los niveles más bajos de estrógeno están asociados con la irritabilidad. La irritabilidad puede tomar la forma de sensaciones extremas e impredecibles de ira, pánico o ansiedad.

Puede haber una variedad de circunstancias que conduzcan a una sensación de irritabilidad, como falta de sueño reparador, sofocos o viajes frecuentes al baño, la constatación de que su cuerpo está cambiando y que está envejeciendo o un marido cansón. Los desequilibrios hormonales también pueden conducir a expresiones de personalidad que simplemente son poco comunes en una persona. También se ha demostrado que la transición a la menopausia es un momento particularmente vulnerable, en el que las mujeres se vuelven autocríticas. Si bien esto tiende a ser un fenómeno limitado, las mujeres que son por naturaleza muy autocríticas tienen más probabilidades de sufrir de irritabilidad y pueden generar un mayor riesgo de manifestar depresión (Mauas *et al.*, 2014).

En cualquier caso, hay algunas medidas preventivas que se pueden tomar para reducir la irritabilidad y el estrés. Comience por tener una dieta más saludable, libre de alimentos procesados. Evite los alimentos con alto contenido de azúcar y sodio. Elija alimentos orgánicos siempre que sea posible. Trate de consumir más arándanos por su alto contenido de antioxidantes, los cuales mejoren la señalización de su cerebro y reducen la inflamación. Intente aumentar su consumo de vitamina C, ácidos grasos omega 3 y antiinflamatorios, como la cúrcuma, el ajo y el romero. Haga ejercicio y pruebe con prácticas relajantes, como el yoga, la meditación, el taichí o la terapia de masaje. En general, es importante reconocer que esto puede ser una parte normal de la transición perimenopausia-menopausia, pero le aconsejo que intente realizar algunos cambios para reducir cualquier desencadenante de irritabilidad.

Aunque yo no siento que estoy irritable, mi familia sí lo percibe. Yo sinceramente no siento nada y, hablando con algunas de mis amigas, me cuentan que a ellas les pasa lo mismo, los esposos son los que se quejan. Mantengo una dieta saludable, especial mente ahora que sé sobre la influencia que la comida tiene en nuestros cuerpos, sobre todo en nuestro cerebro. En el capítulo dedicado a los esposos, Mark presentará ejemplos específicos de mi supuesta irritabilidad.

Problemas de vejiga

La incontinencia urinaria es predominantemente una condición de mujeres de mediana edad y mayores. En promedio, aproximadamente el 60 % de las mujeres reportan una incontinencia leve, mientras que hasta el 5 % sufren de pérdida urinaria involuntaria severa (Huns- kaar *et al.*, 2000). Las investigaciones no han podido identificar el desarrollo o el empeoramiento de los síntomas urinarios a medida que se presenta la menopausia. Los síntomas de incontinencia tienden a disminuir dentro de los primeros cinco años después de la menopausia (Waetjen *et al.*, 2008). Y aunque muchos creen que los síntomas de la incontinencia están relacionados con la caída de los niveles de estrógenos y la atrofia de la vagina y la vejiga, los datos no respaldan esta opinión. De hecho, las mujeres que tienen descensos muy bruscos en los niveles de estrógeno, después de la extracción de los ovarios, experimentan menos síntomas de incontinencia. Además, la administración de estrógeno puede empeorar algunas formas de incontinencia. En el siguiente capítulo se presentará un resumen de la discusión más detallada sobre la incontinencia.

Hay que tener en cuenta otros factores que contribuyen a la incontinencia como la obesidad, el aumento de peso, la diabetes mellitus, haber tenido varios hijos, la depresión y la histerectomía.

La *vejiga hiperactiva* (OAB) se define como un aumento en la necesidad de ir al baño (más de ocho idas en veinticuatro horas) o levantarse para orinar más de dos veces por noche. Aproximadamente el 12% de los hombres y mujeres experimentan vejiga hiperactiva y esto aumenta con la edad.

La *cistitis intersticial* es una afección que por lo general se presenta en mujeres de treinta a cuarenta años y se caracteriza por dolor de vejiga y urgencia de orinar. La inflamación de la vejiga a menudo se puede ver con un endoscopio ubicado dentro de la vejiga. El dolor por lo general se presenta en la mitad inferior del abdomen y se nota más cuando la vejiga está llena. Frecuentemente, el tratamiento consiste en el manejo de la dieta, para evitar ciertos alimentos, particularmente ácidos.

Es importante resaltar que cualquier problema relacionado con la vejiga requiere una evaluación cuidadosa por parte de su médico, quien debe hacer una evaluación detenida de su historia, junto con un examen médico, por lo que sugiero llevar un diario de tres días sobre sus hábitos de evacuación de orina. A menudo deben tomarse pruebas urodinámicas para medir los volúmenes de orina que se evacua y la que queda en la vejiga. Tomar la menopausia como única causa de cualquier cambio en la vejiga simplemente no es exacto y puede hacerle sufrir de manera innecesaria. A pesar de lo común es que pueden ser los síntomas de la vejiga, menos del 50% de las mujeres solicita tratamiento médico. Esta tasa baja de atención se debe, principalmente, a la aceptación de que es parte del envejecimiento normal y que no hay opciones de tratamiento disponibles (Hagglund *et al.*, 2001).

Las infecciones de vejiga recurrentes tienden a prevalecer más a medida que se acerca la menopausia. Cuando los niveles de estrógeno comienzan a disminuir, el revestimiento de la vagina se vuelve más delgado y susceptible a infecciones. Además, muchas mujeres, cuando se acercan a la menopausia, tienen dificultades para vaciar su vejiga por completo, lo cual también aumenta las probabilidades de desarrollar una infección. Se considera que se sufre de infecciones recurrentes del tracto urinario cuando se dan dos o más en seis meses, o tres o más en un año.

Hay varias soluciones disponibles para tratar las infecciones crónicas del tracto urinario. Los antibióticos son notablemente efectivos en el tratamiento de infecciones bacterianas comprobadas; es decir, demostradas por medio de cultivos de orina. En estos casos, se examina una muestra de orina y se identifica un organismo particular que está causando la infección basada en otras pruebas, se indica así cuál antibiótico será efectivo para matar las bacterias. Sin embargo, la mayoría de las mujeres no quieren tomar antibióticos una y otra vez para las infecciones del tracto urinario y están dispuestas a adoptar otros enfoques. Beber mucha agua y orinar cada vez que sienta deseos le ayudará a eliminar las bacterias de la vejiga. Usar suplementos de arándano o beber jugo de arándano rojo también puede reducir el número de infecciones (Jepson *et al.*, 2007). Se ha demostrado que la vitamina C, en una concentración de 100 mg al día, aumenta la acidez de la orina y mata las bacterias (Ochoa Brust *et al.*, 2007). Tomar un probiótico, particularmente uno que contenga lactobacilos, en combinación con un antibiótico, es una estrategia que suele ser exitosa para prevenir futuras infecciones más que tomar un antibiótico solo

(Mohseni *et al.*, 2013). Considere tomar D-manosa, este es un tipo de azúcar que se encuentra en los arándanos rojos, en dosis de 1 g, dos veces al día. Este es eficaz para prevenir infecciones recurrentes, al evitar que las bacterias se adhieran a las paredes de la vejiga. Su médico también puede recetarle estrógeno vaginal, para mejorar el revestimiento de la vagina y reducir el número de infecciones.

Hace doce años comencé a tener infecciones de orina o sistitis de forma constante. Después de haber tenido varios exámenes con la uróloga, me diagnosticó cistitis intersticial, una clase de cistitis que empeora al comer ciertos alimentos, en mi caso, descubrí que era a causa del tomate rojo. Desde entonces solo como tomates amarillos, ya que tienen el mismo sabor que el tomate rojo, pero contienen menos ácidos. No me había vuelto a dar cistitis hasta el año pasado. Empecé a experimentar síntomas antes de mi periodo, entre ellos, ardor y presión al orinar y una sensación de querer orinar, sin poder hacerlo. Después de ir donde el urólogo ginecólogo y de haber hecho todos los exámenes que Mark menciona anteriormente, me mejoré con la ayuda de una pastilla llamada Urogesic Blue (hyoscyamine, methenamine, methylene blue y sodio biphosphate) y siguiendo una dieta estricta, evitando alimentos que precipiten los síntomas. En el apéndice al final del capítulo encontrarás una lista que me dio mi uróloga de los alimentos que empeoran la cistitis intersticial. Empecé suprimiendo todos los alimentos de la lista y luego comencé a reintroducirlos lentamente en mi dieta. Por proceso de eliminación, me di cuenta de que el causante de mis síntomas era el tomate rojo (esto fue hace doce años) y ahora también he eliminado de mi dieta la naranja y el chocolate líquido, ya que son los que más me hacen daño.

Te aconsejo tomar mucha agua. La infusión de perejil liso me ayuda mucho cuando empiezo a sentir síntomas. Un médico homeopático en Colombia me recetó las pastillas de arándanos (cranberry) de 140 mg con vitamina C, tomo una diaria en las mañanas, tenga síntomas o no; aunque no puedo comer naranja, la vitamina C es mínima y no me hace daño. No te aguantes las ganas de ir al baño, por más ocupada que estés, esto fomenta la aparición de infecciones de orina.

Cambios en la piel

Los cambios en la piel también comienzan en la premenopausia y continúan durante la menopausia. La piel tiene varias capaz, la externa (epidermis) contiene células muertas y células que reemplazan esas células muertas, también contiene melanocitos, las células oscuras que dan color a la piel. Debajo de la epidermis está la dermis, la responsable principal del grosor de la piel, esta capa contiene colágeno y elastina, ambas son proteínas que le dan la elasticidad.

La apariencia de la piel puede cambiar debido a la edad y a la exposición al sol. La luz del sol daña el colágeno y la elastina, porque, a medida que una persona envejece, la grasa ubicada debajo de la piel se reubica en otras partes del cuerpo, por lo cual esta parece más floja. Asimismo, debido a la pérdida de grasa debajo de la piel, las personas mayores se vuelven más sensibles a las bajas temperaturas. Y, además, a medida que disminuye la masa muscular, la piel comienza a colgarse, particularmente en la cara.

El estrógeno desempeña un papel importante en el grosor de la piel y el contenido de colágeno. De hecho, el 30% de su colágeno se pierde en los cinco años siguientes a que se dé la menopausia, y en los años posteriores se da una disminución anual del 2%. Las hormonas masculinas que tiene cada mujer pueden tener efectos importantes en la piel con el desarrollo del acné; por ende, las mujeres que sufrieron de mucho acné en su adolescencia pueden esperar brotes similares alrededor de la menopausia.

El termino *fotoenvejecimiento* se refiere a las condiciones que se desarrollan en la piel después de una exposición prolongada al sol. Esto causa arrugas, manchas cafés, piel áspera o seca y pigmentación o coloración irregular. Las personas con tez blanca, aquellas que se queman con facilidad con el sol, quienes tienen dificultad para broncearse y los que han usado camas de bronceado tienen más probabilidades de experimentar estos cambios. Fumar cigarrillos también es un factor que aumenta el riesgo de fotoenvejecimiento, ya sea combinado con otros factores de riesgo o por sí solo. Si bien el fotoenvejecimiento por sí solo no es causa de preocupación médica, puede tener un impacto significativo en la calidad de vida de muchas mujeres que se preocupan por su apariencia.

Para minimizar los riesgos de fotoenvejecimiento se recomienda el uso de protector solar. Para que este sea eficaz y reduzca el riesgo de cáncer de piel, un protector solar debe tener un factor de protección solar (FPS) de 15 o más. El bronceado no es recomendable y se debe usar un protector solar resistente al agua, con el factor de protección solar mínimo o superior. Las preocupaciones sobre el uso de protectores solares y el metabolismo de la vitamina D no son causa de alarma, ya que la mayoría de las personas que utilizan bloqueadores no se aplican suficiente, no lo aplican en todas las áreas expuestas al sol y no lo vuelven a reaplicar con la frecuencia requerida para reducir los niveles de vitamina D (National Institutes of Health, 2020).

La piel seca, también conocida como xerosis, es el cambio más común en la piel más vieja. Con el tiempo, el contenido de agua y grasa que contiene la piel disminuye, y la mayoría de las personas experimentarán este cambio aproximadamente a los setenta años. La espalda y los tobillos generalmente son los más afectados y puede provocar mucha picazón. Hidratar la piel es la clave para el manejo de esta condición. Después de ducharse o bañarse se puede aplicar un aceite de baño o una loción fuerte sobre la piel húmeda. Los productos que tienen una sensación aceitosa, como la vaselina o el aceite para bebés, son mejores que las lociones, pues la mayoría de las lociones perfumadas tienen alcohol con poco aceite y tienden a poner la piel más reseca. También es importante tomar agua, ya que la mayoría de las personas no toman suficiente agua.

Hay varios productos que se promueven para mejorar la salud y la apariencia de la piel, entre ellos: el colágeno, el ácido hialurónico, la vitamina C, el ácido glicólico y el retinol. Muchos de estos productos se pueden encontrar en fórmulas orales y tópicas de venta libre con una variedad de beneficios.

- *Colágeno*: es un componente clave de la piel. Proporciona fuerza, elasticidad e hidratación a la piel. Existe evidencia de que tomar colágeno oral, un componente común de los suplementos cosméticos, puede mejorar la hidratación de la piel y reducir las arrugas (Asserin *et al.*, 2015). Sin embargo, las preparaciones tópicas de colágeno parecen tener más beneficios para la cicatrización de heridas que para los cambios relacionados con el envejecimiento de la piel.

- *Ácido hialurónico*: es un compuesto producido por el cuerpo que se encuentra principalmente en los ojos, los tejidos conectivos y de la piel. Su objetivo principal es mantener esos húmedos e hidratados. Existe alguna evidencia que sugiere que puede mejorar la apariencia de las arrugas cuando se inyecta directamente en los pliegues o cuando se toma como un suplemento oral para disminuir el daño de la piel. También se ha demostrado que la aplicación tópica de ciertas formas de ácido hialurónico mejora la elasticidad de la piel, ayuda a la apariencia de las arrugas y la uniformidad del color de la piel (Jegasothy *et al.*, 2014).
- *Vitamina C*: es un antioxidante y elimina los radicales libres. Se concentra en las capas de la piel. Los radicales libres formados por la luz ultravioleta (uv) de la luz solar, por ejemplo, pueden dañar la piel, y al eliminarlos, la vitamina C ayuda a promover la regeneración de la piel dañada. La vitamina C estimula la formación de colágeno y ayuda a reparar el daño de los rayos ultravioleta. También se ha demostrado que ayuda con la piel seca y las arrugas. Debido a que es un desafío lograr que la vitamina C se absorba directamente a través de la piel, una ruta oral probamente sea más beneficiosa (Pullar *et al.*, 2017).
- *Ácido glicólico*: es un químico que penetra en la piel y debilita las grasas que unen las células muertas de la piel,

esto permite que esa capa se exfolie. A menudo se encuentra en preparaciones para la piel, ya sea con receta o sin ella, destinadas a ayudar con las arrugas.

- *Retinol*: también conocido como vitamina A1, es un compuesto que se encuentra en los vegetales verdes y amarillos. Es importante para la vista. Se encuentra en muchas cremas y sueros, y se cree que ayuda a combatir algunas señales de envejecimiento de la piel, entre ellas las manchas oscuras. Se considera que actúa mediante la estimulación de la producción de colágeno en la piel y se ha demostrado que mejora la apariencia de las arrugas finas asociadas con el envejecimiento (Kafi, *et al.*, 2007).

Con la pérdida de colágeno debido a la disminución de estrógeno, que empieza en la perimenopausia y se acentúa en la menopausia, debes retomar el cuidado de tu piel. Si antes la cuidabas, ahora debes hacer una rutina diaria de hidratación para recobrar el brillo y la elasticidad.

Toda mi vida tuve piel seca, ahora, durante la perimenopausia se ha vuelto muy reseca, a veces está tirante y tiende a verse arrugada y poco tersa. Una vez que la hidrato veo cómo de inmediato retorna su suavidad y su textura, suavizando, además, las arrugas.

Empecé a usar cremas de colágeno y vitamina C a los treinta años. El colágeno lo utilicé para prevenir la aparición de arrugas. No sabía ni para qué era la vitamina C, solo que después de ver un comercial, la compré y empecé a usarla. Me gustaba cómo dejaba mi piel brillante y radiante.

Nunca había oído mencionar del ácido hialurónico y el ácido glicólico, hasta el año pasado, cuando una de mis amigas del grupo de salud nos habló de estos dos productos. Empecé a usar ambos. El ácido hialurónico tópico es muy bueno para reducir las arrugas, también se emplea como relleno para quitar arrugas y cicatrices, puede reemplazar o posponer la necesidad del lifting de cara. El ácido glicólico es un buen exfoliante, actúa como un peeling, remueve la capa superior de la piel y revela las capas más profundas, dando una apariencia más joven. Cabe indicar que tiene diferentes concentraciones, empieza por la más baja si nunca lo has usado.

El retinol lo uso sobre todo en el invierno, es muy fuerte y después de varios días de aplicación me deja la piel roja y con ardor. Es el mejor para las arrugas, pero mucho cuidado con utilizarlo durante el día, al salir al sol. A mí me manchó la cara durante un verano, por la exposición al sol. Lávate muy bien la cara después de su uso.

He estado utilizando agua de arroz para lavarme la cara en la mañana y las noches, la dejo secar al aire. Mi hija ha notado que tengo la cara muy suave. Mantengo una penca de sábila pelada y congelada, y la utilizo en la mañana como humectante. Si la tienes fresca es mucho mejor. También utilizo un cepillo de cara redondo, una vez a la semana y me lavo la cara con un jabón suave. También les sugiero que se apliquen las cremas no solo en la cara, sino en el cuello, el pecho y en el dorso de las manos, ya que estas partes también reflejan tu edad. Mi dermatóloga me aconsejó humectar el cuerpo con Cetaphil® crema, de pote, porque es más concentrada que las de bombear que son más líquidas. También es recomendable que apliques bloqueador en tu cuello, brazos y manos; toma suficiente agua y vitamina C o come una naranja, un kiwi o una fruta rica en vitamina

C diaria. En general, te ayudará a tener una piel más tersa comer alimentos saludables, verduras, frutas que contengan antioxidantes y vitaminas A, C y E, dormir por lo menos siete horas o más, y no acostarte de preferencia, más tarde de las once de la noche.

En cuanto a los tratamientos naturales, también me gusta usar las mascarillas de frutas o de ingredientes naturales, te aconsejo buscar en Internet para que elijas cuál se adapta más a tu tipo de piel. En mi caso, como tengo piel seca, he estado utilizando una de aguacate triturado con unas gotas de miel, me deja la piel muy hidratada, la aplico y la dejo actuar por veinte minutos y luego lavo mi cara con agua del grifo o con agua de arroz. Mi mamá también tiene piel seca y utiliza una mascarilla de tomate rojo triturado. Casi cualquier fruta que tengas en la cocina la puedes usar como mascarilla. También utilizo aceite de oliva o de coco como tratamiento natural para humectar mi piel. Una de mis amigas me recomendó usar un dermarroler, un rodillo con unas agujitas punzantes que al pasarlo sobre tu piel abre los poros y ayuda a aumentar la absorción de cremas y humectantes. Debes tener mucho cuidado al usarlo y debes consultar con tu dermatólogo si es adecuado para tu tipo de piel. Yo lo uso cada quince días, en la noche, no lo debes emplear si vas a estar expuesta al sol.

Cambios en el cabello

Tanto en la perimenopausia como en la menopausia cambia significativamente el cabello de una mujer. La tasa de crecimiento del cabello, la proporción de folículos capilares que crecen de forma activa y el diámetro de los folículos capilares cambian, particularmente en la parte frontal del cuero cabelludo. Las investigaciones han sugerido que estos cambios ocurren sobre todo a mediados de los cuarenta años, al momento de la perimenopausia (Mirmirani, 2011). Los cambios hormonales no solo repercuten de forma significativa en el cabello, sino que también la nutrición tiene un impacto importante. Se ha identificado que los aminoácidos, en particular la L-lisina, las vitaminas, los minerales y los carbohidratos complejos son componentes importantes para la salud y el mantenimiento de la salud del cabello (Goluch-Koniuszy *et al.*, 2016).

El principal determinante de la pérdida de cabello durante el tiempo premenopáusico y menopáusico es, sin duda, el cambio en los niveles de estrógenos y hormonas masculinas. A medida que los ovarios comienzan a quedarse sin óvulos, los niveles de estrógeno disminuyen. El estrógeno es un importante modulador del crecimiento, de la textura y del diámetro del cabello. A medida que disminuyen los niveles de estrógeno, la cantidad relativa de hormonas masculinas que se produce en los ovarios (y en la glándula suprarrenal) aumenta y esto luego empeora aún más la pérdida de cabello. Además, en las áreas de la piel que son sensibles a la acción de las hormonas masculinas (vello facial, particularmente en el mentón) se da un crecimiento de vello. De hecho, en un estudio, el 32% de las mujeres posmenopáusicas reportan nuevo crecimiento de vello facial y el 26 % de las mujeres se queja de pérdida de cabello en la cabeza (Ali y Wojnarowska , 2010).

Las sugerencias para el *tratamiento de la pérdida de cabello* son muchas, pero lamentablemente no tienen mucho éxito. Si bien la caída de los estrógenos parece estar correlacionada con la pérdida de cabello, reemplazar el estrógeno (ya sea por vía oral o tópica) no parece ser beneficioso. También hay poca evidencia que sugiera que tomar suplementos tenga algún valor o que, si no tiene deficiencias de cierta vitamina, al tomarlas esto le vaya a ayudar. Se ha demostrado que la L-lisina es responsable de la forma y el volumen del cabello (Rushton, 2002). Los carbohidratos altamente procesados y el azúcar simple pueden conducir a la pérdida de cabello. De hecho, a medida que aumenta el nivel de insulina de una mujer, los diámetros del tallo del cabello disminuyen y la tasa de crecimiento disminuye (Nabaie *et al.*, 2009).

El tratamiento para la pérdida de cabello es a menudo empírico, es decir, por fe y lento para mostrar resultados. Hay muchas cosas que puedes hacer para reducir el riesgo de pérdida de cabello. Ten en cuenta los ingredientes de tu champú. Lauril sulfato de amonio y *laureth* sulfato de sodio son aditivos comunes en los champús para ayudar a disolver el aceite y la suciedad en el agua y poder enjuagar el cabello. La preocupación es que pueden eliminar la humedad y los nutrientes del cabello y hacerlo quebradizo. Los parabenos también se añaden a veces como conservante para prevenir el crecimiento de bacterias y hongos. Se ha sugerido que los parabenos pueden dañar el cabello y el cuero cabelludo. El cloruro de sodio también se agrega como espesante y puede causar cuero cabelludo seco y picazón, así como provocar la caída de cabello.

Los champús espesantes trabajan para hacer que los tallos del cabello sean más gruesos. Como la mayoría de los champús limpian la suciedad, los aceites del cuero cabelludo y entre los folículos capilares, queda más espacio entre los mechones. Con más espacio, el cabello parece más delgado y lacio. La mayoría de los champús con aditivos incluyen una proteína para fortalecer la capa externa del cabello y pantenol (una forma de vitamina B5), que penetra el cabello y atrae la humedad. Sin embargo, el uso de champús con estos aditivos puede causar acumulación en el cuero cabelludo y evitar que el cabello crezca.

Tinturar el cabello también puede causar su pérdida. El tinte causará un debilitamiento de la proteína en el cabello y puede provocar que se quiebre. Los tintes que aclaran el cabello son los mayores culpables, ya que suelen contener una gran cantidad de peróxido y provocan daño. El uso de secador de cabello no parece conducir a la pérdida de cabello, siempre que no use calor que irrite o queme el cuero cabelludo. El secado diario del cabello, por otro lado, puede hacer que este se vuelva quebradizo, ya que hace que pierda humedad. Evita las planchas muy calientes, ya que pueden quemar el cabello de forma directa.

Las deficiencias de ciertas vitaminas y minerales también pueden contribuir a la pérdida de cabello. En particular, las vitaminas A, C, D2, E, B (particularmente la biotina) y el ácido fólico son importantes para el crecimiento del cabello. El hierro, el zinc y las proteínas también son críticas para el crecimiento saludable del cabello. La proteína biotina es esencial para la producción de queratina en el cabello, es importante para la salud del cabello, las uñas y la piel. Algunos de los alimentos ricos en esta proteína son las lentejas, la leche, la soya, el queso y el yogur. Limitar la cantidad de carnes rojas y calorías puede mejorar el estado del cabello.

Para aquellas personas que buscan un enfoque natural

para lidiar con la pérdida de cabello, hay reportes que indican que los jugos naturales de cebolla, ajo o jengibre fomentan el crecimiento del cabello. Se hace un jugo, se aplica en el cabello y se deja durante la noche, en la mañana se enjuaga. También se utiliza el aceite de almendras, aceite de coco o incluso aceite de oliva para masajear el cuero cabelludo, pasados 30 a 45 minutos se debe enjuagar. Se cree que el jugo de aloe vera aplicado en el cuero cabelludo reajusta su pH y promueve el crecimiento del cabello. El minoxidil, un medicamento utilizado para tratar la presión arterial alta, que está disponible en soluciones del 2% a 5%, ha demostrado ser efectivo en mujeres que sufren un adelgazamiento del cabello. Este último se aplica sobre el cuero cabelludo, y los resultados tal vez tarden en verse entre cuatro y seis meses después de empezar su uso regular. Entre el 60% al 70% de las personas verán una reducción de la pérdida de cabello y un 40% al 50% de los pacientes verán un aumento de la densidad del cabello. Y aunque algunas personas experimentan un crecimiento del vello facial y una dermatitis por contacto, otros ven una mejoría considerable. Ten en cuenta que el uso del minoxidil no debe interrumpirse, porque el cese abrupto causará que el cabello vuelva a empezar a caerse. Lamentablemente, no ha habido un enfoque único que haya demostrado una me jora constante. Al final, muchas mujeres deben considerar los trasplantes de cabello, las pelucas o los peinados que ocultan el adelgazamiento del cabello (Olsen *et al.*, 2005).

Como mi cabello es seco y tinturado, me aplico mascarilla de aceite de coco o aceite de oliva en las puntas semanalmente y la dejo en la noche. También uso champú sin sulfato para conservar la suavidad de mi cabello y proteger el color del tinte. He notado que mi cabello se ha vuelto más seco y crespo en los últimos años. También es importante que le prestes especial cuidado a tu cabello en los meses de verano o cuando vayas al mar y a la piscina.

Alopecia

Durante la menopausia, algunas mujeres pueden experimentar adelgazamiento del cabello en el cuero cabelludo o alopecia androgénica. La causa precisa de esta pérdida de cabello no se conoce, sin embargo, hay una variedad de factores involucrados. Una historia familiar de pérdida de cabello similar en la menopausia es común entre las mujeres que lo padecen. Los cambios hormonales también contribuyen a la caída del cabello. Como se ha mencionado, con la menopausia viene una disminución en el estrógeno y, en consecuencia, la cantidad de hormona masculina aumenta proporcionalmente. Como resultado, se produce un patrón de pérdida de cabello, que se observa en la parte superior del cuero cabelludo. Por lo general, comienza en la parte central y se extiende hacia afuera, mientras que la línea del cabello frontal permanece. Este tipo de pérdida de cabello rara vez produce calvicie completa. Hay una variedad de otras causas de pérdida de cabello en las mujeres que deben considerarse. Las enfermedades de la tiroides, deficiencias nutricionales, pérdida de cabello debido a cánceres que migran al cuero cabelludo o tratamientos contra el cáncer, infecciones fúngicas y estrés pueden estar presentes.

Para abordar esta condición se reconstruye la historia de la pérdida de cabello, incluyendo un marco de tiempo durante el cual se onservó la alopecia, cualquier cirugía reciente, enfermedad médica grave o pérdida de peso repentina.

Las pruebas de laboratorio pueden incluir niveles de vitamina D, una prueba de la función tiroidea, un panel completo de control metabólico para chequear los riñones y el hígado, los niveles de hierro, ferritina y zinc.

También se debe obtener un conteo sanguíneo completo para evaluar si hay anemia. La comprobación de los niveles de hormonas masculinas, como la testosterona y la dHEA-s, también es valiosa para demostrar que no haya presencia de un tumor ovárico o suprarrenal.

El problema del vello facial (conocido como cara de durazno) se abordará en la sección sobre ovarios poliquísticos (capítulo 4).

Referencias

Ali, I. y Wojnarowska, F. (2010). Physiological Changes in Scalp, Facial and Body Hair After the Menopause: A Cross Sectional Population Based Study of Subjective Changes. Br. J. *Dermatology* 164(3), 508-513.

Asserin, J. *et al.* (2015). The Effect of Oral Collagen Peptide Supplementation on Skin Moisture and the Dermal Collagen Network: Evidence from an *Ex Vivo Model and Randomized, Placebo-Controlled Clinical Trials. Journal of Cosmetic Dermatology* 14, 291-301.

Avis, N. E. *et al.* (2001). Is There a Menopausal Syndrome? Menopausal Status and Symptoms across Racial/Ethnic Groups. *Soc. Sci. Med.*

52, 345-356.

Bromberger, J. T. *et al.* (2013). Does Risk for Anxiety Increase During the Menopause Transition? Study of Women's Health Across the Nation (swAN). *Menopause* 20 (5), 480-495.

Brown, W. J. (2005). Identifying the Energy Gap: Magnitude and Determinants of 5-Year Weight Gain in Midage Women. *Obes Res.* 13(8), 1431-1441.

Bryant, C. *et al.* (2012). Anxiety During the Menopausal Transition: A Systematic Review. J. Aff. *Disorders* 139(2), 141-148.

Butts, S. F. *et al.* (2012). Joint Effects of Smoking and Gene Variants Involves in Sex Steroid Metabolism on Hot Flashes in Late Reproductive Age Women. *J. Clin. Endocrinol. Metab. 97 (6)*, E1032-E1042.

Centers for Disease Control and Prevention. (2018). *Us Department of Health and Human Services 68. Physical activity guidelines for Americans.* Department of Health and Human Services.

Chimbria, T. H. *et al.* (1980). Relation between Measured Menstrual Blood Loss and Patient's Subjective Assessment of Loss, Duration of Bleeding, Number of Sanitary Towels Used, Uterine Weight and Endometrial Surface Area. *Br. J. Obstet Gynecol 87*, 603-609.

Collop, N. A. *et al.* (2004). Gender Differences in Sleep and Sleep Disordered Breathing. *Clin Chest Med* 25(2), 257-268.

Freedman, R. R. et al. (2007). Sleep Disturbances in the Menopause. *Menopause* 14 (5), 826-829.

Gold, E. B. *et al.* (2004). Life style and Demographic Factors in Relation to Vasomotor Symptoms: Baseline Results from the Study of Women's Health Across the Nation. *Am. J. Epidemiol* 159 (12), 1189-1199.

Goluch-Koniuszy, Z. S. *et al.* (2016). Nutrition of Women with Hair Loss Problem During the Period of Menopause. *Menopause Review* 15 (1), 55-61.

Hagglund, D. *et al.* (2001). Quality of Life and Seeking Help in Women with Urinary Incontinence. *Acta Obstet. Gynecol. Scand 80* (11), 1051-1055.

Huang, A. J. *et al.* (2010). An Intensive Behavioral Weight Loss Intervention and Hot Flushes in Women. *Arch. Inter. Med. 170* (13), 1161-1167.

Huang, X. (2008). Does Iron Have a Role in Breast Cancer? *Lancet Oncol. 9*, 803-807.

Hunskaar, S. et al. (2000). Epidemiology and Natural History of Urinary Incontinence. *Int. Urogynecol. J. Pelvic Floor Dysfunct 11*(5), 301-319.

Jegasothy, S. M. et al. (2014). Efficacy of a New Topical Nano-Hyaluronic Acid in Humans. *The Journal of Clinical Aesthet Derma tol. 7*(3), 27-29.

Jepson, R. G. et al. (2007). A Systematic Review of the Evidence for Cranberries and Blueberries in utl. Prevention. *Mol. Nutr. Food Res. 51*(6), 738-745.

Kafi, R. et al. (2007). Improvement of Naturally Aged Skin with Vitamin A (Retinol). *Arch. Dermatol. 143*, 606-612.

Kroenke, C. H. (2012). Effects of Dietary Intervention and Weight Change on Vasomotor Symptoms in the Women's Health Initiative. *Menopause 19*(9), 980-988.

Mauas, V. et al. (2014). Depressive Symptoms in the Transition to Menopause: The Roles of Irritability, Personality Vulnerability and Self-Regulation. *Arch Women's Mental Health 17* (4), 279-289.

Milewicz, A. (2001). Menopausal Obesity- Myth or Fact? *Climacteric. 4* (4), 273-283.

Mirmirani, P. (2011). Hormonal Changes in Menopause: Do They Contribute to a "Midlife Hair Crisis" in Women? *British J. Der matology 15.*

Mohseni, M. J. et al. (2013). Combination of Probiotics and Antibiotics in the Prevention of Recurrent Urinary Tract Infection in Children. *Iran J. Pediatr. 23* (4), 430-438.

Nabaie, L. et al. (2009). Androgenic Alopecia and Insulin Resistence: Are They Really Related? *Clin. Exp. Dermatol. 34*, 694-697. National Institutes of Health. (2020). *Dietary Supplements Facts Sheet: Vitamin D*. Office of Dietary Supplements. http://t.ly/2LML.

National Sleep Foundation. (2007). Women and Sleep: *Sleep in America Polls*. National Sleep Foundation. http://t.ly/hdq8.

National Task Force on the Prevention and Treatment of Obesity. (2000). Overweight, Obesity and Health Risk. *Arch. Intern. Med. 160*(7), 898-904.

Ochoa-Brust, G. J. et al. (2007). Daily Intake of 100 mg Ascorbic Acid as Urinary Tract Infection Prophylactic Agent During Pregnancy. *Acta Obstet. Gynecol. Scand. 86*(7), 783-787.

Olsen, E. A. et al. (2005). Evaluation and Treatment of Male and Female Pattern Hair Loss. *J. Am. Acad. Dermatol. 52* (2), 301-311.

Pacchierotti, C. et al. (2004). Panic Disorder in Menopause: A Case. Control Study. Maturitas 48 (2), 147-154.

Park, J. K. (2013). Body Fat Distribution after Menopause and Cardiovascular Disease Risk Factors: Korean National Health and Nutrition Examination Survey 2010. *Journal Women's Health 22*(7), 587-594.

Parry, B. L. (2007). Sleep Disturbances in Menopause. *Menopause 14*(5), 812-814.

Patel, S. R. (2006). Association between Reduced Sleep and Weight Gain in Women. *Am. J. Epidemiol. 164*(10), 947-954.

Pullar, J. M. et al. (2017). The Roles of Vitamin C in Skin Health. *Nutrients 9*(8), 866.

Qamar, K. et al. (2015). Malabsorption of Iron as a Cause of Iron Deficiency Anemia in Postmenopausal Women. *Pak J. Med. Sci.*

31(2), 304-308.

Randolph, J. F. et al. (2003). Reproductive Hormones in the Early Menopausal Transition: Relationship to Ethnicity, Body Size and Ethnicity. *J. Clin. Endocrinol. Metab. 88*(4), 1516-1522.

Rushton, D. H. et al. (2002). Causes of Hair Loss and the Developments in Hair Rejuvenation. *Int. J. Cosmet. Sci. 24*, 17-23.

Sleep Foundation (2021). The Relationship between Sleep and Industrial Accidents. http://t.ly/WrM2.

Smith, R. L. et al. (2015). Does Quitting Smoking Decrease the Risk of Midlife Hot Flashes? A Longitudinal Analysis. *Maturitas 82*(1), 123-127.

Spiegel, K., Sheridan, J. F. y Cauter, E. V. (2002). Effect of Sleep Deprivation on Response to Immunization. *JAMA 288* (12), 1471-1472.

Stearns, V. et al. (2002). Hot Flushes. Lancet 360 (9348), 1851-1861.

Waetjen, L. E. et al. (2008). Study of Women's Health Across the Nation: Factors Associated with Worsening and Improving Urinary Incontinence across the Menopausal Transition. *Obstet. Gynecol. 111* (3), 667-677.

Zimmermann, M. B. y Harrell, R. F. (2007). Nutritional Iron Deficiency *Lancet 370*, 511-520.

APÉNDICE

Irritantes dietéticos del tracto urinario

Bebidas	Frutas y vegetales	Otros
Café	Ciruela claudia	Carnes embutidas
Té	Fresas	Chili
Chocolate	Cebolla cabezona	Comida picante
Bebidas alcohólicas	Tomate	*Nutra sweet*®
Gaseosas	Duraznos	Miel
Jugos de frutas (cítricos)	Guayabas	Vinagre
Jugo de manzana	Uvas	Complejo de vitamina B
Jugo de limón	Naranjas	
	Melón	
	Arándanos	
	Manzanas	
	Piña	

Si la causa de los síntomas de la infección urinaria son factores relacionados con la dieta, abstenerse de estos productos debe conducir a un alivio significativo en unos diez días. Yo dejé todos los productos de la lista y luego los reintroduje uno a uno, así pude identificar cuál me provocaba síntomas. Tomaba mucha agua cuando empecé a reintroducir los productos.

Asimismo, hay algunos alimentos recomendables, entre las frutas están el banano, los arándanos rojos, la sandía y la pera; entre los vegetales, la papa, la batata, los fríjoles, el brócoli, la zanahoria, los espárragos, la coliflor, el apio, la lechuga, los hongos arvejas y el *zucchini*.

Trata de comer comidas con pocos condimentos.

CAPÍTULO 2
LA MENOPAUSIA

El cambio no es doloroso. Solo la resistencia al cambio es dolorosa.
Buda

Como se menciona en el capítulo 1, todas las mujeres nacen con un determinado número de óvulos que no varía a lo largo de sus vidas. Una vez esos óvulos se utilizan y no queda ninguno en los ovarios se llega a la menopausia. Sin más óvulos, el mecanismo usual por el cual la mujer tiene su ciclo menstrual cada mes se detiene. Hay tres situaciones comunes por las cuales a la mujer se le agota el suministro de óvulos. La primera es la *menopausia natural*, que ocurre cuando la mujer usa el total del suministro de óvulos. La edad promedio de la menopausia puede diferir entre países y nacionalidades. En los Estados Unidos, por ejemplo, la edad promedio de la menopausia es de 51 años; en Colombia, en 2006 era de 49.4 (Castelo-Branco, 2006). Teniendo en cuenta que la expectativa de vida para las mujeres ha incrementado hasta alrededor de los 85 años, la mujer promedio vivirá por treinta a cuarenta años la postmenopausia. Mirándolo de otra forma, para el año 2020, en los Estados Unidos, más de cincuenta millones de mujeres tendrán más de cincuenta y un años (US Census Bureau, 2012).

Las mujeres también pueden entrar en la menopausia ya sea debido a un *tratamiento de cirugía* o a uno *químico*. Si una mujer se somete a múltiples cirugías en sus ovarios para remover quistes o se le extirpan los ovarios –lo cual puede suceder por múltiples razones–, ella experimentará una menopausia temprana. Si la mujer recibe quimioterapia o radiación para tratar ciertas formas de cáncer esto también disminuirá su número de óvulos. Algunos medicamentos para quimioterapia son más notorios que otros por causar menopausia, cuanto más joven sea la mujer al momento de recibir la quimioterapia, más altas serán las probabilidades de que mantenga alguna función ovárica.

Por último, las mujeres pueden sufrir *insuficiencia ovárica auto inmune o menopausia prematura espontánea*. La mayoría de los casos pasan esporádicamente y sus causas se desconocen, pero hay de un 10% a un 15% que puede deberse a una condición hereditaria. En estos casos, el sistema inmune de la mujer (esa parte del cuerpo que pelea contra las infecciones) ataca los ovarios, y como resultado, los ovarios no funcionan como deberían y se comportan como si no tuvieran más óvulos. Esta condición, algunas veces, se asocia con otras enfermedades inmunes, que involucran glándulas, como la glándula adrenal y la paratiroidiana, además de la tiroides y el páncreas.

Infortunadamente no hay una manera confiable de predecir cuándo empezará la menopausia. La perimenopausia puede empezar de diez a quince años antes del último periodo de la mujer. La historia familiar provee una guía aproximada, pero no es del todo confiable. Aunque la mayoría de las mujeres de una misma familia tienden a atravesar la menopausia alrededor del mismo tiempo, esto no siempre es así. Se han empleado muchos modelos para predecir la menopausia, pero no funcionan correctamente. Un estudio, sin embargo, creo un modelo en el que se tenía en cuenta la edad de la mujer y el nivel de HAM. La HAM es una hormona producida por los ovarios de la mujer y se correlaciona con el número de óvulos presentes.

Con esta ecuación se puede predecir la edad de la menopausia, en un rango de seis meses (Tehrani, 2013).

Debe hacerse una mención con respecto a los tipos de cirugías a los que una mujer puede someterse y que pueden detener los periodos. En el caso de una *histerectomía*, en la cual se remueve el útero, los ovarios permanecen en su lugar. Las mujeres que se han sometido a una histerotomía dejarán de tener periodos; sin embargo, no se someten a todos los cambios hormonales que acompañan la menopausia, porque los ovarios todavía producen hormonas. Lo que se llama *histerectomía total* o *completa* no es un término específico, se puede referir a remover el útero y el cuello uterino (la parte inferior del útero) o a remover el útero, el cuello uterino y los ovarios. Aunque toda histerectomía conduce al fin de los ciclos menstruales, son los ovarios los que controlan las hormonas, por lo cual remover el útero no impide que los ovarios continúen funcionando.

En las páginas restantes de este capítulo nos gustaría destacar algunos retos específicos que pueden surgir durante la menopausia. A medida que exploramos estos retos, es importante darse cuenta de que, si bien algunas de las afecciones están relacionadas con la menopausia, otras son el resultado normal del envejecimiento. En otras palabras, si una mujer de 58 años desarrolla repentinamente una enfermedad de la vesícula biliar, ¿se debe a que es menopáusica o es el resultado de tener una vesícula biliar que ha sido usada (y abusada) durante 58 años? Las respuestas no siempre son sencillas.

Asimismo, al leer este capítulo sobre la menopausia, algunos de los síntomas o afecciones pueden parecer similares a los que se discutieron en el capítulo anterior sobre la perimenopausia. Es importante comprender que la perimenopausia y la menopausia no son momentos delimitados, sino que se trata de un continuo. Algunos síntomas pueden desarrollarse en la perimenopausia y continuar hasta la menopausia, otros tan solo pueden comenzar una vez que la menopausia esté completamente establecida. Concéntrese en el concepto de transición en esta etapa de su vida y no en una fecha en la que todo cambia.

SÍNTOMAS

Cambios vaginales

La vagina de la mujer premenopáusica esta revestida de células similares a las que cubren la piel del resto del cuerpo, pero no está queratinizada. La queratina protege las células que rodean las superficies cutáneas del cuerpo del daño y la deshidratación. El fluido de la vagina es una mezcla de secreciones vulvares y cervicales, y de un líquido que proviene de los vasos sanguíneos que rodean la vagina. El fluido de la cavidad uterina y las trompas de Falopio también contribuyen a la lubricación de la vagina. El fluido vaginal normal es transparente o blancuzco, inodoro (sin olor) y no causa picazón o irritación. La cantidad de secreción disminuye con el inicio de la menopausia. De hecho, un síntoma temprano de atrofia vaginal, en los años premenopáusicos, es a menudo el comienzo de la disminución de la cantidad de lubricación vaginal durante las relaciones sexuales. La vagina alberga una serie de bacterias que ayudan a mantener su entorno saludable. Las mujeres premenopáusicas tienen una gran cantidad de lactobacilos que producen ácido láctico y agua oxigenada (peróxido de hidrógeno). Estos dos compuestos ayudan a mantener el pH de la vagina entre 3.5 y 4.5 y evitan que crezcan organismos nocivos para la salud. De hecho, son probióticos usados comúnmente, que se encuentran en el yogur, las comidas fermentadas (como el miso y el sauerkraut) y en suplementos digestivos. Se ha demostrado que el consumo de esta bacteria buena previene y combate algunas infecciones vaginales (Mezzasalma *et al.*, 2017).

Se ha observado que el estrógeno aumenta el grosor del revestimiento de la superficie vaginal. A medida que comienza la menopausia y los niveles de estrógeno disminuyen, el pH de la vagina aumenta y se vuelve más alcalina. Los lactobacilos, que ayudan a mantener el ambiente de la vagina premenopáusica, son reemplazados por otro tipo de organismos. Este cambio en los tipos de bacteria presentes no es necesariamente un fenómeno poco saludable, ya que algunas de las bacterias más nuevas en realidad brindan beneficios para la salud (Ravel *et al.*, 2011).

Cuando las paredes vaginales se vuelven delgadas, secas, pálidas y hay una pérdida del vello púbico se da la *atrofia vaginal*. A veces se pueden ver pequeños vasos sanguíneos en las paredes de la vagina y pueden sangrar cuando se tocan. No es poco común que, con la falta de exposición al estrógeno, durante periodos de tiempo prolongados, pueda producirse un leve sangrado, debido a actividades como el coito, la inserción del espéculo durante un examen ginecológico o con el uso de duchas vaginales. Se estima que del 50% al 60% de las mujeres postmenopáusicas tienen síntomas de atrofia vaginal (Nappi *et al.*, 2013). Esta incomodidad puede conducir a relaciones sexuales menos satisfactorias, deseadas con menos frecuencia o evitadas por completo. En casos extremos, la atrofia vaginal puede volverse tan severa que la vagina se acorta y se estrecha severamente, lo que impide las relaciones sexuales. Además, se convierte en un círculo vicioso en el cual las mujeres dejan de tener relaciones sexuales por el dolor durante el coito debido a los cambios vaginales, síntomas que empeorarán por esta evitación, en comparación con las mujeres que mantienen una continua actividad sexual (Bachman, 1989).

La atrofia vaginal no ocurre solo después de la menopausia natural. Los procedimientos quirúrgicos que implican la extirpación de los ovarios también disminuirán la producción de estrógeno y causarán atrofia. Asimismo, ciertos medicamentos utilizados para tratar la endometriosis, el ejercicio excesivo o los trastornos de la alimentación pueden reducir los niveles de estrógeno y cambiar las características de la vagina.

Antes de ir al médico, muchas mujeres que experimentan cambios vaginales al entrar en la menopausia comenzarán a tratarse ellas mismas. Iniciar con la atención a la higiene local es un paso importante y sencillo. Mantener el área seca, particularmente después de hacer ejercicio o nadar, quitarse la ropa húmeda rápidamente y secarse con un secador de pelo ajustándolo en una temperatura baja son rutinas preventivas importantes. Es preferible la ropa interior de algodón a las pantimedias u otros materiales sintéticos. Hay varios humectantes y lubricantes sin hormonas de venta libre que también están disponibles, por ejemplo, KY Jelly® y la crema Nivea® pueden ser muy eficaces para aliviar temporalmente la resequedad vaginal. Estos lubricantes vaginales pueden ser a base de agua, silicona o aceite, y están destinados a proporcionar un alivio inmediato durante las relaciones sexuales. Los humectantes vaginales, por otro lado, proporcionan un alivio más largo, manteniendo la humedad vaginal y un pH más bajo. Estos productos se aplican, por lo general, varias veces a la semana, como, por ejemplo, el Replens®, que puede emplearse tres veces a la semana. Los remedios caseros, como las duchas vaginales con agua tibia y vinagre, el yogur natural, las claras de huevo y suplementos a base de hierbas pueden ser eficaces a corto plazo.

Debido a que la mayoría de los síntomas asociados con la atrofia vaginal están relacionados con falta de estrógeno, no sorprende que el reemplazo de estrógeno sea el método más efectivo para proporcionar alivio sintomático. Si bien todas las formas de reemplazo de estrógeno (oral, transdérmico y vaginal) proporcionarán una mejora en las características de la vagina, se prefiere la ruta de administración vaginal. Se recomienda el uso de estrógeno vaginal en dosis bajas cuando otros métodos no brindan un alivio satisfactorio. La mejoría suele producirse a las pocas semanas de iniciado el tratamiento. El estrógeno mejorará el grosor y la elasticidad de la vagina, así como el flujo sanguíneo, disminuirá el pH y aumentará la lubricación. La forma de reemplazo, ya sea en anillo, tableta o crema, depende de la preferencia de la paciente. Debido a que las preparaciones de estrógeno en dosis bajas rara vez causan algún problema con el revestimiento del útero, independientemente del método de administración, por lo general no se sugiere adicionar progesterona (Suckling, Lethaby y Kennedy, 2006).

Disfunción sexual

Como se discutió antes, con la disminución de los niveles de estrógeno, un 50% de las mujeres experimenta estrechamiento de la vagina y sequedad (Parish *et al.*, 2013). Esto puede conducir a experimentar dolor durante el coito o llevar a una dispareunia. Como se mostrará en el próximo capítulo, mantener la intimidad sexual es un tema extremadamente complicado. Varios factores influyen en el disfrute de una vida sexual activa. No solo la disminución de los niveles hormonales o la edad explican la falta de interés en el sexo. Tan importantes, si no más, son otros factores, como los medicamentos que le hayan recetado, la ansiedad o la depresión, la relación con su pareja y la salud de su pareja. Por lo tanto, tenga en cuenta que una disminución del interés sexual puede estar relacionada con la menopausia, pero es probable que haya otras circunstancias que influyan en la disminución del apetito.

Incontinencia urinaria

La incontinencia urinaria se refiere a la falta de control de la vejiga debido a una variedad de razones. La incontinencia no debe considerarse una consecuencia normal del envejecimiento. Un médico debe evaluar la pérdida persistente de orina, porque existen tratamientos disponibles, que incluyen medicamentos, terapia de ejercicios del piso pélvico y cirugía. En términos generales, existen cuatro tipos diferentes de incontinencia urinaria: de esfuerzo, de urgencia, por rebosamiento e incontinencia mixta. La incontinencia de esfuerzo ocurre cuando se aplica algo de presión a la vejiga, como cuando se tose, se ríe, se estornuda o se levanta algo pesado. Si bien es común durante la perimenopausia, no empeora debido a la menopausia. La incontinencia de urgencia ocurre cuando alguien tiene un impulso fuerte y repentino de orinar y luego pierde el control de la orina. Se puede conducir a viajes frecuentes al baño y puede presentarse debido a una infección del tracto urinario o como resultado de un problema de salud subyacente, como la diabetes. La incontinencia por rebosamiento es el goteo constante de orina debido a que la vejiga no se vacía por completo. Y la incontinencia mixta, como su nombre lo indica, es una combinación de dos o más de las tres condiciones anteriores.

La incontinencia urinaria puede ocurrir a cualquier edad, en promedio, la experimentan de un 20% a 30% de las mujeres jóvenes, de un 30% a 40 % de mujeres de la mediana edad y un 50% de las mujeres mayores (Kolodynska *et al.*, 2019). Al igual que con cualquier tipo de afección preocupante, asegúrese de discutirla con su médico y obtenga las pruebas que le recomienden. Vivir con incontinencia puede tener un impacto significativo en su calidad de vida. Antes de considerar la cirugía, muchos médicos recomendarán fisioterapia para los músculos del piso pélvico. El objetivo es fortalecer los músculos que sostienen el útero, la vejiga, el intestino delgado y el recto. Al acondicionar esos músculos, es posible mejorar el control de la función de la vejiga y de los intestinos. Los más populares de esos ejercicios son los ejercicios de Kegel. Si bien son muy útiles, los ejercicios de Kegel no son tan efectivos en mujeres que tienen incontinencia de esfuerzo significativa o incontinencia por rebosamiento.

Si va a probar estos ejercicios, primero debe identificar los músculos correctos que debe trabajar. Para hacer esto, comience a orinar y deténgase a mitad de camino. Esos músculos que tensó son en los que se debe enfocar al hacer los ejercicios, los cuales puede realizar en cualquier posición, aunque quizá al inicio le sea más fácil hacerlos acostada.

A continuación, imagine que está sentada sobre una bola pequeña y está tratando de levantarla con esos músculos. Pruébelo durante tres segundos y relájese durante otros tres. Recuerde, ¡concéntrese! Trate de no tensar los glúteos, los muslos o los músculos abdominales y evite contener la respiración. El objetivo es realizar estos ejercicios al menos tres veces al día, en series de diez a quince repeticiones. Se pueden esperar resultados en unas pocas semanas o meses. ¿Cuánto tiempo necesitará hacerlos? Es probable que sea necesario que los incorpore a su rutina diaria siempre. Sin embargo, no los practique mientras orina. De hecho, puede provocar un vaciado incompleto de la vejiga y predisponerse a infecciones del tracto urinario.

Si la fisioterapia simple no tiene éxito, se puede considerar la cirugía. Existe una variedad de dispositivos de estimulación eléctrica que se pueden implantar para tratar la incontinencia urinaria. Estos dispositivos funcionan enviando una corriente eléctrica suave a los nervios de la espalda baja o al piso pélvico que están involucrados en el proceso de orinar. Aunque no se comprende completamente cómo funciona esta técnica, aproximadamente la mitad de las mujeres que utilizan el dispositivo experimentan alguna mejora (Groen *et al.*, 2011).

Otro enfoque menos invasivo es considerar la inyección de agentes de carga uretral. Para ello, se realiza una cistoscopia (se coloca un endoscopio en la vejiga) y se inyecta el agente de carga en la uretra. El principio es engrosar las paredes de la uretra con el agente de carga y así facilitar su cierre. Se utilizan diversas sustancias para este procedimiento y ninguna parece ser mejor que otra. El éxito, por lo general, es menor al que se reporta con los procedimientos de levantamiento quirúrgico y puede requerir varias inyecciones con el tiempo.

En cuanto a las cirugías, normalmente implican el levantamiento de la vejiga o la uretra de alguna manera, para mejorar el ángulo de salida de la orina desde la vejiga. Uno de los métodos, la colposuspensión levanta el cuello de la vejiga y lo sutura en su lugar. Esta opción suele ser útil para la incontinencia urinaria de esfuerzo.

Otras son las cirugías con cabestrillo, que utilizan una variedad de materiales para crear un cabestrillo alrededor del cuello de la vejiga. Para ello, a veces se emplean partes del propio cuerpo, tejido donado por otra persona o de un animal, como una vaca o un cerdo. La cirugía que utiliza una malla o tela, implica asegurarla detrás de la uretra y sujetarla a los tejidos adyacentes. Si hay un prolapso uterino significativo (es decir, que el útero está caído dentro o fuera de la vagina), por lo general se realiza una histerectomía junto con la cirugía de incontinencia.

Enfermedad cardiovascular

Con la disminución de los niveles de estrógeno también se observa que los vasos sanguíneos del cuerpo se estrechan o se angostan, esto puede contribuir a un aumento de la presión arterial. Asimismo, hay cambios en los niveles de colesterol que conducen a enfermedades cardiovasculares posteriores. En mujeres de la misma edad, se ha observado que aquellas que ya están en la menopausia tienen tasas de enfermedad cardiaca dos a tres veces más altas que las mujeres no menopáusicas (Katon et al., 2018). Además, la contribución de la mortalidad específica por enfermedad cardiovascular es mayor entre las mujeres que entre los hombres (43.7% versus 41.6%).

Osteoporosis

La pérdida ósea o la osteoporosis es un simple hecho del envejecimiento. A partir de los cuarenta años, las mujeres comienzan a perder hueso a una tasa del 0.3% al 0.5% anual. Una vez que se alcanza la menopausia, esa pérdida se acelera de 3 a 5% anual durante los siguientes cinco a siete años (Peacock y Ketvertis, 2020).

El manejo de la pérdida ósea comprende actividad física y ejercicios con pesas, dejar de fumar, ingesta adecuada de calcio y vitamina D. También se pueden administrar otros tratamientos no hormonales, como los bifosfonatos.

La osteoporosis no debe confundirse con la osteoartritis. La osteoartritis ocurre cuando el tejido blando entre los huesos se desgasta, ese tejido permite que entre un hueso y otro se dé un movimiento suave y amortiguado. Esto ocurre lentamente, con el paso del tiempo, y va empeorando. Por lo general, las articulaciones afectadas son las manos, rodillas, cuello, espalda baja y caderas. Entre los síntomas suele haber dolor, rigidez, pérdida de flexibilidad, hinchazón y sensibilidad. También puede haber una sensación de chirrido o se puede escuchar un chasquido o un estallido.

La osteoartritis puede considerarse una enfermedad de desgaste. Los factores que tienden a predisponer a la osteoartritis son la vejez, la obesidad, las lesiones en las articulaciones, ser mujer y la genética. El diagnóstico se suele realizar mediante rayos X o incluso con una resonancia magnética. El tratamiento depende de la gravedad de la afección. El ejercicio mejorará la fuerza de los músculos alrededor de la articulación y ayudará a aliviar la rigidez; la pérdida de peso es importante para reducir la presión sobre las articulaciones, en especial en la espalda, las rodillas y las caderas. Se ha estimado que 0.45 kg de peso corporal ejerce una presión de 1.82 kg sobre las rodillas (Arthritis Foundation, s. f.), de ahí la importancia de mantener un peso saludable. También se pueden usar medicamentos para reducir la inflamación y el dolor. Entre los remedios naturales, está el aceite de pescado, el jengibre y la glucosamina. También se ha demostrado que es beneficioso mantener una dieta saludable y anti inflamatoria (véase el capítulo 8). Y si cada uno de estos recursos no puede brindar alivio, se puede considerar la cirugía para reemplazar las articulaciones, estabilizarlas o asegurarlas en su lugar.

Efectos psicológicos

En el capítulo 9 nos centraremos en los efectos psicológicos y los cambios que puede causar la menopausia. A pesar de las creencias comunes, hay poca evidencia que sugiera que se producen cambios psicológicos significativos simplemente debido a la menopausia. De hecho, cómo se siente una mujer durante la menopausia depende en gran medida de cómo se sentía antes de la menopausia. Así pues, el desarrollo de más síntomas psicológicos no parece ocurrir con la menopausia (Holte, 1992; Kaufert *et al.*, 1992).

Con los cambios hormonales, pueden ocurrir cambios de humor y haber sentimientos de frustración o ansiedad. También puede presentarse tensión en las relaciones, ya que quienes la rodean no comprenden exactamente lo que está experimentando. Los cambios de humor se describen mejor como emociones rápidas e intensamente fluctuantes, son bastante diferentes a los sentimientos persistentes más severos de tristeza o ansiedad. Debería considerar discutir esos sentimientos cuando duren más de dos semanas sin detenerse, se vuelvan excesivos o interfieran con su vida diaria. Ya que esto es una señal de que puede haber una condición psicológica más severa y no simplemente irritabilidad menopáusica.

Efectos sobre la salud causados por el sobrepeso

En el capítulo 8 nos centraremos con más detalle en el aumento de peso durante la menopausia y ofreceremos enfoques prácticos sobre cómo mantener un peso adecuado. Las mujeres pueden ingresar a la menopausia con problemas de peso o comenzar a aumentar de peso debido a la menopausia. Sin embargo, hay algunos puntos claves que merecen ser mencionados ahora con respecto a los efectos negativos que tiene el sobrepeso en la salud. En comparación con las personas de peso normal, las que tienen sobrepeso corren el riesgo de sufrir una serie de problemas de salud. Entre ellos, particularmente en los últimos años de vida de una persona, están los siguientes:

- Hipertensión.
- Colesterol y triglicéridos elevados.
- Diabetes tipo 2.
- Enfermedades cardiovasculares.
- Derrame.
- Enfermedad de la vesícula.
- Osteoartritis (erosión del cartílago y hueso en las articulaciones).
- Apnea del sueño y toda clase de problemas respiratorios.
- Enfermedades mentales, como ansiedad y depresión (Kasen *et al.*, 2008).
- Dolores corporales y dificultad para realizar actividad física.
- Muerte prematura por alguna de las causas anteriores.

La *presión arterial alta (hipertensión)* a menudo no presenta síntomas. Si no se trata, puede provocar enfermedades cardiacas y accidentes cerebrovasculares. Por cada 8 kg de peso que se pierden, puede disminuir la presión sistólica (el número superior) en un promedio de 8.5 puntos y la diastólica (número inferior) en un promedio de 6.5 puntos (Bacon *et al.*, 2004).

La obesidad también se correlaciona con el *colesterol elevado*. Los niveles altos de colesterol conducen a la aterosclerosis o a acumulación de placa en las arterias. Esto al final puede conducir a la obstrucción de las arterias y, lo que es más importante, a la enfermedad de las arterias coronarias. Se ha demostrado que este proceso puede comenzar en la niñez y progresar lentamente hasta la edad adulta, así que se debe fomentar una alimentación saludable y controlar el peso desde una edad temprana.

La Asociación Estadounidense del Corazón recomienda que todos los adultos de veinte años o más controlen su colesterol cada cuatro a seis años. La pérdida de peso y el ejercicio son fundamentales para mantener un perfil lipídico saludable. Perder tan solo 4.5 kg puede reducir su LDL (colesterol "malo") entre un 5 % y un 8 %. Tenga en cuenta que una pérdida importante de peso (más de 30 kg) puede estar asociada con un aumento temporal del colesterol, tal vez relacionado con una ruptura de las reservas de grasa en el cuerpo; esto se resolverá a medida que la pérdida de peso disminuya (Phinney *et al.*, 1991). Si cree que esto le puede estar pasando, espere unos meses antes de volver a chequear sus niveles.

La *diabetes tipo 2* ocurre cuando, aunque el cuerpo es capaz de producir la insulina que normalmente es suficiente para controlar el azúcar en la sangre, las células del cuerpo se vuelven resistentes a ese nivel de insulina y no pueden mantener un nivel normal de azúcar en la sangre. Imagínese que su horno no estuviera funcionando correctamente y para asar una torta a 190 °C tuviera que ponerlo a 220 °C. Se cree que la obesidad predispone a la diabetes tipo 2, al aumentar las sustancias inflamatorias de los tejidos, interfiriendo con el metabolismo de las grasas y causando resistencia a la insulina. Más del 90% de los pacientes con diabetes tipo 2 tienen sobrepeso. Al inicio, un objetivo de pérdida de peso del 5% al 10% de su peso corporal podría llevar el HbA1C del 0.6 al 1.0%. Sin embargo, perder tan solo del 2% al 5% del peso inicial puede reducir los niveles de azúcar en la sangre en 20 mg/dL (Jensen *et al.*, 2013). La Asociación Estadounidense de Diabetes recomienda que los pacientes con prediabetes pierdan un 7% de su peso corporal inicial, para evitar desarrollar diabetes (American Diabetes Association, 2016).

El peso corporal está fuertemente correlacionado con el riesgo de desarrollar un derrame cerebral y, cuanto más pesada sea una persona, más riesgo tiene de sufrir un derrame cerebral a una edad temprana (Dehlendorff *et al.*, 2014). El sobrepeso causa inflamación en el cuerpo, lo que a su vez conduce a un flujo sanguíneo deficiente y a posibles bloqueos de los vasos sanguíneos. El sobrepeso a menudo se asocia con presión arterial alta y diabetes, las cuales predisponen a sufrir un derrame cerebral. La obesidad también se correlaciona con ataques isquémicos transitorios (*AIT* o *miniaccidente cerebro vascular*); estos suelen ser advertencias tempranas de un accidente cerebrovascular inminente. De hecho, el 15% de las personas que sufren un AIT tienen un accidente cerebrovascular mayor en los siguientes tres meses (Mozzafarian *et al.*, 2016).

La *enfermedad de la vesícula biliar* es una de las afecciones quirúrgicas más comunes, y la obesidad, junto con la pérdida rápida de peso, está asociada con la enfermedad de la vesícula biliar. La vesícula biliar es una estructura pequeña en forma de saco, que se encuentra debajo del hígado y está llena de bilis. La bilis, que nos ayuda a digerir las grasas y las vitaminas liposolubles, se produce en el hígado y se almacena en la vesícula biliar. Se cree que la obesidad contribuye a un cambio en el equilibrio entre el colesterol y los ácidos biliares y, posteriormente, conduce a cálculos biliares. Las mujeres son particularmente susceptibles a la enfermedad de la vesícula biliar. El dolor experimentado durante un ataque de vesícula biliar, que suele prolongarse por unas pocas horas, se siente debajo del esternón y puede irradiarse hacia la espalda; a menudo está acompañado de náuseas y vómitos. Los episodios suelen precipitarse por alimentos grasosos o productos lácteos. La pérdida de peso rápida que se experimenta comúnmente después de la cirugía bariátrica conlleva un riesgo de 20% a 25% de desarrollar cálculos biliares sintomáticos durante el primer año después de la cirugía. Un estudio de 2013 demostró un aumento del 7% en el desarrollo de cálculos biliares sistomáticos por cada punto de aumento en el IMC (Stender *et al.*, 2013). A la obesidad se le ha atribuido un acortamiento de la esperanza de vida de 7.1 años en los adultos de 45 a 64 años, y de 3.7 años específicamente en mujeres (Borrell y Samuel, 2014).

La causa más común de *apnea obstructiva del sueño* es el exceso de peso corporal y la obesidad. Durante el sueño, cuando los músculos de la garganta y la lengua se relajan más, las vías respiratorias pueden bloquearse. Un estudio demostró que los pacientes que perdieron un promedio de 11 kg en un año tenían tres veces más probabilidades de dejar de tener apnea del sueño (Foster *et al.*, 2009). Al respecto, véase también la sección sobre sueño en el capítulo 1.

La salud del corazón

La salud del corazón es una prioridad para cualquier persona a medida que envejece. La menopausia puede relacionarse con algunas afecciones cardiacas que parecen no estar vinculadas de manera directa con la edad. La salud cardiaca, en general, se refiere a mantener una presión arterial saludable, niveles bajos de colesterol y triglicéridos, azúcar en la sangre normal, peso adecuado, hacer ejercicio y evitar el tabaco. A medida que envejecemos, el corazón pierde su capacidad de latir rápido con el ejercicio y los vasos sanguíneos que irrigan el corazón pueden estrecharse debido a la acumulación de grasa; por ello, mantener un estilo de vida saludable es importante para minimizar el mal funcionamiento del corazón. Se trata de evitar un ataque cardiaco, el cual ocurre cuando el flujo sanguíneo al corazón se corta o se reduce severamente, lo que conlleva a que este reciba menos oxígeno, lo cual puede conducir a que el músculo cardíaco muera.

A diferencia de los hombres, las mujeres pueden sufrir infartos con síntomas bastante diferentes. El clásico dolor de pecho aplastante es un síntoma que experimentan más los hombres que las mujeres. Los síntomas de algunas mujeres pueden ser mucho más sutiles, como mareos, aturdimiento o desmayos; también pueden experimentar dolor en la parte superior de la espalda, dificultad para respirar y náuseas. La diferencia de síntomas entre hombres y mujeres se debe a los vasos sanguíneos que se ven afectados. En los hombres, los vasos sanguíneos más grandes tienden a bloquearse y provocar un dolor aplastante. Las mujeres, por otro lado, tienden más a desarrollar enfermedades en las diminutas arterias ramificadas del corazón, llamadas microvasculares. El punto es que los síntomas no siempre son una indicación confiable de una enfermedad cardiaca subyacente. La prevención es clave para mantener la salud del corazón y también lo son las visitas regulares a su médico.

Las palpitaciones son latidos cardiacos irregulares o erráticos o, a veces, latidos cardiacos rápidos, que hacen que las personas se den cuenta de los latidos del corazón. Una variedad de condiciones puede causar palpitaciones, incluida la caída de estrógenos. Este latido cardiaco irregular puede ser provocado por un sofoco, estrés, deshidratación, demasiada cafeína o alcohol. Sin embargo, no debe descartarlos simplemente como resultado de la menopausia. Cualquier palpitación que ocurra con frecuencia o persista la debe evaluar su cardiólogo.

¿CUÁNDO CONSULTAR A UN MÉDICO?

La menopausia no es una enfermedad. Es un momento en la vida de una mujer en el que experimenta cambios hormonales que pueden conducir a una variedad de ajustes psicológicos y de salud. Y aunque ese cambio puede implicar condiciones que requieren tratamiento por parte de un médico, hay muchas mujeres que no requieren un tratamiento específico para la menopausia. De hecho, casi el 50% de las mujeres que entran en la menopausia no buscan ningún tratamiento (Constantine *et al.*, 2016). Varios factores influyen para que las mujeres busquen atención para los síntomas de la menopausia, estos incluyen las preferencias individuales, las expectativas culturales de la experiencia menopáusica, el apoyo familiar y la gravedad de los síntomas.

Por lo general, no hay pruebas de laboratorio que se requieran para diagnosticar la menopausia. El diagnóstico suele realizarse teniendo en cuenta la edad de la paciente, los síntomas y descartando otras afecciones que pueden tener síntomas parecidos a los de la menopausia.

Una FSH (hormona estimulante del folículo) elevada puede sugerir la presencia de la menopausia, pero no siempre es predecible, particularmente en la perimenopausia. El examen físico debe incluir un seguimiento de la altura y el peso, la presión arterial, un examen de senos y vaginal. Además, se realiza una prueba de Papanicolaou y un mamograma, según lo indicado por las pautas actuales (ver el capítulo 10). Una exploración DXA se ordena de forma rutinaria a los 65 años o antes, si alguna afección médica justifica una detección temprana. También es un buen momento para determinar si debe realizarse una colonoscopia. Existen métodos para evaluar cómo la menopausia está afectando su bienestar, hemos incluido un ejemplo en el apéndice al final del capítulo.

No me canso de hacer énfasis en la importancia de llegar a la menopausia con un peso normal. Te sugiero, si no has tenido buenos hábitos de alimentación ni de salud (hacer ejercicio, dormir bien, controlar sus niveles de estrés), empezar a adquirirlos desde ahora, ya que debido a los cambios hormonales que vas a empezar a experimentar después de los cuarenta años, estos pueden provocar que aumentes de peso sin que te percates de ello y puede conducir a problemas de salud, como los que Mark ha mencionado. Estos problemas van a deteriorar tu salud y a afectar negativamente tu calidad de vida. Empieza con pequeños cambios, para que poco a poco se conviertan en tu estilo de vida. En el capítulo 8 te damos varios consejos sobre cómo empezar o mejorar estos hábitos. Como dice Mark, la menopausia en sí no es culpable de todos nuestros síntomas, por esto queremos ayudarte, que entiendas y estés preparada con las suficientes herramientas para que tengas una vida saludable y placentera. La mayoría de mis amigas que tienen problemas de hipertensión, colesterol alto, prediabetes, enfermedades de la vesícula y dolores corporales tienen problemas de sobrepeso. Algunas de ellas han podido deshacerse de sus condiciones estableciendo rutinas que les han ayudado con la pérdida de peso y a adquirir nuevos hábitos de ejercicio físico y control del estrés.

Referencias

Aedo, S. *et al.* (2006). Calidad de vida relacionada con el climaterio en una población chilena de mujeres saludables. *Rev. Chil. Obstet. Ginecol. 71*(6), 402-409.

American Diabetes Association. (2016). Standards of Medical Care in Diabetes: Abridged for Primary Care Providers. *Clin. Diabetes 34*, 3-21.

Arthritis Foundation. (s. f.). Weight Loss Benefits for Arthritis. https://t.ly/S0uK

Bachman, G. A. (1989). Brief Sexual Inquiry in Gynecologic Practice:

Part I. *Obstet. Gynecol. 73*, 425-427.

Bacon, S. L. *et al.* (2004). Effects of Exercise, Diet and Weight Loss on High Blood Pressure. *Sports Med. 34*(5), 307-316.

Borrell, L. N. y Samuel, L. (2014). Body Mass Index Categories and Mortality Risk in us Adults: The Effect of Overweight and Obesity on Advancing Death. *Am. J. Public Health 104* (3), 512-519.

Castelo-Branco, C. (2006). Age of Menopause in Latin America. *Menopause 13*(4), 706-712.

Constantine, G. D. *et al.* (2016). Behaviors and Attitudes Influencing Treatment Decision for Menopausal Symptoms in Five European Countries. *Post. Reprod. Health 22*(3), 112-122.

Dehlendorff, C. *et al.* (2014). Body Mass Index and Death by Stroke-No Obesity Paradox. *JAMA Neurol. 71*(8), 978-984.

Foster, G. *et al.* (2009). A Randomized Study on the Effect of Weight Loss on Obstructive Sleep Apnea on Obese Patients with Type 2 Diabetes. *Arch. Intern. Med. 169*(17), 1619-1626.

Groen, J. *et al.* (2011). Sacral Neuromodulation as Treatment for Refractory Idiopathic Urge Urinary Incontinence: 5-Year Results of a Longitudinal Study in 60 Women. *Journal of Urology 186*(3), 954-959.

Holte, A. (1992). Influence of Natural Menopause on Health Complaints: A Prospective Study of Norwegian Women. *Maturitas 14*, 1127-1141.

Jensen, M. D. *et al.* (2013). AHA/ACC/tos Guidelines for the Management of Overweight and Obesity in Adults: A Report of the American College of Cardiology/American Heart Association Task Force on Practical Guidelines and the Obesity Society. *J. Am. Coll. Cardiol. 63*, 2985-3023.

Kasen, S. *et al.* (2008). Obesity and Psychopathology in Women: A Three Decade Prospective Study. *International Journal of Obesity 32*(3), 558-566.

Katon, J. G. *et al.* (2018). Reproductive Health of Women Veterans: A Systematic Review of the Literature from 2008 to 2017. *Semin. Reprod. Med. 36*(6), 315-322.

Kaufert, P. A. *et al.* (1992). The Manitoba Project: A Reexamination of the Link between Menopause and Depression. *Maturitas 14,* 143-155.

Kolodynska, G. *et al.* (2019). Urinary Incontinence in Postmenopausal Women-Causes, Symptoms, Treatment. *Menopause Review 18*(1), 46-50.

Mezzasalma, V. *et al.* (2017). Orally Administered Multispecies Probiotic Formulations to Prevent Uro-Genital Infections: A Randomized Placebo-Controlled Pilot Study. *Arch. Gynecol. Obstet. 295*(1), 163-172.

Mozzafarian, D. *et al.* (2016). Heart Disease and Stroke Statistics- 2016 Update: A Report from the American Heart Association. *Circulation 133*(4), e38-360.

Nappi, R. E. *et al.* (2013). The cLOsER (Clarifying Vaginal Atrophy's Impact on Sex and Relationships) Survey: Implications of Vaginal Discomfort in Postmenopausal Women and in Male Partners. *J. Sex Med. 10*, 2232-2241.

Palacios, S. *et al.* (2004). Calidad de vida relacionada con la salud en la mujer en español durante la perimenopausia y posmenopausia: Desarrollo y validación de la escala de Cervantes. *Med. Clin. 122*, 205-211.

Parish, S. J. *et al.* (2013). Impact of Vulvovaginal Health on Postmenopausal Women: A Review of Surveys on Symptoms of Vulvovaginal Atrophy. *Int. J. Women's Health. 5*, 437-447.

Peacock, K. y Ketvertis, K. M. (2020). *Menopause.* Stat Pearls Publishing.

Phinney, S. D. *et al.* (1991). The Transient Hypercholesterolemia of Major Weight Loss. *The American Journal of Clinical Nutrition 53*(6), 1404-1410.

Ravel, J. *et al.* (2011). Vaginal Microbiome of Reproductive Age Women. *Proc. Natl. Acad. Sci UsA. 108*(suplemento 1), 4680-4687.

Stender, S. et al. (2013). Elevated Body Mass Index as a Causal Risk Factor for Symptomatic Gallstone Disease: A Mendellian Randomization Study. *Hepatology 58*(6), 2133-2141.

Suckling, J., Lethaby, A. y Kennedy, R. (2006). Local Estrogen for Vaginal Atrophy in Postmenopausal Women. *Cochrane Database Syst. Rev.* (4), CD001500.

Tehrani, F. R. (2013). Modeling Age at Menopause Using Serum Concentration of Anti-Mullerian Hormone. jcem 98 (2), 729-732

US Census Bureau. (2012). Methodology and Assumptions for the 2012 National Projections. https://t.ly/Gkov.

APÉNDICE

Escala de Cervantes

La escala de Cervantes se desarrolló originalmente como un cuestionario de calidad de vida entre mujeres españolas. Consta de 31 categorías y se basa en las respuestas de 2274 mujeres con edades entre los 45 y los 64 años. Quince temas se ocuparon de la salud, el envejecimiento y los sofocos. Cuatro temas versaron sobre salud sexual, tres áreas sobre relación de pareja y nueve sobre temas psicológicos. Su puntuación oscila entre 0 y 155 puntos, y tarda, en promedio, siete minutos para completarse. La prueba es autoadministrada y tiene como objetivo medir la calidad de vida relacionada con la salud en mujeres perimenopáusicas y posmenopáusicas. Cuanto menor sea la puntuación, mejor calidad de vida por parte de la encuestada.

La escala de Cervantes nunca ha sido ampliamente aceptada en los Estados Unidos como herramienta de detección para la población general. Desde su introducción, se han propuesto varias versiones más cortas y se ha realizado en poblaciones de Latinoamérica.

La escala de Cervantes puede ser útil para proporcionar respuestas estandarizadas a preguntas sobre los síntomas de una mujer en el momento de la perimenopausia y menopausia. El siguiente es un ejemplo de una versión abreviada del original.

Sintomatología de la menopausia	Molestia					
	No siente	Leve	Moderada	Importante	Demasiada	
	0	1	2	3	4	Total
1. Bochornos, sudoración, calores						
2. Molestias del corazón: sentir el latido del corazón, palpitaciones, opresión en el pecho						
3. Dificultades en el sueño: insomnio, duerme poco						
4. Molestias musculares y articulares (dolores en los huesos y articulaciones, dolores reumáticos)						
5. Estado de ánimo depresivo: sentirse deprimida, decaída, triste, a punto de llorar, sin ganas de vivir						
6. Irritabilidad: sentirse tensa, explotar fácilmente, sentirse con rabia, sentirse intolerante						
7. Ansiedad: sentirse angustiada, temerosa, inquieta, tendencia al pánico						
8. Cansancio físico y mental: rinde menos, se cansa fácil, olvidos frecuentes, mala memoria, le cuesta concentrarse						
	0	1	2	3	4	Total
9. Problemas sexuales: menos ganas de tener sexo, menos frecuencia en las relaciones sexuales, menos satisfacción sexual						
10. Problemas con la orina: problemas al orinar, orina más veces, urgencia urinaria, se le escapa la orina						
11. Sequedad vaginal: sensación de genitales secos, malestar o ardor en genitales, malestar o dolor con las relaciones sexuales						
Calidad de Vida						

Compromiso: puntaje
Dominio somático > 8
Psicológico > 6
Urogenital > 3

Calidad de vida 12

Fuente: versión chilena, Rev. Chil. Obstet. Ginecol. 71, 2006, 404.

CAPÍTULO 3

MITOS SOBRE LA PERIMENOPAUSIA Y LA MENOPAUSIA

¿Qué te ha pasado últimamente?
¡Guarda un poco de locura para la menopausia!
Woody Allen

La menopausia se ha convertido en un proceso natural que se ha medicalizado. Con eso se quiere decir que a las mujeres se les está diciendo que la menopausia es una deficiencia de hormonas que necesita ser atendida. Sin duda, la menopausia es un periodo de tiempo de estrógeno bajo o deficiente, sin embargo, no necesariamente necesita ser elevado. Por el contrario, las enfermedades que están correlacionadas con esta falta de estrógeno, incluyendo enfermedades del corazón, osteoporosis y la enfermedad de Alzheimer, pueden ser abordadas por otros métodos que consisten simplemente en la ingesta de una pastilla. Algunas de estas alternativas incluirían, además, educar y concientizar a las mujeres más jóvenes, quienes todavía tienen tiempo para desarrollar hábitos saludables, antes de que empiecen los cambios. No todas las mujeres quieren, o pueden, tomar el reemplazo de estrógeno.

La llegada a la menopausia no tiene que ser una experiencia horrible. De hecho, hay evidencia que sugiere que la cultura puede influir en la forma como las mujeres experimentan la menopausia. Síntomas como la sequedad vaginal aparecen con mayor frecuencia entre las mujeres canadienses (85%) que entre las mujeres italianas (65 %). Además, hay una diferencia entre lo que hombres y mujeres reportan en cuanto a los efectos de la menopausia. Los hombres se quejan de los cambios de humor y del dolor vaginal de sus compañeras durante las relaciones sexuales, mientras que las mujeres se quejan de trastornos del sueño y aumento de peso (Minkin *et al.*, 2015). Incluso dentro del mismo país, las mujeres pueden experimentar la menopausia de manera diferente. Las mujeres afrocolombianas son más propensas a padecer malestares cardiacos, dolores musculares y articulares, estados de ánimo depresivos, irritabilidad y ansiedad, en comparación con las mujeres no afrocolombianas; estas últimas son más propensas a reportar problemas de vejiga que las mujeres afrocolombianas (Monterrosa *et al.*, 2008). Y entre todas las mujeres, independientemente de su nacionalidad, quienes tienen expectativas más negativas sobre la menopausia son más propensas a sufrir más síntomas (Ayers *et al.*, 2010).

También es importante reconocer que a medida que envejecemos, todos desarrollamos molestias al movernos, dolores y condiciones de salud que son independientes de un cambio hormonal. A veces es difícil separar qué condiciones pueden estar relacionadas con el envejecimiento y cuáles se deben a la menopausia. ¡No de todo se puede culpar a la falta de estrógeno!

También hay una serie de cambios positivos que pueden llegar con el inicio de la menopausia. Créanlo o no, algunas mujeres reportan que la menopausia fue realmente bienvenida, por la ausencia de periodos. Ya sea que sus periodos fueran pesados o ligeros, predecibles o no, cualquier limitación que haya tenido debido a ellos, estas se acabarán. Ya no tendrá que preocuparse por los tampones o las toallas sanitarias y su actividad ya no se verá interrumpida por el sangrado menstrual. Si usted sufre de síndrome premenstrual, ya no sufrirá el cambio hormonal que creaba altibajos emocionales.

Si ha sufrido de migrañas menstruales, la menopausia puede acabar por completo con su sufrimiento.

El sexo sin preocupaciones de embarazo es otra ventaja. Si usted ha tenido fibromas, con la caída del estrógeno, los fibromas se encogerán. Ahora, no desaparecerán, pero pueden reducir su tamaño lo suficiente como para aliviar algunos síntomas de malestar y presión. Y muchas mujeres pueden experimentar mayor seguridad y confianza en sí mismas. Sin más sangrado menstrual, sin más riesgo de embarazo ni más cambios de humor, muchas mujeres pueden centrarse en ambiciones profesionales y personales.

En este capítulo nos centraremos en algunos de los aspectos de la menopausia que por lo general son incomprendidos. Al proporcionar información precisa, las mujeres estarán más informadas sobre esta etapa de la vida y, en consecuencia, estarán mejor preparadas. De hecho, también pueden aprender que algunas de las cosas que temían acerca de la menopausia simplemente no son ciertas.

CAMBIOS EN LA VISIÓN

Es normal que los ojos de una mujer cambien durante el ciclo menstrual, el embarazo y después de la menopausia. A veces, estos cambios se notan primero como incapacidad para usar lentes de contacto. Desde los 40 años hasta los 65 años, la presbicia suele ocurrir. Conocida comúnmente como hipermetropía, comienza con la dificultad para enfocar objetos cercanos. También se dan otras afecciones de la vista, como el síndrome del ojo seco, el aumento de la producción de lágrimas e hinchazón o enrojecimiento de los ojos.

El *síndrome de ojo seco* es el síntoma más común de la menopausia. Los pacientes, por lo general, se quejarán de una sensación de sequedad, presión, picazón y ardor. Puede haber sensación de un cuerpo extraño en el ojo. Los factores desencadenantes de este síndrome pueden estar relacionados con el clima –ya sea por el viento y la baja humedad–, las enfermedades autoinmunes y los medicamentos. Entre los medicamentos ofensivos más comunes están los diuréticos, los antihistamínicos, el reemplazo hormonal (en especial de estrógeno solo) e incluso medicinas para la presión arterial, como los betabloqueantes. Los analgésicos comunes de venta libre, como el ibuprofeno, pueden provocar sequedad en los ojos. Si hay una razón identificable para los ojos secos, el tratamiento consistirá en suspender ese medicamento, con el consejo de su médico. Sin embargo, con mayor frecuencia, el uso de lágrimas artificiales es eficaz. Existe alguna evidencia de que la ingesta de aceite de pescado ha conducido a una mejoría (Kangari *et al.*, 2013).

Las *cataratas* o la opacidad del lente cristalino del ojo hacen que parezca como si estuviera mirando a través de una ventana con neblina. Las personas que las sufren comienzan a notar dificultad para conducir de noche y pueden ver halos alrededor de las luces. Asimismo, pueden desarrollar sensibilidad a la luz y al brillo de esta. Las cataratas se desarrollan lentamente y son más comunes en mujeres que en hombres. De hecho, las mujeres menopáusicas tienen más probabilidades de desarrollar cataratas que los hombres de la misma edad. Esto ha planteado la posibilidad de que el estrógeno pueda proteger contra cierto tipo de cataratas. Sin embargo, las investigaciones han mostrado resultados contradictorios, en algunos estudios se ha demostrado que el estrógeno reduce el riesgo, en otros no se ha demostrado asociación (Freeman *et al.*, 200; Kanthan *et al.*, 2008).

El *glaucoma* es una afección en la que hay un aumento de la presión en el ojo. Si no se trata, puede dañar irreversiblemente el ojo y causar ceguera. Aunque puede ocurrir a cualquier edad, se presenta con mayor frecuencia entre los adultos mayores. Los síntomas pueden incluir la aparición repentina de dolor ocular, puntos ciegos en su campo de visión o ceguera total. También se pueden ver halos alrededor de luces y se puede presentar un fuerte dolor de cabeza. La edad, y no el género, parece ser el factor de riesgo para desarrollar glaucoma. Si bien se pueden emplear una variedad de medicamentos para controlar la presión en el ojo, si no son efectivos, es posible que se requiera cirugía para disminuirla.

La *degeneración macular* es otra causa importante de ceguera en el mundo. La mácula es un área pequeña en el centro de la retina. La retina se encuentra en la parte posterior del ojo y detecta la luz.

Si bien parece que las mujeres tienden a desarrollar degeneración macular más que los hombres, esto está relacionado con que viven más y no con su sexo o estado menopáusico. La pérdida de visión se da en el centro del campo de visión. Hay dos clases de degeneración macular: seca y húmeda. La degeneración macular seca se presenta cuando la parte del ojo conocida como retina se empieza a deteriorar, mientras que la degeneración macular húmeda es el resultado del crecimiento de vasos sanguíneos con fugas debajo de la retina. Si bien se desconoce con precisión qué causa la degeneración macular, parece ser más común en fumadores, personas con presión arterial alta, obesidad y en que consumen muchas grasas saturadas. También es más común entre los miembros de una misma familia. La terapia para tratarla puede incluir cirugía con láser o terapia fotodinámica. La terapia fotodinámica implica la inyección de un medicamento en el torrente sanguíneo. Ese medicamento se acumula dentro de los vasos sanguíneos con fugas cerca de la mácula del ojo. Cuando esos medicamentos se exponen a la luz, forman coágulos de sangre y sellan los vasos anormales en esa parte del ojo. No parece haber mejora en este aspecto con la terapia con estrógenos, pero se ha demostrado que el uso de antioxidantes, como el zinc, las vitaminas C, D y E, puede disminuir la progresión de la enfermedad (Haan *et al.*, 2006).

PÉRDIDA DE LA AUDICIÓN

Tanto hombres como mujeres sufren pérdida de audición con el envejecimiento. La pérdida de audición es cinco veces más común en los hombres que en las mujeres y empieza, por lo general, en el oído izquierdo. Aproximadamente el 25% de las personas entre 51 y 65 años sufren de pérdida auditiva. Entre los factores que contribuyen a la pérdida están: el tabaquismo, la exposición a ruidos fuertes, la quimioterapia para atacar cánceres ginecológicos y enfermedades cardiacas (Hederstierna, 2009). Existe cierta evidencia de que la disminución de los estrógenos contribuye a la pérdida auditiva, y que incluso las dosis bajas de estrógeno pueden contrarrestarla. Sin embargo, no hay evidencia convincente que vincule la menopausia con la mala audición.

En la actualidad no hay recomendaciones para que se realicen pruebas de audición formales a cualquier edad sin algunos síntomas notables. Curiosamente, hay un cuestionario que pueden realizar los mismos pacientes, que es una forma económica y precisa para detectar la pérdida auditiva (Patterson, 1994).

FUNCIÓN SEXUAL

El interés tanto de hombres como de mujeres por el sexo disminuye con la edad. Se estima que entre un tercio y la mitad de las mujeres premenopáusicas y postmenopáusicas experimentan al menos un problema con el funcionamiento sexual. Esos problemas pueden tener que ver con el deseo, la excitación, el orgasmo o con dolor sexual. Durante la menopausia se producen varios cambios físicos que pueden provocar disfunción sexual. En particular, a medida que los niveles de estrógeno disminuyen, puede producirse sequedad vaginal y estrechamiento de la vagina. Las glándulas vaginales producen menos secreciones y la vagina pierde elasticidad. El clítoris también tiene una reducción de flujo sanguíneo y de la sensibilidad nerviosa.

La menopausia también puede traer sofocos y falta de sueño que provocan fatiga. Y recuerde, la depresión o ansiedad prexistentes o nuevas también pueden generar problemas en su vida sexual. Asimismo, la testosterona disminuye durante la menopausia y puede afectar el deseo sexual. Los niveles de testosterona no predicen la disfunción sexual, ya que algunas mujeres con niveles bajos de testosterona informan que tienen un deseo sexual normal y viceversa.

Tres factores componen el deseo sexual: el impulso, los valores y las expectativas, y la motivación. El impulso se refiere al interés que se tiene en ser sexualmente activo. Este es el componente clave que se merma con la edad. La causa exacta de esta disminución es incierta, pero algunos la han relacionado con la caída de los niveles de testosterona. Las creencias y expectativas de una mujer con respecto a la actividad sexual también desempeñan un papel importante en este aspecto de la sexualidad. Las mujeres que han sido positivas y se sienten cómodas con su propio comportamiento sexual antes de la menopausia tienen más probabilidades de continuar con un nivel saludable de actividad después de que esta sucede. Además, la motivación está influenciada por la clase de relación y el amor que tiene con su pareja. ¿Qué tan dispuesta está a ser sexualmente activa con su cónyuge?

La satisfacción y la felicidad matrimonial están más fuertemente correlacionados con la actividad sexual en sus años de madurez que con cualquier otro aspecto. Un estudio mostró que el funcionamiento sexual estaba más relacionado con la salud, la salud del cónyuge, los problemas psicológicos y el estilo de vida, que con el estado menopáusico (Avis *et al.*, 2000). Otro informe encontró que los sentimientos de las mujeres por sus parejas y las dificultades sexuales experimentadas por sus parejas eran los principales determinantes de la sexualidad de la mujer (Dennerstein *et al.*, 2005).

Si está experimentando un cambio en su vida sexual que le preocupa, es importante que hable con su médico. Solo el 3% de las mujeres iniciará una conversación sobre la disfunción sexual con su médico, pero si se les pregunta a esas mujeres, el 19% mencionará un problema (Rosen *et al.*, 1993). Muchas mujeres se muestran reacias a discutir el tema con su médico, porque el 70 % de ellas piensa que su médico descartará su queja y casi el 80% no cree que haya ninguna solución disponible (Marwick, 1999). En otras palabras, hable de ello, no está sola.

La evaluación debe incluir un historial centrado en la naturaleza exacta del problema. ¿Es dolor? ¿Es falta de deseo? ¿No está logrando el orgasmo? Hay una serie de cuestionarios que la paciente puede realizar para facilitar que el médico se concentre en el problema. Un examen físico buscará signos de salud vulvar y vaginal o atrofia. El análisis de sangre rara vez es útil, a menos que exista la preocupación de que pueda haber un problema médico que contribuya a la disfunción sexual, como diabetes o enfermedad cardiaca. Tampoco es útil medir los niveles de hormonas masculinas, como la testosterona.

Las opciones de tratamiento se centran en la causa aparente de la angustia. Si sufre de dolor durante las relaciones sexuales y no hay lubricación vaginal, los lubricantes de venta libre pueden ayudar. Para casos más graves, el estrógeno vaginal puede funcionar. El ospemifeno es otro medicamento aprobado para el tratamiento del dolor vaginal durante el coito. En algunos casos, puede ser útil la administración de estrógeno oral o mediante un parche. Tenga en cuenta que algunos medicamentos contra la ansiedad, los ISRS, se han asociado con trastornos del interés sexual femenino. En consulta con su médico, si está tomando uno de estos medicamentos, quizá cambiar a Bupropion puede ser una alternativa eficaz (Seagraves *et al.*, 2004).

De igual manera, el uso de testosterona en mujeres menopáusicas ha mostrado tener éxito para tratar el bajo impulso sexual (Vegunta *et al.*, 2020). Para las mujeres que pasan por una menopausia natural o quirúrgica, la testosterona en dosis bajas ha demostrado lograr una mejoría (Wierman *et al.*, 2014). Sin embargo, es importante tener en cuenta que las dosis para las mujeres son significativamente más bajas que las dosis para los hombres con niveles bajos de testosterona. A una mujer con un deseo sexual bajo se le puede ofrecer una prueba de ensayo de testosterona de tres a seis meses. Si no hay mejoría dentro de los seis meses de iniciado el tratamiento, este se debe suspender. Continuar el tratamiento con testosterona durante más de dos años ha sido controversial, porque no existen datos seguros con respecto al manejo a más largo plazo.

Hay una serie de alternativas para mejorar su vida sexual, entre las que se encuentran experimentar con diferentes técnicas sexuales y mejorar su propia salud e imagen corporal. También se ha reportado que un programa de yoga de doce semanas mejora todos los aspectos de una relación sexual (Dhikav *et al.*, 2010). Quizá el factor más importante a considerar sería mejorar la relación con su pareja y su comunicación; esto puede ser algo que puedan resolver juntos o puede que necesite la ayuda de un profesional. Hay terapeutas sexuales capacitados que se especializan, precisamente, en este tipo de dificultades maritales. Busque a alguien que esté capacitado en estos temas, no solo a un psicólogo general.

En cuanto a las mujeres que se sometan a una histerectomía y lo que pueden esperar después de esta con respecto a su vida sexual, los estudios han demostrado que la mayoría de las mujeres que pasan por este procedimiento reportan una mejora en su vida sexual (Peterson *et al.*, 2010). Es cierto que no todas las mujeres experimentan una mejoría, en especial si la histerectomía se realizó por endometriosis. Sin embargo, la mayoría de las mujeres informan que el alivio de la preocupación por el embarazo y por el riesgo de cáncer, la disminución del dolor y el fin del sangrado irregular abundante pueden conducir a un aumento del disfrute y la frecuencia del orgasmo (Rhodes *et al.*, 1999). Además, no parece incidir en este aspecto el método utilizado para la histerectomía, si fue abdominal, laparoscópico o vaginal, pues cada abordaje se correlaciona con resultados similares (Lermann *et al.*, 2013).

Tenga en cuenta que para la mayoría de las personas la actividad sexual es importante y una forma vital de mantener la salud. También le permite compartir una cercanía e intimidad con su pareja que fortalecerá la relación. Teniendo en cuenta la edad promedio de la menopausia –de 53 años– y la esperanza de vida promedio de las mujeres –de 79.8 años– se trata de un largo tiempo para no tener intimidad (Plecher, 2020). Si tiene problemas, hable con su pareja, hable con su médico. Hay opciones de tratamiento disponibles.

En mis conversaciones con algunas de las mujeres cercanas a mi vida, me he podido dar cuenta de que, si no se tiene una relación de pareja sólida, es más probable que las relaciones sexuales se vean más como un deber o un compromiso que como una forma de compenetrarte con tu pareja y disfrutar de lo que la sexualidad te pueda brindar. Lo que puede ocurrir si empiezas a experimentar cambios vaginales durante la menopausia y tienes problemas de pareja, es que esta se va convertir en una buena excusa para no tener relaciones sexuales, pero no es la menopausia en sí la causante, sino, más bien, tu falta de deseo sexual, por el hecho de estar en una relación monótona, lo cual puede arruinar el vínculo con tu pareja y terminar convirtiéndose en una especie de relación de hermanos. Muchas veces, simplemente nos concentramos demasiado en nuestros hijos, nuestro trabajo o como sea que se llame eso a lo que le damos más prioridad, y no sacamos tiempo para nuestra pareja, de esta forma perderemos interés en la sexualidad. Durante esta época de la menopausia, como Mark nos dice, podemos tener problemas vaginales que causen que la relación sexual sea un poco más difícil. Pero la base o los cimientos de tu relación con tu pareja son esenciales para resolver todo lo que llegue. Busca soluciones para no renunciar a tu vida sexual. Este aspecto de la relación de pareja es muy lindo, hace que nos sintamos amadas, deseadas y sexys. Además, reafirma los sentimientos que tienes hacia tu pareja. Dialoga con tu compañero, y si no encuentran soluciones, consulta con tu doctor, para que te refiera a algún especialista. Recuerda, no estás sola y este es un problema que tiene solución.

FUNCIÓN CEREBRAL

A medida que todos envejecemos, la agudeza mental y la memoria disminuyen. Ejemplos de olvidos normales durante el envejecimiento son: no recordar qué día es, perder cosas de vez en cuando, no acordarse de una palabra para usar en una oración ocasionalmente o bloquearse en la respuesta cuando alguien hace una pregunta. Cuando estos problemas se vuelven graves o persistentes, puede ser un signo de una afección más importante que el paso de los años. Según la Organización Mundial de la Salud (OMS), aproximadamente el 20 % de los adultos mayores de sesenta años sufrirán algún trastorno mental. Y en este grupo de edad, los trastornos mentales más comunes son la demencia y la depresión, que ocurren en cerca del 5% y el 7% de las personas, respectivamente (Organización Mundial de la Salud, 2017).

La dificultad para concentrarse y los problemas de memoria a corto plazo son frecuentes al comienzo de la menopausia (Sullivan, 2001); también puede existir una relación entre los problemas de memoria y los sofocos (Maki *et al.*, 2008). En términos generales, la disminución de la memoria parece no estar relacionada con la menopausia y es más atribuible al envejecimiento. Hay algunos datos controversiales que sugieren que durante la transición menopáusica la memoria puede empeorar, pero una vez que se ingresa a la menopausia, las habilidades de memoria son similares a las que existían antes de la transición (Greendale *et al.*, 2009). Se ha observado que, a medida que los niveles de estrógeno caen durante la transición a la menopausia, comienza una inflamación en el cerebro. Esta inflamación hace que el cerebro se vuelva más vulnerable a los depósitos de proteínas anormales y al deterioro cognitivo, además, altera el metabolismo cerebral (Mishra y Brinton, 2018). Si bien estas observaciones pueden sugerir que existe una relación, aún no se han comprobado. Dada la falta de existencia de datos concluyentes y la complejidad de las causas precisas de la demencia, es imposible determinar el papel que desempeña la menopausia en el deterioro cognitivo.

La demencia es un término que describe la pérdida de la memoria o el lenguaje, la disminución de la capacidad para resolver problemas y otras funciones intelectuales que son lo suficientemente graves como para interferir con la vida diaria. En este caso, la persona tiene problemas para pensar, aprender nuevas tareas y recordar. La demencia no es una enfermedad específica, sino un deterioro de al menos dos funciones cerebrales. La demencia es causada por el daño de las células del cerebro y los síntomas exactos están relacionados con las partes del cerebro que se vean afectadas. Y aunque es más común entre las mujeres, también es cierto que las mujeres viven más que los hombres. Si bien entre el 50% y el 70% de los casos de demencia se deben a la enfermedad de Alzheimer, la demencia también puede ser el resultado de enfermedades vasculares, accidentes cerebrovasculares, depresión, enfermedad de Parkinson, el uso crónico de drogas y el VIH.

La enfermedad de Alzheimer es la forma más común de demencia. El Alzheimer empeora con el tiempo y afecta la memoria, el lenguaje y el pensamiento. La causa exacta de esta enfermedad sigue siendo desconocida y actualmente no hay cura disponible. Exámenes realizados al cerebro de personas con enfermedad de Alzheimer revelan la presencia de placas microscópicas y nudos que interrumpen las conexiones entre las células nerviosas. La única forma definitiva de diagnosticar la verdadera enfermedad de Alzheimer es después de la muerte, al realizar un examen microscópico del cerebro.

No hay un tratamiento claro para los problemas de falta de memoria y pensamiento. Los buenos hábitos saludables generales, como no fumar, hacer ejercicio, consumir alcohol con moderación, ser mentalmente activo y el consumo dietético de ácidos grasos omega-3, pueden disminuir las posibilidades de desarrollar demencia. Además, el control de la presión arterial alta, de la diabetes y del colesterol parece tener algún beneficio. Por su parte, el uso de estrógenos no parece prevenir ni tratar la enfermedad de Alzheimer (Moyer et al., 2013; Henderson, 2014); los ensayos para reemplazar el estrógeno con la esperanza de prevenir o tratar la enfermedad de Alzheimer han tenido resultados mixtos. El reemplazo hormonal indicado antes de la menopausia o durante los cinco años posteriores a la menopausia puede tener algún beneficio, mientras que su uso en mujeres de sesenta y cinco años o más parece duplicar el riesgo de desarrollar la enfermedad de Alzheimer (Schumaker et al., 2003). Una entrada repentina a la menopausia, como sucede después de una quimioterapia o una histerectomía se ha correlacionado con una breve disminución de la memoria durante el periodo posoperatorio inmediato (Avis et al., 2001). No hay evidencia concluyente que sugiera que comenzar a tomar estrógeno durante este periodo mejorará la memoria (Phillips et al., 1992).

Además, no existe una correlación clara entre el inicio de una menopausia natural y la disminución de la función cognitiva.

Mala memoria: en mi caso empecé a perder las llaves o a olvidarme de cosas que iba a hacer. También es más difícil recordar nombres o detalles de ciertos asuntos. En verdad esto es algo a lo que debemos prestar especial cuidado y saber diferenciar cuándo estos lapsos en la memoria ocurren por distracción o porque cargamos demasiada información y cuándo se deben en verdad a una falla de nuestro cerebro.

De pronto hemos tenido la oportunidad de haber visto a algún familiar que tuvo la enfermedad de Alzheimer o demencia cuando estos episodios o lapsos nos ocurren, esto nos aterroriza y caemos en un estado de pánico. En mi caso, mis dos abuelas tuvieron diferentes tipos de demencia, y al proyectarme y mirar hacia el futuro y pensar que eso podría pasarme algún día, no les voy a negar que me da mucha tristeza y miedo. Ver a dos personas que siempre habían tenido una vitalidad excepcional pasar sus días sentadas, con sus miradas totalmente perdidas, fue algo muy triste. No quedaba nada de las dos mujeres que habían sido.

Pero ahora, teniendo el conocimiento que tengo, estoy tranquila, ya que poseo las herramientas necesarias para preparar mejor mi cuerpo y mi mente (cerebro), infortunadamente mis abuelas no contaron con dichas herramientas para prepararse, como lo podemos hacer ahora nosotras. En el capítulo 8 les mencionaremos la dieta mediterránea, basada en grasas buenas, y les mencionaremos ejercicios que ayudan a mantener la mente activa y sana. También hablaremos de la práctica de actividades que ejercitan tu cerebro, en mi caso leo mucho en dos idiomas. Por desgracia estamos influenciadas por las creencias y mitos sobre la menopausia, la mejor forma de abordarla es educarnos al respecto y así poder romper con todos estos mitos y disfrutar estos años de nuestras vidas como un proceso natural de nuestros cuerpos y evitar estar tan prevenidas.

Referencias

Avis, N. E. *et al.* (2000). Is There an Association between Menopause Status and Sexual Functioning? *Menopause 7* (5), 297-309.

Avis, N. E. *et al.* (2001). Is There a Menopausal Syndrome? Menopausal Status and Symptoms Across Racial/Ethnic Groups. *Soc. Sci. Med. 52* (3), 345-356.

Ayers, B. *et al.* (2010). The Impact of Attitudes Towards the Menopause on Women's Symptom Experience: A Systematic Review. *Maturitas 65* (1), 28-36.

Dennerstein, L. *et al.* (2005). Sexuality. *Am. J. Med. 118* (suplemento 12B), 59-63.

Dhikav, V. *et al.* (2010). Yoga in Female Sexual Functions. *J. Sex. Med. 7* (2), 964-970.

Freeman, E. E. *et al.* (2001). Hormone Replacement Therapy and Lens Opacities: The Salisbury Eye Evaluation Project. *Arch. Ophthalmology 119* (11), 1687-1692.

Greendale, G. A. *et al.* (2009). Effects of the Menopause Transition and Hormone Use on Cognitive Performance in Midlife Women. *Neurology 72*(21),1850-1857.

Haan, M. N. *et al.* (2006). Hormone Therapy and Age-Related Macular Degeneration. Arch. Ophthalmology 124 (7), 988-992.

Hederstierna, C. (2009). The Menopause Triggers Hearing Decline in Healthy Women. *Hear Res. 259*(1-2), 31-35.

Henderson, V. W. (2014). Alzheimer's Disease: Review of Hormone Therapy Trials and Implications for Treatment and Prevention after Menopause. *J. Steroid Biochem. Mol. Biol.* (142C), 99-106.

Kangari, H. et al. (2013). Short Term Consumption of Oral Omega-3 and Dry Eye Syndrome. *Ophthalmology 120*(11), 2191-2196.

Kanthan, G. L. et al. (2008). Ten-Year Incidence of Age-Related Cataract and Cataract Surgery in an Older Australian Population: The Blue Mountains Eye Study. *Ophthalmology 115*(5), 808-814.

Lermann, J. et al. (2013). Comparison of Prevalence of Hypoactive Sexual Desire Disorder (Hsdd) in Women after 5 Different Hysterectomy Procedures. *Eur. J. Obstet. Gynecol. Reprod. Biol. 167*(2), 210-214.

Maki, PM, et al. (2008). Objective Hot Flashes Are Negatively Related to Verbal Memory Performance in Midlife Women. *Menopause 15*(5), 848-856.

Marwick, C. (1999). Survey Says Patients Expect Little Physician Help on Sex. *JAMA 281*(23), 2173-2174.

Minkin, M. J. et al. (2015). Prevalence of Postmenopausal Symptoms in North America and Europe. *Menopause 22*(11), 1231-1238.

Mishra, A. y Brinton, R. D. (2018). Inflammation. Bridging Age, Menopause and Apoee4 Genotype to Alzheimer's Disease. *Front Aging Neurosci.* (10), 312.

Monterrosa, A. et al. (2008). Increased Menopausal Symptoms among Afro-Colombian Women as Assessed with the Menopausal Rating Scale. *Maturitas 59* (2), 182-190.

Moyer, V. A. *et al.* (2013). US Preventive Service Task Force. Menopausal Hormonal Therapy for the Primary Prevention of Chronic Conditions: US Preventive Services Task Force Recommendation Statement. *Ann. Intern. Med. 158* (1), 47-54.

Organización Mundial de la Salud. *Mental Health of Older Adults*. Organización Mundial de la Salud, https://t.ly/qRVZ.

Patterson C. (1994). Prevention of Hearing Impairment and Disability in The Elderly. En R. Goldbloom (ed.), *The Canadian Guide to Clinical Preventive Health Care. Canadian Task Force on the Periodic Health Examination*. Canada Communication Group, 1994.

Peterson, Z. D. *et al.* (2010). Sexual Functioning Following Elective Hysterectomy: The Role of Surgical and Psychosocial Variables. *J. of Sex Research 47*(6), 513-527.

Phillips, S. M. *et al.* (1992). Effects of Estrogen on Memory Function in Surgically Menopausal Women. *Psychoneuroendocrinology 17*(5), 485-495.

Plecher, H. (octubre de 2020). *Life Expectancy at Birth in Colombia 2018, by Gender*. https:// t.ly/URzE.

Rhodes, J. C. *et al.* (1999). Hysterectomy and Sexual Functioning. JAMA (282), 1934-1941.

Rosen, R. C. et al. (1993). Prevalence of Sexual Dysfunction in Women: Results of a Survey Study of 329 Women in an Outpatient Gynecologic Clinic. *J. Sex Marital Ther. 19* (3):171-188.

Schumaker, S. A. *et al.* (2003). Estrogen Plus Progestin and the Incidence of Dementia and Mild Cognitive Impairment in Postmenopausal Women. The Women's Health Initiative Memory Study: A Randomized Controlled Trial. *JAMA 289* (20), 2651-2662.

Seagraves, R. T. *et al.* (2004). Bupropion Sustained Release for the Treatment of Hypoactive Sexual Desire Disorder in Premenopausal Women. *J. Clin. Psychopharmacol. 24* (3), 339-342.

Sullivan, M. E. (2001). Midlife Women's Attributions about Perceived Memory Changes: Observations from the Seattle Midlife Women's Health Study. J. *Womens Health Gend. Based Med. 10*(4), 351-362.

Vegunta, S. *et al.* (2020). Androgen Therapy in Women. *J. Women's Health 29* (1), 57-64.

Wierman, M. E. *et al.* (2014). Androgen Therapy in Women. A Reappraisal: An Endocrine Society Clinical Practice Guide- line. *JCEM 99* (10), 3489-3510.

CAPÍTULO 4

SÍNDROME DE OVARIO POLIQUÍSTICO

Entonces ¿me estás diciendo que no solo tendré que afeitar mi cara, sino que también tendré problemas de sobrepeso y fertilidad? Increíble.

Hace casi cien años se reconoció la asociación entre la obesidad, los periodos irregulares y el crecimiento excesivo de vello (Stein, 1935). Los ovarios de las mujeres estudiadas estaban agrandados, contenían casi el doble de folículos inactivos o quistes pequeños y estaban rodeados por una cápsula casi un 50 % más gruesa que la de los ovarios normales; dentro de esos ovarios agrandados había islas de células, que eran la fuente del exceso de hormonas masculinas, que a su vez causaban la falta de ovulación (y, por lo tanto, periodos irregulares), el crecimiento de vello en diferentes partes del cuerpo, la pérdida de cabello, el acné y la piel grasa. Debido a todos los pequeños folículos observados en los ovarios, la afección se denominó síndrome de ovario poliquístico o SOP.

La causa precisa del SOP es desconocida; sin embargo, se sabe que el SOP se debe a una condición de anovulación que ha estado presente por largo tiempo o a la falta de liberación de óvulos. Cualquier condición que crea una falta persistente de ovulación puede conducir a sufrir del SOP. El SOP se describe como un conjunto de síntomas, entre los que se encuentran: ciclos irregulares o ausentes, evidencia de exceso de hormonas masculinas, obesidad (por lo general), infertilidad y ovarios de apariencia quística. Imagíneselo de esta manera, diagnosticar a alguien con SOP es muy similar a cuando se lleva el auto al mecánico porque no arranca. Así como hay muchas causas diferentes que pueden hacer que su automóvil no funcione, también hay muchas causas que pueden conducir al SOP. Su mecánico no va a pensar que exista una causa única que impida que su auto funcione, asimismo, su médico no va a pensar en una sola causa del SOP, ya que puede ser el resultado de otras condiciones.

El síndrome de ovario poliquístico afecta del 4% al 6% de las mujeres en edad reproductiva (March et al., 2010). Además, del 35% al 60% de las mujeres con SOP son obesas; el riesgo de desarrollar SOP se incrementa a medida que aumenta el peso. Y con el soP viene una variedad de problemas de azúcar en la sangre. Entre el 50% y el 75% de las mujeres tendrán resistencia a la insulina, el 35 % presentará intolerancia a la glucosa y entre el 7% y el 10% cumplirá los criterios para el diagnóstico de la diabetes tipo 2 (Pasquali et al., 2013). Sin embargo, si se examinan a todas las mujeres con resistencia a la insulina, solo alrededor del 15% tendrá SOP. Por lo tanto, los altos niveles de insulina y la resistencia a la insulina no son las causas principales de SOP (Dunaif *et al.*, 1989), y aunque tenga una de estas condiciones, no necesariamente va a tener SOP.

SÍNTOMAS

Los síntomas comunes de las pacientes con SOP incluyen: periodos irregulares o ausentes; acné; crecimiento de vello en la cara, pecho, espalda y glúteos; aumento de peso, y posible adelgazamiento o pérdida de cabello. Las quejas generalmente comienzan en la pubertad, pero pueden aparecer a los veinte y treinta años. Si bien no existe un vínculo genético claro, las mujeres que tienen hermanas o madres que sufren de diabetes tipo 2 o de SOP tienen entre un 20% y un 40 % más de probabilidades de ser diagnosticadas con SOP (Kahsar-Miller *et al.*, 2001).

Los periodos irregulares o ausentes causan patrones de sangrado caótico. La hemorragia puede ser leve y de una duración impredecible o puede ser intensa y durar semanas. El patrón de sangrado es el resultado de la falta de liberación mensual de óvulos del ovario. Debido a que no hay un aumento y disminución regular de las hormonas, para comenzar y detener un periodo, se produce un patrón de sangrado anormal durante el mes. Además, debido a que no hay una liberación mensual de un óvulo, las mujeres también se quejan de infertilidad. De hecho, del 70% al 80% de las mujeres con SOP sufren de infertilidad (Azziz *et al.*, 2004). Las pacientes con SOP no solo tienen dificultades para concebir, sino que también se enfrentan a una variedad de complicaciones obstétricas, como parto prematuro, diabetes gestacional y preclamsia (Boomsma *et al.*, 2006). Las mujeres con SOP que frecuentemente van a controles no parecen sufrir abortos espontáneos con mayor frecuencia que otros grupos de pacientes infértiles (Rai *et al.*, 2000).

No está claro si las mujeres con SOP tienen un mayor riesgo de enfermedad cardiovascular, sin embargo, muchos de los factores de riesgo se presentan temprano en la vida de estas pacientes y es importante que se asesoren para que sigan un plan para bajar de peso, hacer ejercicio y abandonar el tabaco, si es el caso. Hasta el 70% de las pacientes con SOP tienen niveles bajos de HDL (colesterol "bueno"), niveles altos de LDL (colesterol "malo") y niveles altos de triglicéridos (Wild *et al.*, 2010).

Debido a la menstruación irregular, las pacientes con SOP también tienen más probabilidades de desarrollar cáncer del revestimiento del útero (Barry *et al.*, 2014), de hecho, tienen una probabilidad de dos a tres veces mayor, debido a los factores de riesgo conocidos que conducen a padecer cáncer de endometrio, entre los cuales están la obesidad, la diabetes mellitus y el sangrado uterino anormal (Haoula *et al.*, 2012). Todas las mujeres con SOP y antecedentes de hemorragia anormal inexplicable deben realizarse pruebas de detección de cáncer del revestimiento uterino.

Crecimiento de vello

El crecimiento no deseado del vello puede ser angustiante en cualquier etapa de la vida de la mujer. El vello facial, el vello de los brazos, de las piernas, del abdomen o del pecho comúnmente llevan a las mujeres a probar variedades de remedios. El crecimiento del vello, o hirsutismo, afecta del 5% al 15% de las mujeres. Si bien hay una serie de afecciones raras que pueden causar crecimiento anormal del vello, la mayoría de las veces, en mujeres premenopáusicas, la causa es el SOP. En estos casos, el exceso de vello se relaciona con una sobreproducción de hormonas masculinas o andrógenos, como la testosterona, lo que hace, además, que el vello facial sea más grueso y crezca en áreas como el mentón, encima del labio superior y las mejillas, pues estas áreas son altamente sensibles a la influencia de las hormonas masculinas. Cerca del 70% de las mujeres con SOP reportan problemas de exceso de vello (Grigorescu *et al.*, 2016).

A medida que las mujeres se acercan y entran en la menopausia, disminuyen los niveles de estrógenos y de hormonas masculinas; sin embargo, las hormonas masculinas no disminuyen en la misma proporción que el estrógeno y, por lo tanto, esas hormonas comienzan a ser más predominantes. Las mujeres menopáusicas pueden desarrollar vellos faciales finos y suaves o pelusa de durazno. Un solo vello oscuro grueso al azar puede crecer rápidamente. Estos tipos de crecimiento del vello por lo general comienzan antes de la menopausia. Cada vez que se encuentra un crecimiento inusual de vello, se realiza una evaluación preliminar que incluye un examen físico y un análisis de sangre de los niveles hormonales. Las pruebas hormonales sirven para determinar si existe otra causa del crecimiento del vello, que no esté relacionada con el SOP o la menopausia. Una vez que se han descartado otras causas, se comienza con el tratamiento.

El vello se puede eliminar directamente depilándolo con depilador, con cera o afeitándolo. Es un error común pensar que afeitarse el vello hará que crezca más rápido, más grueso u oscuro. El afeitado tiende a ser el enfoque más suave, ya que la depilación con cera o con depilador pueden causar una infección en los folículos pilosos conocida como foliculitis. Las cremas para remover el vello o la electrolisis pueden llegar a tener buenos resultados, pero también suelen causar irritación local de la piel y, a veces, dejar cicatrices y despigmentar la piel (Richards y Meharg, 1995). Asimismo, puede emplearse el láser, pero este se asocia con frecuencia a cicatrices, despigmentación y quemaduras en la piel. El láser tiende a ser más útil en áreas grandes de crecimiento de vello, en comparación con la electrolisis.

Una crema facial tópica, el clorhidrato de eflornitina, puede ayudar con el vello facial no deseado. La crema se aplica dos veces al día en el área afectada de la cara. Esta interfiere con una enzima de la piel que crea una forma muy potente de hormona masculina.

Si bien los anticonceptivos orales son útiles para controlar el crecimiento del vello en mujeres jóvenes con SOP, la terapia hormonal para mujeres menopáusicas solo retrasará el problema del crecimiento del vello. La terapia hormonal para la menopausia tampoco hará que los pelos gruesos y oscuros pasen a ser más suaves y finos, los cuales son menos visibles. Es importante recordar que el uso de hormonas para tratar el crecimiento del vello, ya sean anticonceptivos o reemplazo hormonal, puede tardar hasta seis meses en mostrar algún resultado.

Y, por supuesto, cuanto peores son los síntomas, menos dramático es el éxito cosmético. Si una paciente con SOP tiene que afeitarse diariamente para controlar su vello facial, los anticonceptivos orales solo harán que disminuya la frecuencia con la cual debe afeitarse, a una o dos veces por semana. No es probable que se dé una ausencia total del vello no deseado.

Si se busca un enfoque más natural, algunas personas han

recomendado beber té de menta verde (spearmint) dos veces al día. Hay estudios sobre este té que indican que reduce los niveles de hormonas masculinas y retrasa el crecimiento del vello (Grant, 2010). Además, una dieta baja en carbohidratos, particularmente eliminando el pan blanco, también puede ser exitosa, debido a que este es un alimento con un alto índice glucémico, que tiende a elevar el azúcar en la sangre, lo que a su vez elevará los niveles de insulina. El índice glicémico es una escala de 0 a 100, que intenta clasificar los alimentos según cómo elevan el azúcar en la sangre dos horas después de comerlos; por ejemplo, los huevos tienen un índice glucémico de 0, mientras que la glucosa (azúcar) pura tiene un valor de 100. Los niveles elevados de insulina hacen que los andrógenos u hormonas masculinas trabajen más duro y cuanto más duro trabajan los andrógenos más vello suele crecer.

Resistencia a la insulina

La insulina es una proteína producida por el páncreas que ayuda a órganos como el hígado, a los músculos y las grasas a absorber la glucosa (azúcar) del torrente sanguíneo. Una vez absorbida, la glucosa se convierte en energía que emplean los órganos para su funcionamiento.

La resistencia a la insulina es una condición en la que el cuerpo comienza a ignorar o a resistir las señales de insulina para absorber la glucosa; en respuesta, el páncreas produce más y más insulina para mantener los niveles de azúcar en la sangre normales. Después de años de trabajo excesivo, el páncreas se vuelve incapaz de producir suficiente insulina y esto puede conducir a padecer de diabetes tipo 2. La diabetes tipo 2 es una afección en la que el páncreas puede producir insulina, pero no la suficiente, lo cual genera que los niveles de azúcar en la sangre aumenten.

Cerca de una de cada tres personas sufre de resistencia a la insulina. Esta no solo aumenta el riesgo de padecer diabetes tipo 2, sino que también aumenta el riesgo de accidente cerebrovascular, cáncer y ataques cardiacos (Meigs, 2003).

El envejecimiento, el origen étnico y la genética desempeñan un papel importante en el desarrollo de la resistencia a la insulina. Sin embargo, muchos hábitos también contribuyen a su desarrollo, como el sobrepeso, la falta de ejercicio y sueño, el tabaquismo y el exceso de grasa abdominal (McAuley y Mann, 2006).

Una de las señales de la resistencia a la insulina puede ser tener una cintura grande. En las mujeres una cintura de más de 89 centímetros, y en los hombres, de más de 102 centímetros, implica un factor de riesgo. También pueden presentarse áreas oscuras en la piel en la parte de atrás del cuello, la ingle y las axilas. Esta condición se conoce como acantosis nigricans y a menudo se confunde con suciedad o manchas causadas por el sol.

También existe una relación entre la resistencia a la insulina y la disminución de la memoria, como la enfermedad de Alzheimer (Ferreira et al., 2018). La inflamación crónica de bajo grado (véase el capítulo 8 para más detalles) puede crear resistencia a la insulina en el cerebro.

El metabolismo adecuado de la insulina desempeña un papel importante en la protección de la función normal de las neuronas o células del cerebro, y también en los procesos cognitivos (pensamiento).

La resistencia a la insulina, además, contribuye a problemas de peso. A medida que aumentan los niveles de insulina es más fácil aumentar de peso y se hace más difícil perderlo. A medida que aumenta el peso, los niveles de insulina aumentan aún más, y así el ciclo continúa.

Figura 2. El ciclo vicioso entre la insulina y el aumento de peso

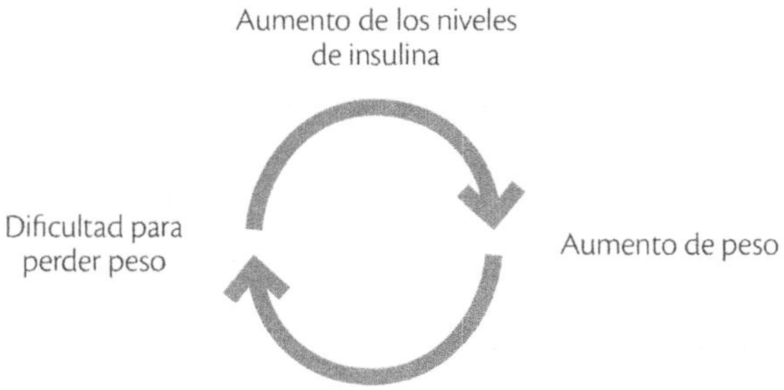

Fuente: elaboración propia.

No todas las grasas aumentan los riesgos de resistencia a la insulina. La grasa subcutánea (que está bajo la piel) en realidad ayuda a prevenir la diabetes, mientras que la grasa depositada alrededor del hígado y dentro del abdomen sí favorecen la resistencia a la insulina (McLaughlin *et al.*, 2011). La razón de esta observación no está clara. Esto también puede explicar la alta prevalencia de resistencia a la insulina y diabetes tipo 2 entre las poblaciones étnicas que tienen un IMC relativamente bajo, pero que tienen cinturas o proporciones grandes de cintura a cadera, lo que sugiere más depósitos de grasa visceral, o interna (Nakagami *et al.*, 2003).

Una paciente que me visitó para hablar sobre sus problemas de aumento de peso y ciclos menstruales irregulares es un gran ejemplo de la influencia que puede tener la resistencia a la insulina en las mujeres con ovarios poliquísticos. Esta mujer tenía 27 años, nunca antes había estado embarazada y sus periodos venían cada tres a cuatro meses y duraban más de siete días. Había notado un crecimiento de vello en la cara y la barbilla, problema que estaba empeorando, pero que pensó que era "normal". Estaba particularmente preocupada por su lento pero constante aumento de peso durante los últimos cinco años. Insistió en que su dieta y hábitos de ejercicio no habían cambiado, pero su peso había aumentado de 65.7 kg a 90.7 kg. Le habían recetado metformina en el pasado, pero no pudo tolerarla debido al dolor abdominal y la diarrea.

Además de su aumento de peso, era notable el cabello oscuro y áspero en su rostro y mentón, junto con acné y piel oscurecida en la nuca (acantosis nigricans). Una ecografía confirmó la presencia de ovarios poliquísticos. Le expliqué el papel que desempeñaba el peso en el ciclo del síndrome de ovario poliquístico y le pedí que siguiera una dieta de 1200 calorías por día, hiciera ejercicio durante treinta minutos al día, cinco veces a la semana. También le receté 4 g de inositol al día, porque no podía tolerar la metformina.

La volví a ver seis semanas después, estaba tolerando bien el inositol y había perdido 4.5 kg. Ella notó una disminución lenta del crecimiento de su vello facial y su acné también disminuyó. ¡Y había tenido su periodo! Programamos una nueva consulta pasados tres meses, y llamó a los dos meses: estaba embarazada. Ella y su esposo estaban encantados, ya que habían tratado de concebir durante más de tres años. Mediante el uso del inositol, su cambio de dieta y el comienzo de una rutina de ejercicios, pudo perder peso y comenzar a ovular. Este caso ilustra la importancia de detectar el SOP, sugerir cambios en el estilo de vida y ofrecer la medicación correcta para abordar la resistencia a la insulina.

DIAGNÓSTICO

El diagnóstico del SOP es esencialmente un diagnóstico de exclusión. Recuerde: hay otras condiciones que pueden parecerse al SOP y deben descartarse. El análisis de sangre por lo general incluye revisar el nivel de testosterona (para descartar un tumor ovárico), un DHEA-S (para descartar un tumor suprarrenal) y un panel tiroideo, así como revisar el nivel de prolactina (hormona involucrada en la producción de leche). Además, se puede obtener un análisis de sangre para medir la 17-hidroxiprogesterona y determinar si la glándula suprarrenal está funcionando de manera eficiente para producir hormonas. Esa afección, la hiperplasia suprarrenal congénita no clásica, es más común en ciertos grupos étnicos, incluidos los hispanos, los italianos y los judíos askenazis.

El método aceptado más reciente para diagnosticar el SOP es el criterio de Rotterdam, que requiere dos de las siguientes tres condiciones:

- Ciclos menstruales irregulares o ausentes.
- Evidencia de exceso de hormonas masculinas (ya sea en el examen físico o por análisis de sangre).
- Ovarios con apariencia de SOP por ultrasonido, que incluye al menos un ovario que tiene doce o más folículos que miden

menos de un centímetro, o un volumen-tamaño aumentado del ovario de más de 10 cm3.

También es importante identificar cualquier otra condición metabólica como colesterol alto y azúcar en la sangre o anormalidades de insulina. Se puede realizar un perfil lipídico para determinar los niveles de colesterol total, LDL, HDL y triglicéridos; se puede hacer una prueba de desafío de glucosa de dos horas, la cual revelará si hay resistencia a la insulina o diabetes. No se recomienda hacer un nivel de insulina ya que no es un método confiable para evaluar la resistencia a la insulina.

TRATAMIENTO

El tratamiento del síndrome de ovario poliquístico depende, en gran medida, de la preocupación inmediata de la paciente. Si la paciente está interesada en tratar sus ciclos menstruales irregulares, el crecimiento del vello facial y el aumento de peso, modificar el estilo de vida es el primer paso. Comenzar a hacer ejercicio y establecer hábitos de alimentación razonables, enfocados en perder peso, puede revertir el círculo hormonal vicioso del SOP. No es necesario perder todo el peso para lograr un IMC normal; perder solo del 5% al 10% del peso corporal puede ser suficiente para reanudar los ciclos regulares.

Si los cambios en el estilo de vida, por sí solos, no son suficientes para corregir los síntomas del síndrome de ovario poliquístico, se puede considerar la metformina. Se trata de un sensibilizador de la insulina que le permite al cuerpo utilizar la insulina de manera más eficiente. Además, entre el 60% y el 80% de las personas que comienzan a tomar metformina también pierden peso. Infortunadamente, no todo el mundo puede tolerar la metformina debido a molestias gastrointestinales. En esos casos, he descubierto que tiene una buena tolerancia el uso de Inositol o Myo-inositol con resultados similares.

Para lograr ciclos menstruales regulares, las pacientes pueden considerar tomar anticonceptivos orales. La ventaja de la píldora anticonceptiva es que restaurará los ciclos menstruales regulares, impedirá embarazos no planificados y puede ayudar a disminuir el crecimiento problemático del vello. Si la paciente está interesada en concebir, se puede considerar la modificación del estilo de vida y posiblemente empezar a tomar metformina. Si ambas cosas no logran restaurar los ciclos menstruales regulares, se pueden usar medicamentos orales como el citrato de clomifeno o el letrozol para inducir la ovulación. Como es de esperarse, alrededor del 15% de las mujeres no responderán al citrato de clomifeno o al letrozol y deben considerar medicamentos inyectables para estimular directamente los ovarios. Esos medicamentos inyectables deben ser recetados solo por médicos cuya capacitación incluya su uso, debido a los riesgos de embarazos múltiples de alto orden (trillizos o más) y ya que puede desencadenar síndrome de hiperestimulación ovárica (SHO). El SHO se presenta en cerca del 1% de las mujeres que usan medicamentos inyectables para la fertilidad y puede provocar un agrandamiento significativo de los ovarios, líquido en el abdomen y los pulmones, disminución de la función renal y coágulos de sangre.

OVARIOS POLIQUÍSTICOS DESPUÉS DE LA MENOPAUSIA

Puede parecer extraño incluir una discusión sobre el SOP en un libro dedicado a la perimenopausia y la menopausia. Después de todo, parte del diagnóstico del SOP implica el momento de la liberación de los óvulos y, cuando llega la menopausia, los óvulos se van. Por lo tanto, tendría sentido que, si una mujer ya no tiene óvulos y no va a tener su periodo, entonces el SOP debería desaparecer. A medida que una mujer envejece, sus ovarios comienzan a encogerse y la cantidad de folículos que tiene también disminuye, lo que elimina uno de los criterios de diagnóstico de Rotterdam. Además, la producción de hormonas masculinas también disminuye y ya no se puede medir en un rango tal que satisfaga la definición del SOP.

Las mujeres que sufren de SOP entran a la menopausia de dos a cuatro años más tarde que las mujeres que no padecen de SOP. Si bien la razón exacta de esta observación es incierta, puede estar relacionada con niveles más altos de hormonas masculinas, presentes en el SOP o con los niveles más altos de hormona antimülleriana (HAM), condiciones que pueden proteger la liberación de óvulos.

Sin embargo, las mujeres que han sido diagnosticadas con SOP deben prestar especial atención a su salud en los años que siguen a la menopausia. Los estudios han demostrado que muchas de las condiciones del SOP pueden extenderse a la menopausia, incluyendo la intolerancia a la glucosa y la inflamación crónica (Puurunen *et al.*, 2011). Además, la resistencia a la insulina empeora en mujeres con obesidad que sufren de SOP a medida que envejecen (Livadas *et al.*, 2014). Curiosamente, aunque las mujeres con SOP tienen un mayor riesgo de sufrir ciertas afecciones que deberían predisponerlas a enfermedades cardiovasculares, como presión arterial alta, perfil lipídico malo, obesidad y diabetes, no parece haber un mayor riesgo de mortalidad o morbilidad (enfermedades asociadas) por enfermedades cardiovasculares. En otras palabras, los ataques cardiacos, derrames cerebrales o muerte por enfermedad cardiaca no parecen ser mayores entre las mujeres con SOP posmenopáusicas que aquellas sin SOP (Schmidt *et al.*, 2011).

En consecuencia, las mujeres que han sido diagnosticadas con SOP deben prestar atención al ejercicio y a los hábitos de alimentación; se debe evitar el aumento de peso, ya que eso solo puede empeorar las condiciones, como la resistencia a la insulina y la diabetes. Se debe mantener una atención cuidadosa a los perfiles de lípidos, porque, con la caída del estrógeno durante la menopausia, los niveles de colesterol adquieren un patrón más "masculino" y pueden predisponer a enfermedades cardiovasculares. Solo recuerde, la llegada de la menopausia no borra su historial de SOP o sus riesgos para la salud.

Referencias

Azziz, R. *et al.* (2004). The Prevalence and Features of the Polycystic Ovary Syndrome in an Unselected Population. *JCEM 89* (6), 2745-2749.

Barry, J. A. *et al.* (2014). Risk of Endometrial, Ovarian and Breast Cancer in Women with Polycystic Ovary Syndrome: A Systematic Review and Meta-Analysis. Hum. Reprod. *Update 20*(5), 748-758.

Boomsma, C. M. **et al.** (2006). A Meta-Analysis of Pregnancy Outcomes in Women with Polycystic Ovary Syndrome. Hum. Reprod. *Update 12* (6), 673-683.

Dunaif, A. *et al.* (1989). Profound Peripheral Insulin Resistance, Independent of Obesity, in Polycystic Ovary Syndrome. *Diabetes 38*, 1165-1174.

Ferreira, L. S. *et al.* (2018). Insulin Resistance and Alzheimer's Disease. *Front Neurosci. 12*, 830.

Grant, P. (2010). Spearmint Herbal Tea Has Significant Anti-Androgen Effects in Polycystic Ovarian Syndrome: A Randomized Controlled Trial. *Phytother Res. 24* (2), 186-188.

Haoula, Z. *et al.* (2012). Evaluating the Association Between Endometrial Cancer and Polycystic Ovary Syndrome. Hum. *Re prod. 27*, 1327-1331.

Kahsar-Miller, M. D. *et al.* (2001). Prevalence of Polycystic Ovary Syndrome (PCOs) in First Degree Relatives of Patients with PCOs. *Fertil Steril. 75*, 53-58.

Livadas, S. *et al.* (2014). Diverse Impacts of Aging on Insulin Resistance in Lean and Obese Women with Polycystic Ovary Syndrome: Evidence from 1345 Women with the Syndrome. Eur. *J. Endocrinol. 171*, 301-309.

March, W. A. *et al.* (2010). The Prevalence of Polycystic Ovary Syndrome in a Community Sample Assessed Under Contracting Diagnostic

Criteria. *Hum. Reprod. 11*, 544-551.

McAuley, K. y Mann, J. (2006). Thematic Review Series: Patient-Oriented Research: Nutritional Determinants of Insulin Resistance. *Journal of Lipid Research. 47*(8), 1668-1676.

McLaughlin, T. *et al.* (2011). Preferential Fat Deposition in Subcutaneous versus Visceral Depots Is Associated with Insulin Sensitivity *J. Clin. Endocrinol. Metab. 96*, E1756-E1760.

Meigs, J. B. (2003). Epidemiology of the Insulin Resistance Syndrome. *Curr. Diab. Rep. 3*(1), 73-79.

Nakagami, T. *et al.* (2003). Age, Body Mass Index and Type 2 Diabetes-Associations Modified by Ethnicity. *Diabetologia 46*, 1063-1070.

Pasquali, R. *et al.* (2013). Glucose Intolerance States in Women with the Polycystic Ovary Syndrome. *J. Endocrinol. Invest. 36*, 648-653.

Puurunen, J. *et al.* (2011). Unfavorable Hormonal, Metabolic, and Inflammatory Alterations Persist after Menopause in Women with PCOS. *J. Clin. Endocrinol. Metab. 96*, 1827-1834.

Rai, R. *et al.* (2000). Polycystic Ovaries and Recurrent Miscarriage: A Reappraisal. *Hum. Reprod. 15*, 612-615.

Richards, R. N. y Meharg, G. E. (1995). Electrolysis: Observations From 13 Years and 140,000 Hours of Experience. *J. Am. Acad. Dermatol. 33*(4), 662-666.

Schmidt, J. *et al.* (2011). Cardiovascular Disease and Risk Factors in PCOS Women of Postmenopausal Age: A 21-Year Controlled Follow-Up Study. *J. Clin. Endocrinol. Metab. 96*, 3794-3803.

Stein, I. F. y Levanthal, M. L. (1935). Amenorrhea Associated with Bilateral Polycystic Ovaries. *Am. J. Obstet. Gynecol. 29*, 181-191.

Wild, R. A. *et al.* (2010). Assessment of Cardiovascular Risk and Prevention of Cardiovascular Disease in Women with Polycystic Ovary Syndrome: A Consensus Statement by the Androgen Excess and Polycystic Ovary Syndrome Society. *J. Clin. Endocri nol. Metab. 95*, 2038-2049.

CAPÍTULO 5

LA FERTILIDAD Y LA EDAD

Entonces Abraham se postró sobre su rostro, y se rio, y dijo en su corazón: ¿A un hombre de cien años le nacerá un hijo? ¿Y Sara, ya de noventa años, ha de concebir?
Génesis 17, 17

Si bien la mayoría de las mujeres que llegan a los cuarenta o cincuenta años han terminado de tener hijos y han completado sus familias, se ha vuelto más común ver a este grupo de mujeres mayores en las oficinas de fertilidad investigando sus posibilidades de concebir. Recién casadas o vueltas a casar, una muerte reciente de un hijo, cuando todos los hijos se han ido de casa para comenzar sus propias familias, o simplemente por el deseo de agrandar su familia existente, son algunas de las razones más comunes por las cuales estas pacientes vienen a mi consultorio. El número de mujeres mayores de cuarenta años tratadas por infertilidad ha aumentado diez veces en los últimos años (Kmietowicz, 2007). En 1991, el 9.1% de las mujeres que se presentaron para recibir tratamientos de fertilidad tenían entre cuarenta y cuarenta y cinco años. En 2006, este número aumentó al 15% (Ferraretti *et al.*, 2017). El conocimiento de las mujeres sobre la disminución de la fertilidad relacionada con la edad es sorprendentemente bajo. En un estudio que encuestó a mujeres que asistían a una clínica de obstetricia-ginecología con edades comprendidas entre los 18 y los 67 años, solo el 30.5% sabía que la fertilidad comienza a disminuir a los treinta y cinco años.

Si bien la conciencia sobre el impacto de la edad en la fertilidad fue mayor al 80% entre las mujeres mayores encuestadas, los resultados ilustran claramente que muchas mujeres desconocen que la edad desempeña un papel muy crítico en la fertilidad (Deatsman *et al.*, 2016). De hecho, muchas mujeres creen que la salud y el estado físico en general son mejores predictores de fertilidad que la edad (Daniluk *et al.*, 2012).

Según los Guinness Records, la mujer con más edad que ha concebido y dado a luz a un hijo espontáneamente fue Dawn Brooke del Reino Unido en 1997 a la edad de 59 años (Guinness World Records). Erramatti Mangayamma concibió y dio a luz a gemelas a la edad de 74 años, mediante fertilización *in vitro*. Las circunstancias que rodean la concepción de esta paciente son vagas, porque, aunque los informes indican que ella concibió por medio de fertilización *in vitro*, no se menciona directamente si se usaron sus propios óvulos o los óvulos de una donante.

A medida que las mujeres envejecen, el número y la calidad de los óvulos que contienen sus ovarios disminuye. Como se mencionó en el capítulo 1, una mujer nace con un número determinado de óvulos, que agotará cuando llegue a la menopausia. La fertilidad en las mujeres comienza a disminuir después de los 32 años y cae bruscamente después de los 37 (Faddy *et al.*, 1992). Hay una disminución constante de la fertilidad con la edad y, en la mayoría de las mujeres las concepciones después de los 42 años son inusuales. Además, no solo se vuelve más difícil concebir a medida que una mujer envejece, sino que el riesgo de aborto espontáneo y anormalidades genéticas aumenta con el tiempo. En otras palabras, no solo es más difícil para una mujer quedar embarazada a medida que envejece, sino que el riesgo de tener un aborto espontáneo o un bebé con un defecto congénito es más alto.

Figura 3. Edad, porcentajes de fertilidad y tasas de aborto espontaneo

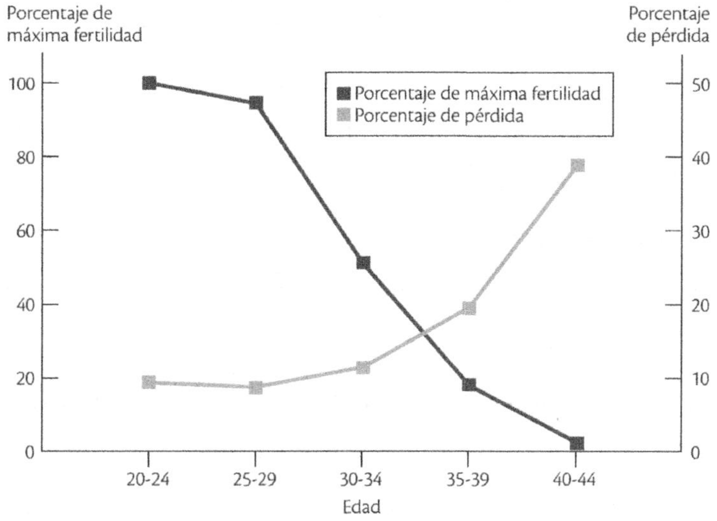

Fuente: www.medscape.com

La infertilidad no se define hasta después de que una pareja ha tenido relaciones sexuales sin protección durante un año. Si la mujer tiene 35 años o más, el tiempo de espera cambia a seis meses. El esperar por menos tiempo en pacientes mayores se debe a que se sabe que es más difícil concebir a medida que se envejece. Además, si ya sabe que tendrá problemas para concebir, debe buscar tratamiento incluso antes. Si tiene antecedentes de infertilidad, sus periodos son irregulares, ha tenido cirugías de útero u ovarios en el pasado, tiene endometriosis, ha tenido una infección pélvica o enfermedad de transmisión sexual, o si ha recibido tratamiento previo para cáncer, debe realizarse un chequeo antes. ¡El tiempo no es su amigo!

Otro factor importante a considerar es la edad de su pareja. Por lo general, una mujer mayor tiene una pareja mayor. La creencia común es que los hombres son fértiles hasta el día de su muerte y, si bien es cierto que los hombres continúan produciendo esperma durante toda su vida, los hombres mayores tardan más en impregnar a sus cónyuges que los hombres más jóvenes. En un periodo de un año, los hombres mayores de cuarenta años tienen un 30% menos de probabilidades de engendrar que los hombres menores de treinta años, incluso cuando la pareja es joven (Ford *et al.*, 2000). Además, la disfunción eréctil aumenta debido a una serie de problemas médicos en los hombres a medida que envejecen. Asimismo, mientras los hombres continúan produciendo esperma a medida que envejecen, la calidad de este disminuye. La concentración del esperma no disminuye de manera predecible, pero la motilidad de los espermatozoides disminuye con la edad, bajando hasta un 0.8% anual (Sloter *et al.*, 2006). La forma del esperma también empeora con el tiempo, cayendo casi un 1 % anual. Y debido a que es más probable que el ADN contenido en el esperma de los hombres mayores se dañe y fragmente, existe un mayor riesgo de defectos de nacimiento, abortos espontáneos y mutaciones genéticas (Harris *et al.*, 2011).

Para la mujer que quiere intentar quedar embarazada, particularmente en el grupo de mayor edad, es una buena idea buscar asesoramiento previo al embarazo con el ginecólogo. Una vez esté segura de su intención de tratar de concebir, debe buscar estar lo más saludable posible. El identificar los riesgos o hábitos de salud, los medicamentos que no deben consumirse durante el embarazo, si las vacunas están actualizadas, todo esto aumentará la probabilidad de tener un embarazo sin complicaciones.

Se debe realizar una revisión de los medicamentos actuales, tanto los recetados como los de venta libre, junto con cualquier suplemento a base de hierbas. Se recomienda la dosis más baja posible de cada medicamento y no se debe suspender ningún medicamento sin supervisión médica. Es importante el control del azúcar en la sangre en las diabéticas. Una HbA1C < 6.5% es deseable para reducir el riesgo de defectos congénitos. El hipo o hipertiroidismo debe estar bien controlado, asegurándose de que el nivel de tirotropina sea normal. La presión arterial alta y los trastornos del estado de ánimo deben tratarse con medicamentos amigables para el embarazo.

Es importante revisar también los medicamentos de la pareja. En particular, a medida que los hombres envejecen es más probable que usen testosterona para restaurar su resistencia juvenil, pero la testosterona se ha asociado con la disminución de los conteos de esperma y la infertilidad en los hombres (Samplaski *et al.*, 2014). Por lo general, los efectos son reversibles una vez que se detiene el consumo de la hormona, pero el tiempo requerido para que el esperma se recupere depende de la dosis y el tiempo que el hombre haya estado usando el medicamento. Cuanto mayor haya sido la dosis y cuanto más tiempo se haya tomado, más tardará en volver a como estaba antes de empezar a tomar el medicamento.

Las vacunas deben estar actualizadas, incluyendo las de

sarampión, paperas, rubéola, hepatitis B, varicela y tétanos; difteria y tosferina. Las vacunas anuales contra la influenza son importantes, ya sea que planee quedar embarazada, esté embarazada o haya dado a luz recientemente. El momento de la inmunización es importante, pues algunas vacunas son seguras durante el embarazo y algunas deben administrarse antes de este.

Sobre el uso de sustancias también debe buscar asesorías. El consumo de tabaco, alcohol, drogas y opioides recetados puede causar complicaciones durante el embarazo. El embarazo parece ser una gran motivación para que las mujeres dejen de fumar. De hecho, el 46% de las fumadoras dejan de fumar antes o durante el embarazo (Colman y Joyce, 2003). Es importante documentar el consumo de alcohol y las pacientes deben tener en cuenta que no hay una cantidad o tipo de alcohol seguro para consumir durante el embarazo. Entre el 2% y el 5% de las mujeres embarazadas, aproximadamente, consumen marihuana durante el embarazo. Muchas personas confunden la tendencia reciente a legalizar el uso de la marihuana con un respaldo o garantía de su seguridad. El consumo de marihuana puede ser tan dañino como el consumo de tabaco en el embarazo, se debe alentar a las pacientes a que dejen de usarla (American College of Obstetricians and Gynecologists, 2017).

También es importante evaluar el estado nutricional de la mujer antes de que intente concebir. Las frutas y verduras se convierten en una parte aún más importante de la dieta. El ácido fólico es un suplemento importante. La dosis promedio recomendada es de 400 mg diarios. Entre las vitaminas prenatales que se sugieren generalmente se incluye esa cantidad de ácido fólico. El consumo moderado de cafeína (menos de 200 mg al día) no se considera dañino durante el embarazo. Una taza de café típica de 8 onzas contiene 95 mg de cafeína. Se debe evitar comer pescado con alto contenido de mercurio (pez espada, atún ahí, atún ojo grande y tiburón) y la cantidad total de pescado a la semana debe limitarse a 6 onzas. Asimismo, deben evitarse los alimentos que probablemente contengan listeria, una bacteria asociada con el parto prematuro y la infección. En particular, el queso sin procesar no se debe consumir.

Las pacientes también deben tratar de alcanzar un peso corporal normal. Las complicaciones durante el embarazo son mayores entre las mujeres que están por encima o por debajo de su peso ideal. Sin embargo, las luchas de por vida con el peso no deberían posponer indefinidamente el embarazo cuando el tiempo es esencial. Debido a que concebir es más difícil a mayor edad, retrasar la concepción para alcanzar un peso ideal puede no ser práctico.

El ejercicio también se recomienda al tratar de quedar embarazada y, una vez embarazada, se sugiere realizar ejercicio moderado, el cual se define con la capacidad de mantener una conversación cómodamente mientras se realiza el ejercicio. Hacer ejercicio treinta minutos diarios durante cinco días a la semana es óptimo (American College of Obstetricians and Gynecologists, 2015).

PRUEBAS

Hay una variedad de pruebas que su médico puede ordenar, según su propio caso particular y edad. Estas pruebas son especialmente importantes si es mayor y no puede perder tiempo. Las dos primeras pruebas se utilizan para determinar el número y la calidad de los óvulos.

Ciclo día 3 FSH

El análisis de la hormona foliculoestimulante o FSH es un análisis de sangre que se realiza el tercer día del ciclo menstrual de una mujer. Al comienzo del ciclo menstrual, los niveles de estrógeno son bajos. El cerebro siente esto y libera FSH para estimular los ovarios y producir óvulos. Luego, a medida que crecen los óvulos, los ovarios liberan estrógenos, que envían señales al cerebro para que dejen de liberar FSH.

Si los ovarios tienen pocos óvulos, o la calidad de los óvulos es pobre, el cerebro sigue liberando más y más FSH hasta que se obtiene una respuesta. Cuanto mayor sea la FSH, más tercos son los óvulos y los ovarios. Los niveles de FSH por debajo de 10 uUI/mL se consideran óptimos para la concepción. Los valores más altos sugieren que se necesitarán más medicamentos para estimular los ovarios y que la tasa de embarazo por FIV son más bajas.

Hormona antimülleriana

La hormona antimülleriana o HAM es una proteína producida por las células dentro del ovario. Los óvulos están contenidos dentro de los folículos. Los folículos están rodeados por células que producen HAM. Cuantos más óvulos tenga, más folículos posee; cuantos más folículos, más células rodean esos folículos y, por lo tanto, más HAM produce. Los niveles de HAM superiores a 1.01 ng/mL se consideran buenos y sugieren un alto número de óvulos. Esto también se asocia con mayores posibilidades de concebir.

Histerosalpingografía

La histerosalpingografía o HSG es una prueba de rayos X en la que se inyecta un medio de contraste a través del cuello uterino y dentro del útero. Se toman radiografías a medida que el tinte viaja hacia el útero y por las trompas de Falopio. Esta prueba se considera uno de los exámenes estándar para confirmar que sus trompas de Falopio están abiertas. Ciertamente, si una o ambas trompas de Falopio están bloqueadas, las posibilidades de concepción se reducen significativamente. Pasar meses de tratamiento de fertilidad mientras las trompas de Falopio están bloqueadas sería una pérdida de tiempo. Esos bloqueos deben abordarse antes del tratamiento.

Análisis de semen

El examen de los espermatozoides es tan importante para la evaluación de la fertilidad como las pruebas para la mujer. La infertilidad masculina es únicamente responsable de la dificultad de una pareja para concebir en, aproximadamente, el 25% de los casos y se presenta como un factor contribuyente en el 40%. Se le pide al hombre que produzca una muestra en un recipiente estéril después de dos a siete días de abstinencia. El espécimen se examina luego de una hora de producción. Si hay un factor masculino presente, tratar a la esposa será poco beneficioso y potencialmente se perderá un tiempo valioso.

Pruebas más extensas incluyen muestras hormonales, cirugía exploratoria y pruebas masculinas más detalladas y se realizan teniendo en cuenta el historial de la pareja o los resultados de los exámenes anteriores. La clave es ser proactivo y no retrasar el proceso. Una pareja debe tener una conversación seria y decidir qué tan comprometidos están para tener un hijo. Esperar que *suceda* es una mala estrategia, en particular, dada la disminución de la fertilidad de una mujer con la edad. Es importante que hable con su pareja y su médico y lleguen a un acuerdo para lograr su objetivo. Después de los cuarenta años el tiempo es oro.

TRATAMIENTO

Recuerde, el principal determinante para quedar embarazada es la edad de la mujer, esto es porque la edad es lo que influye en la calidad del óvulo. Independientemente de las pruebas y niveles de FSH y HAM, su edad determina la calidad de su óvulo. No se alcanza a imaginar cuántas mujeres entre cuarenta y cincuenta años vienen a mi consultorio y piensan que tienen los óvulos de una joven de veinte años debido a su bajo nivel de FSH. No, no tienen los óvulos de una mujer de veinte años, tienen los óvulos de una mujer de cuarenta o cincuenta años. El tratamiento para la fertilidad puede tomar dos caminos amplios: el método de superovulación (SOI), con inseminación intrauterina (IIU) o sin ella, y fertilización *in vitro* (FIV).

Para el SOI, la mujer debe tomar una variedad de medicamentos diferentes (citrato de clomifeno, letrozol, gonadotropinas inyectables) con el fin de ovular múltiples óvulos. Por medio de análisis de sangre y sonogramas es posible determinar cuándo serán liberados esos óvulos, así se le puede indicar a la paciente cuándo tener relaciones sexuales o una IIU. Una iIu se realiza tomando el esperma del esposo, tratándolo y luego colocándolo en el útero con un catéter fino. La idea es hacer que la mujer produzca varios óvulos, saber cuándo se van a liberar y tener espermatozoides disponibles; cuantos más óvulos, más posibilidades de alcanzar el objetivo deseado.

Inseminación artificial (IIU): es el procedimiento mediante el cual se inyecta una muestra limpia del espermatozoide del esposo en el útero en el momento de la ovulación.

Fertilización invitro (FIV): la fecundación in vitro es el procedimiento mediante el cual se extraen los óvulos de la mujer fuera de los ovarios, se colocan en un plato de laboratorio y se mezclan con el espermatozoide del esposo. Luego, el óvulo se fertiliza y se convierte en embrión, se pone en el útero de tres a cinco días después.

Para la FIV, a la mujer se le administran medicamentos inyectables de forma rutinaria y se monitorea mediante análisis de sangre y ultrasonido. Después de aproximadamente diez días de medicación, la paciente se dirige al centro de FIV, donde se le administra una sedación intravenosa, y los óvulos se recuperan, con una aguja que atraviesa la parte de atrás de la vagina y usando un ultrasonido-sonograma como guía, dentro de los ovarios. Los óvulos se colocan en un plato de Petri o plato de laboratorio y se mezclan con los espermatozoides. Esto se deja en el laboratorio para que los espermatozoides fertilicen el óvulo y se forme un embrión, que es transferido al útero de la mujer, de tres a cinco días después. Los embriones extras se conservan a unas temperaturas bajas y son crio preservados para utilizarse en un futuro, si la paciente así lo desea.

Si bien ambos enfoques intentan mejorar las posibilidades al aumentar el número de óvulos y embriones, ninguno de ellos puede mejorar la *calidad del óvulo*. Por eso, aunque se cree que la FIV es la opción de tratamiento más fuerte, las tasas de embarazo disminuyen con la edad de una mujer. El informe más reciente de la Sociedad de Tecnología de Reproducción Asistida muestra exactamente esa tendencia para 2014.

Entonces, ¿cómo pueden concebir por medio de FIV las mujeres que están entre los 45 y los 50 años? La respuesta es: por medio de la recepción de óvulos donados. Eso quiere decir que una mujer más joven dona sus óvulos, después de someterse a un FIV de recuperación (*retrieval*), esta es una aspiración por ecografía transvaginal de los óvulos. Esos óvulos luego se llevan al laboratorio para que sean fertilizados con el espermatozoide del esposo de la mujer mayor (receptora), a quien se le inyectarán o transferirán los embriones. La transferencia de embriones se realiza en la mujer mayor. ¡Debido a la calidad del óvulo de la mujer más joven, esa receptora de cincuenta años ahora tiene la taza de fertilidad de la donante de 22 años! La figura 5 ilustra cuán diferentes son las tasas de embarazo cuando una mujer mayor usa sus propios óvulos o los óvulos de una donante más joven. Como se puede ver, el uso de óvulos de donantes hace que las tasas de embarazo sean constantes en todo el rango de edad de veinte a cuarenta años y más.

Figura 4. Porcentajes de ciclos de tecnología de reproducción asistida, que resultaron en embarazos, nacimientos de un solo bebé y recién nacidos vivos de acuerdo con la edad de la mujer, 2014

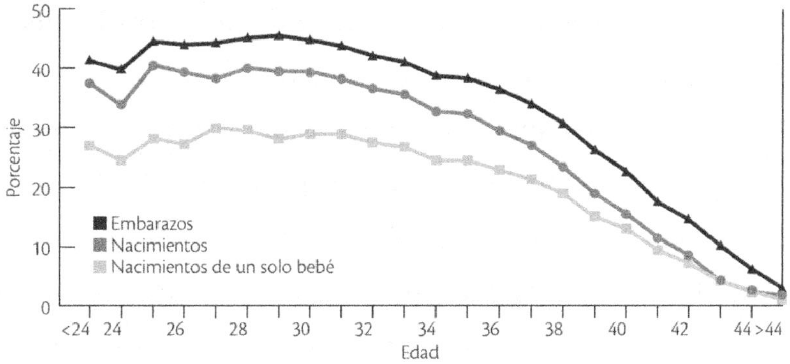

Fuente: www.sart.org

Figura 5. Porcentajes de transferencia usando embriones frescos de donante o no donante de óvulos, que resultaron en recién nacidos, de acuerdo con la edad de la mujer, 2012

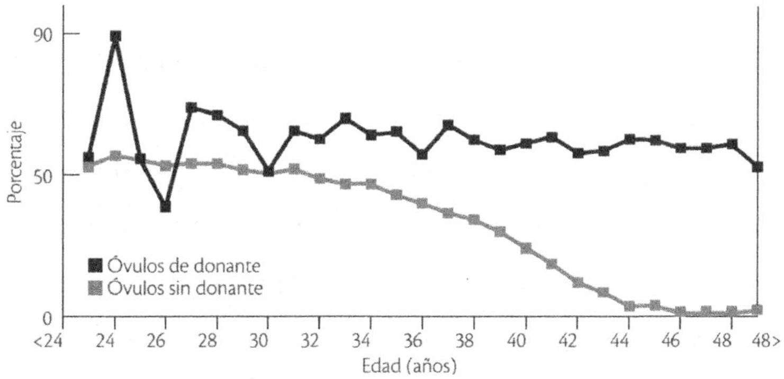

Fuente: www.cdc.org

Sin embargo, el uso de donantes de óvulos no siempre será adecuado para todas las parejas. Puede haber preocupaciones financieras, éticas y legales que impidan que una paciente considere utilizar una donante de óvulos. Sin embargo, es la herramienta más poderosa que tenemos para la fertilidad en la población mayor.

CONCLUSIÓN

A medida que una mujer envejece, la calidad de sus óvulos disminuye. Esa calidad es la mayor influencia en sus posibilidades de quedar embarazada. Y aunque no es imposible que la paciente mayor pueda concebir espontáneamente, las posibilidades no están a su favor. Si planea tener un hijo más adelante en la vida, no debe posponerlo. Busque evaluación y tratamiento rápidamente. Incluso si consulta a su médico para recopilar información sobre sus posibilidades, no estará obligada a comenzar ningún tratamiento, sin embargo, debe tener en cuenta cuáles son sus opciones y cuáles son las expectativas de éxito.

> Quiero compartirles nuestra batalla con la fertilidad como les prometimos en la introducción. Aunque yo tenía 34 años, por el solo hecho de estar cerca a los cuarenta años y por los problemas de irregularidad con mi periodo que había padecido toda la vida, no tenía todo a mi favor para concebir fácilmente. Aunque nosotros no habíamos estado tratando de concebir por seis meses o un año como Mark aconseja en este capítulo, no queríamos perder tiempo, ya que nuestro plan era tener tres hijos antes de que yo llegara

a los cuarenta años; sabíamos que cuanta más edad tuviera yo, no solo iba a ser más difícil quedar embarazada, sino que iba a ser más riesgoso.

Tomamos medicinas por siete meses, de septiembre a abril, empezamos con un tratamiento de inseminaciones artificiales, para el cual utilizamos pastillas de Clomid®, para ayudarme a ovular y a regular mi ciclo, ya que con mis periodos irregulares nunca sabíamos cuándo estaba ovulando. Aunque no era el método más eficaz, era la mejor opción para mí, debido al pánico que le tengo a las inyecciones. Cuando este intento falló, Mark incluyó inyecciones de Follistim®, esto lo hicimos por tres meses y también falló. La siguiente opción consistió únicamente en aplicar inyecciones por otros tres meses; al fin quedé en embarazo de mellizos para el mes de mayo. Por ello no tuvimos que contemplar la siguiente opción; es decir, fertilización in vitro. A pesar de tener un embarazo saludable, hubo algunos contratiempos, alrededor de la séptima semana de embarazo tuve un pequeño sangrado uterino, por lo que debí guardar reposo en cama por una semana. Esto fue muy angustiante, pero afortunadamente no pasó nada. Al cabo de las veinte semanas, mi médico me ordenó guardar reposo en cama, debido a que el embarazo de mellizos es considerado de alto riesgo; desde ese momento trabajé desde mi casa, con periodos de descanso. Fue un embarazo un poco incómodo al final, por la presión que los bebés ejercían en mi estómago, debía comer porciones muy pequeñas y así evitar esa sensación de llenura que me hacía creer que me iba a explotar; estar de pie mucho tiempo era una tortura, dormir era imposible, pues no podía acomodarme, si me volteaba para la izquierda o la derecha los bebés no me dejaban y dormir boca arriba era demasiado incómodo.

En este proceso, Mark aprendió a ver las cosas más como paciente que como médico. Ganó un entendimiento más claro de la frustración de las parejas que veía en su consultorio.

También te quiero compartir algo sobre el proceso de utilizar un donante de óvulos, para que sea más fácil de comprender. Me familiaricé con el proceso en la clínica de Mark, cuando trabajaba con el programa de fertilización in vitro con donante de óvulos. Hay dos clases de donantes de óvulos, anónimas y conocidas. La clínica contaba con una lista de donantes anónimas por lo regular, estudiantes de universidad. Cuando estas eran seleccionadas se les daba una compensación por someterse al proceso de donar sus óvulos. Esto incluía completar un formulario exhaustivo con preguntas diversas, desde características físicas hasta enfermedades en la familia, pasatiempos, ocupación entre otros. Además, debían incluir una foto (la cual nos ayudaba a tener una mejor idea de su físico, para describírsela a la receptora, esta foto no se le mostraba a la futura receptora). La intención de este formulario era obtener la mayor información posible acerca de la donante, para así ponerla en una lista general, en la cual se le asignaba una letra, y se creaba un perfil de ella con toda su información. Cuando alguna paciente estaba interesada en utilizar óvulos de una donante, se le enviaba esta información, que se manejaba de forma estricta y confidencial. Una vez que la paciente que se convertiría en receptora de estos óvulos elegía la donante que más compatibilidad tuviera con ella y con su esposo, de acuerdo con sus atributos físicos, la donante se sometía a una serie de exámenes hormonales, si en estos obtenía buenos resultados, se le hacía un análisis de sangre y pruebas genéticas, además de una consulta con una psicóloga especializada en este tema. La siguiente etapa era una consulta con Mark, para revisar los resultados; si después de esto, la donante era apta para continuar, la enfermera encargada coordinaba el ciclo menstrual de cada una (donante y receptora) y así cada una empezaba su ciclo de medicamentos. Después de más o menos diez días, en los que las dos estuvieran inyectándose su medicación, la donante pasaba por un procedimiento para extraer sus óvulos con la guía de un ultrasonido, y el esposo de la destinataria debía llevar su esperma a la clínica para ser mezclado con los óvulos de la donante, los que luego serían fertilizados en el laboratorio, por un tiempo de tres a cinco días, para entonces ser implantados en el útero de la destinataria.

Unos diez días después, la receptora debía ir al laboratorio para realizarse una prueba de embarazo. Y como Mark dijo antes, entonces la receptora, a pesar de su edad, tenía los óvulos de la donante joven y sus posibilidades de lograr un embarazo aumentaban considerablemente. Si la prueba de embarazo salía positiva, la paciente seguía bajo el cuidado de Mark por ocho semanas y luego pasaba a manos de su ginecólogo obstetra, quien cuidaría de ella por el resto del embarazo y atendería el parto. En cuanto a la donante, ella volvería a ver a Mark en una segunda visita, para asegurarse de que todo estaba bien y que recibiría su cheque de compensación. En el caso de utilizar una donante conocida, la receptora la acompañaba, podía ser cialquier persona que ella quisiera, con tal de que no tuviera parentesco con su esposo, ya que esto no es recomendado, debido a los problemas genéticos que puede generar. Y el resto del procedimiento era el mismo que con la donante anónima.

Les mencionamos este proceso porque hay un pequeño porcentaje de mujeres que, debido a las razones que Mark mencionó antes, deciden buscar un embarazo en la edad de la perimenopausia y la menopausia.

Referencias

American College of Obstetricians and Gynecologists. (2015). Physical Activity and Exercise During Pregnancy and the Postpartum Period: Committee Opinion n. ° 650. *Obstet. Gynecol. 126*, 135-142.

American College of Obstetricians and Gynecologists. (2017). Marijuana Use During Pregnancy and Lactation: Committee Opinion n. ° 722. *Obstet. Gynecol. 130*, e205-209.

Colman, G. I. y Joyce, T. (2003). Trends in Smoking Before, During and After Pregnancy in Ten States. Am. J. Prev. Med. 24, 29-35.

Daniluk, J. et al. (2012). Childless Women's Knowledge of Fertility and Assisted Human Reproduction: Identifying the Gaps. *Fertil Steril. 97*, 420-426.

Deatsman, S. *et al.* (2016). Age and Fertility: A Study on Patient Awareness. *JBRA Assist Reprod. 20* (3), 99-106.

Faddy, M. J. *et al.* (1992). Accelerated Disappearance of Ovarian Follicles in Mid-Life: Implications for Forecasting Menopause. *Hum. Reprod. 7*, 1342-1346.

Ferraretti, A. P. *et al.* (2017). Trends Over 15 Years in Art in Europe: An Analysis of 6 Million Cycles. *Hum. Repro. Open.* (2).

Ford, W. C. *et al.* (2000). Increasing Paternal Age Is Associated with Delayed Conception in a Large Population of Fertile Couples: Evidence for Declining Fecundity in Older Men. The ALSPAC Study Team (Avon Longitudinal Study of Pregnancy and Childhood). *Hum. Reprod. 15,* 1703-1708.

Guinness World Records. (1997). Oldest Mother to Conceive Naturally. *Guinness World Records.*

Harris, I. D. *et al.* (2011). Fertility and the Aging Male. *Rev. Urol. 13*(4), e184-e190.

Kmietowicz, Z. (2007). More Women Over 40 Seek Fertility Treatment. *BMJ 334*(7605), 1187.

Samplaski, M. K. *et al.* (2014). Testosterone Use in the Male Infertility Population: Prescribing Patterns and Effects on Semen and Hormonal Parameters. *Fertil Steril. 101*, 64-69.

Sloter, E. *et al.* (2006). Quantitative Effects of Male Age on Sperm Motion. *Hum. Reprod. 21*, 2868-2875.

Sparks, H. (2019). 74-Year-Old Woman Gives Birth to Twins Through IVF. *Report.* NYpost.com.

CAPÍTULO 6

EL PAPEL DE LAS HORMONAS Y LA DEFICIENCIA DE ESTRÓGENO

Es más fácil alinear las estrellas
que a mis hormonas.

El tratamiento hormonal de la menopausia es un concepto relativamente simple. A medida que los ovarios dejan de funcionar, los niveles de estrógeno disminuyen, si se reemplaza el estrógeno, los síntomas de la menopausia disminuyen. ¿Cuántas cosas en nuestras vidas son así de simples? Te quedas sin leche, compras más leche. El tanque de gasolina está vacío, lo llenas de gasolina. El fuego se está apagando, arrojas más leña a la hoguera. Pero, la historia de la prescripción de estrógenos es un tema largo y complicado, que explica la confusión que muchas pacientes tienen con respecto al uso de hormonas. Al destacar algunos de los eventos notables a lo largo del camino, esperamos mostrar cómo el uso de hormonas comenzó como una promesa para una salud duradera y luego pasó a convertirse en un medicamento que suscita preocupación y temor entre muchas mujeres.

En 1899, la compañía farmacéutica estadounidense Merck comenzó a comercializar Ovariin®, un polvo aromatizado, elaborado con ovarios secos de vaca. Una vez más, la noción era reemplazar lo que faltaba y fue eficaz al hacerlo. En 1942, la Administración de Alimentos y Medicamentos aprobó Premarin® como tratamiento para los sofocos. El fármaco se destilaba de la orina de yeguas preñadas (de ahí el nombre Premarin®), contenía una alta concentración de estrógeno y fue bastante eficaz para el tratamiento de los síntomas vasomotores. En 1966, Robert A. Wilson escribió en su libro más vendido, *Feminine Forever*, que, debido a la disminución de los niveles de estrógeno después de la menopausia, los senos y órganos de las mujeres posmenopáusicas se "marchitan". Mientras daba una conferencia y promocionaba su libro, declaró que, si las mujeres reemplazan el estrógeno, "será mucho más agradable vivir con ella y no se volverá aburrida y poco atractiva".

La FDA aprobó al inicio la terapia con estrógenos solo para el manejo de los sofocos, pero no para la prevención de enfermedades. Y en la década de 1980 y principios de los años noventa, hubo algunos estudios que sugirieron que el reemplazo de estrógenos podría prevenir enfermedades cardiacas. Sin embargo, los datos no fueron lo suficientemente convincentes como para que la FDA aprobara el uso de estrógenos para el tratamiento de enfermedades cardiacas. Esto no impidió que los médicos prescribieran estrógenos para una serie de afecciones que no estaban indicadas en la etiqueta. La prescripción no autorizada es una práctica legal por parte de los médicos, quienes pueden utilizar cualquier medicamento en ciertas circunstancias, aún si no ha sido aprobada por la FDA para tal fin. Por ejemplo, el sildenafil (Viagra®) está aprobado por la FDA para el tratamiento de hombres con disfunción eréctil. Existe alguna evidencia de que puede ser eficaz para el tratamiento, no indicado en la etiqueta, del trastorno de la excitación sexual femenina y, en consecuencia, algunos médicos lo prescriben para ello.

Esta prescripción no autorizada por parte de los médicos permitió el uso de estrógeno para tratar muchas afecciones relacionadas con la edad, como depresión, enfermedades y ataques cardiacos, enfermedad de Alzheimer e incluso arrugas. En 1998, el Heart and Estrogen / Progestin Replacement Study (HERS) examinó a un grupo de 2763 mujeres mayores con enfermedades cardiacas y dividió a las mujeres en dos grupos, aquellas tratadas con reemplazo hormonal y aquellas que no habían sido tratadas de esta forma (Grady *et al.*, 1998). La conclusión del estudio reveló que no parecía haber ningún beneficio en la administración de la terapia hormonal para la prevención de enfermedades cardiacas. Los críticos del estudio afirmaron que debido a que solo trataron a mujeres con enfermedades cardiacas, las conclusiones no aplicaban para mujeres sanas. Después de todo, ¿cómo podría el estrógeno ayudar a prevenir enfermedades cardiacas en un grupo de mujeres que ya tenían una enfermedad cardiaca?

Quizá el estudio más famoso (y controvertido) relacionado con el reemplazo hormonal en mujeres es la Iniciativa de Salud de la Mujer (WHI), que fue diseñado para observar los efectos del reemplazo hormonal en mujeres sanas (Rossouw *et al.,* 2002). Específicamente, la investigación fue diseñada para documentar los posibles efectos preventivos de la terapia de reemplazo hormonal en relación con las enfermedades cardiovasculares y las fracturas osteoporóticas. El estudio incluyó a 16608 mujeres y tenía dos partes, una era el tratamiento combinado de estrógeno y progesterona (para aquellas mujeres con útero) y la otra el tratamiento con estrógeno solo (para aquellas mujeres sin útero). En julio de 2002, el estudio se detuvo prematuramente porque los investigadores descubrieron un pequeño aumento de cáncer de mama invasivo, enfermedad coronaria, accidente cerebrovascular y coágulos de sangre en el grupo que tomaba estrógeno y progesterona. En marzo de 2004 se suspendió la parte de la investigación relacionada con tratamiento de estrógeno solo porque los investigadores notaron un aumento de accidentes cerebrovasculares y coágulos de sangre. Para el grupo que solo tomaba estrógeno no hubo cambios significativos con relación al cáncer de mama.

Para poner los resultados del estudio en perspectiva, en la tabla 1 se resume el aumento real de los riesgos y beneficios del uso de estrógenos en combinación con progesterona según el estudio WHI.

Tabla 1. Riesgos y beneficios en la salud por el uso de estrógeno con progesterona

Condición	Número de casos ocurridos por 1000 mujeres	Número de casos ocurridos por 1000 con estrógeno + progesterona	Diferencia de riesgo por 1000 mujeres
Ataque al corazón	3.3	3.9	0.6
Cáncer de seno	3.3	4.1	0.8
Coágulos de sangre	1.7	3.5	1.8
Derrame cerebral	2.4	3.1	0.7
Fractura de cadera	1.6	1.1	0.5 (menos)
Cáncer de colon	1.6	1.0	0.6 (menos)
Fractura vertebral	1.7	1.1	0.6 (menos)

Fuente: elaboración propia a partir de Rossouw *et al.*, 2002.

Y si recopilamos la misma información para las pacientes que recibieron solo estrógeno se observa una tendencia similar (véase la tabla 2).

Tabla 2. Riesgos y beneficios de salud del uso de estrógeno solo

Condición	Número de casos ocurridos naturalmente por 1000 mujeres	Número de casos por 1000 solo con estrógeno	Diferencia de riesgo por 1000 mujeres
Ataque al corazón	5.6	5.3	0.3 (menos)
Cáncer de seno	3.4	2.8	0.6 (menos)
Coágulos de sangre	2.2	3.0	0.8
Derrame cerebral	3.3	4.5	1.2
Fractura de cadera	1.7	1.1	0.6 (menos)
Cáncer de colon	1.6	1.7	0.1
Fractura vertebral	1.7	1.1	0.6 (menos)

Fuente: elaboración propia a partir de Rossouw *et al.*, 2002.

Por lo tanto, al considerar los mayores riesgos o beneficios protectores del estrógeno más la progesterona o del estrógeno solo, es evidente que, en comparación con el riesgo de la población general de desarrollar ciertas afecciones en la salud, las hormonas no parecen tener un impacto importante en la incidencia de las condiciones estudiadas.

Ha habido muchas críticas con respecto al estudio WHI que han puesto en duda la validez de las conclusiones del estudio. La tasa de abandono acumulada entre los participantes fue alta, aproximadamente el 40% en los grupos de hormonas y placebo. Además, alrededor de dos tercios de las mujeres inscritas tenían sesenta años o más y el 2% tenía más de setenta años; la edad promedio de las mujeres inscritas en el estudio fue de 63.2 años. Esto es decididamente una edad más avanzada de la que tienen la mayoría de las mujeres menopáusicas que comienzan a considerar la terapia hormonal. El 36% de quienes participaron en el estudio recibieron tratamiento por hipertensión; pero, recuerde, se suponía que se trataba de mujeres sanas. Y la observación de un aumento en el cáncer de mama debido al consumo de estrógeno más progesterona también es dudosa; los expertos en cáncer suelen creen que los cánceres de mama tardan al menos de siete a diez años en desarrollarse desde el inicio hasta la detección clínica (Kelly, 2000). Esto sugeriría que los cánceres de mama descubiertos durante los cinco años del estudio WHI deben haber estado presentes antes de que el estudio y la TRH comenzaran. Entonces, si bien es posible que el estrógeno pueda ayudar a que el cáncer crezca, no hay evidencia de que sea carcinógeno. Y lo que es más importante, este estudio no abordó ninguno de los posibles beneficios a corto plazo para las mujeres peri menopáusicas o que recién entraron en la menopausia.

En la actualidad, las recomendaciones sobre la administración de estrógeno o estrógeno y progesterona se limitan a proporcionar alivio de los síntomas vasomotores (Stuenkel *et al.*, 2012). Se considera prudente usar la dosis más baja de hormonas durante el periodo de tiempo más corto posible. Y la mayoría de los médicos recetarán dichas hormonas a mujeres sintomáticas que no tengan otras contraindicaciones para su uso, durante cinco años, usando estrógeno combinado con progesterona y de diez a quince años cuando usan solo estrógeno. Al final de ese periodo de prueba, se lleva a cabo una reevaluación de la necesidad del medicamento y, si los beneficios continuos superan los riesgos teóricos, se puede continuar con el uso de las hormonas. El tratamiento debe ser individualizado y es importante conversar detenidamente con su propio médico para comprender si usted es una candidata óptima y segura para el reemplazo de estrógenos.

LA RUTA NATURAL: ENFOQUES NATURALES EN EL MANEJO DE LA MENOPAUSIA

En algunos casos puede que las pacientes no quieran o no puedan considerar enfoques de la medicina más convencional para controlar sus síntomas menopáusicos. Las preocupaciones sobre la ingesta de hormonas recetadas pueden dejar a la paciente sintomática aparentemente sin alternativas. O, quizá, un amigo o familiar ha tenido éxito en el tratamiento de síntomas similares con un enfoque más natural u holístico. En cualquier caso, las opciones no tradicionales o no científicas se están volviendo muy populares, y casi cuatro de cada diez adultas en los Estados Unidos han recurrido a estos remedios (National Center for Complementary and Integrative Health, 2017). Este número es consistente con el uso de enfoques alternativos del 40% de la población de Colombia, según reporta la Organización Mundial de la Salud (1999).

Terapias a base de hierbas

Algunas personas opinan que tomar remedios naturales o herbales es mejor que tomar medicamentos farmacéuticos, porque de alguna manera son más seguros. El argumento se basa en que debido a que son "naturales" es menos probable que tengan efectos secundarios y es más probable que permitan que el cuerpo se sane normalmente, en comparación con el uso de medicamentos recetados. El inconveniente aparece, sin embargo, si se cree que como se pueden comprar sin receta, son seguros y pueden tomarse en grandes cantidades para lograr resultados más rápidos y mejores. Obviamente, si una tableta es buena, ¡cuatro deben ser mejores! ¡No es cierto! Así como con los medicamentos recetados, se deben tomar las mismas precauciones con los remedios herbales, solo se debe tomar la cantidad recomendada.

Si bien en esta sección se discutirá una variedad de terapias naturales utilizadas comúnmente para el manejo de la menopausia, también vale la pena explicar algunas de las reservas que la medicina más convencional tiene con respecto a estas sustancias. En algunos casos, la cantidad de ingredientes está menos concentrada que la que se encuentra en el producto que supuestamente está reemplazando. En otras palabras, si bien puede preferir una fórmula natural de progesterona, aunque se esté tomando la cantidad de tabletas o la cantidad de crema recomendada, es posible que esta aún no proporcione la cantidad necesaria que estaría contenida en la preparación farmacéutica.

Tampoco hay garantía de que los ingredientes hayan sido probados para metales pesados, pesticidas, contaminantes animales u otras sustancias tóxicas. Dependiendo de la región en la que se cultivó la hierba o de la temporada en la que ha sido cosechada, puede haber una variación significativa en el contenido del producto. Además, puede contener otros ingredientes o contaminantes herbales que no están listados en la botella y que pueden disminuir la eficacia del producto o producir efectos secundarios no deseados. De hecho, ha habido preparaciones, tanto falsificadas como deliberadamente mal etiquetadas, provenientes de China, que han causado enfermedades graves (Ko, 2004). Por último, las preparaciones a base de hierbas rara vez cuentan con el respaldo de estudios clínicos sólidos que apoyen su eficacia. Sin embargo, los profesionales que usan suplementos a base de hierbas argumentarán que en tales estudios es imposible identificar el valor de un solo suplemento, porque rara vez se usan solos. Los usuarios explican que las medicinas chinas y las terapias a base de hierbas por lo general se prescriben en combinación, y que seleccionar un componente y esperar un resultado positivo sería imposible. Por lo tanto, los estudios clínicos, en los que se basa la medicina más convencional, simplemente no se pueden realizar en estos casos.

Es necesario apreciar las posibles limitaciones de cualquier tratamiento y entender que cualquier terapia puede tener efectos adversos. Es importante notificar a su médico si está tomando algún suplemento; siempre es preferible que dichos productos estén aprobados y controlados por su médico de cabecera. Recuerde, su médico puede tener algunas razones muy bien fundamentadas por las cuales no le aconseja el uso de terapias herbales en su caso.

–Cohosh negro

El *black cohosh* (cimicifuga racemosa o actaea racemosa) se elabora con los tallos subterráneos de la planta. Los europeos han usado la planta para tratar los síntomas de la menopausia por más de cincuenta años. De hecho, ha sido aprobada por el

Instituto Federal Alemán de Medicamentos y Dispositivos Médicos para tratar molestias menopáusicas, los periodos dolorosos o el síndrome premenstrual. Su mecanismo de acción exacto es incierto, pero algunas de sus propiedades funcionan como los inhibidores selectivos de la recaptación de serotonina (o SSRI), como el citalopram (Celexa®), la paroxetina (Paxil®), la fluoxetina (Prozac®) y la sertralina (Zoloft®) (Hajirahimkhan *et al.*, 2013).

El *cohosh negro* viene en una variedad de preparaciones diferentes, cápsulas, tabletas, líquidos y raíces secas, que se pueden preparar como té. La dosis recomendada para los extractos varía de 40 mg a 80 mg al día. Los estudios han sido inconsistentes en demostrar una disminución de los sofocos cuando se compara con un placebo o el estrógeno. Se ha demostrado que el uso en combinación con la hierba de San Juan es mejor que el placebo para el tratamiento de las molestias de la menopausia, particularmente cuando los sofocos están relacionados con un fuerte componente psicológico (Uebelhack *et al.*, 2006).

Los informes sobre efectos adversos son relativamente poco frecuentes y consisten principalmente en malestar gastrointestinal, náuseas, vómitos, dolor de cabeza y disminución de la frecuencia cardiaca. Han sido motivo de preocupación cincuenta informes de casos que vinculan el uso del cohosh negro con insuficiencia hepática. Existe escepticismo con respecto a esta relación, porque puede haberse debido a contaminantes en los productos o a que la preparación fue hecha de una especie diferente del auténtico cohosh negro (Actaea racemosa) (Mahady *et al.*, 2008).

Debido a que el cohosh negro no es estrogénico, se ha estudiado para aliviar los síntomas vasomotores en mujeres con cáncer de mama a las que se les recetó tamoxifeno. En un estudio de trece mujeres con antecedentes de cáncer de mama y seis que usaban tamoxifeno o raloxifeno, el cohosh negro pareció mejorar el sueño, la fatiga, la sudoración y reducir los sofocos (Pockaj *et al.*, 2004).

Debido a una serie de factores que hacen imposible decir con certeza que el cohosh negro causa daño hepático, probablemente sea seguro comenzar con una dosis de 40 mg a 80 mg. Las pacientes deben evitar dosis más altas y sus médicos deben controlar periódicamente su función hepática.

–Hierba de san Juan

La *hierba de san Juan (Hypericum perforatum*) es una planta con flores que se emplea por sus posibles efectos antidepresivos. Cuando se combina con cohosh negro puede reducir síntomas de la menopausia, como los sofocos. Usada solo no parece tener mucho éxito para el tratamiento de la menopausia. Sus flores y sus hojas están disponibles en tés, tabletas, líquidos y preparaciones tópicas. La dosis habitual es de 300 mg a 600 mg, tres veces al día. Por lo general, entre dos y cuatro semanas podrá observar cualquier tipo de resultado.

En un estudio, las mujeres que habían tomado ya sea placebo o *hierba de san Juan* para los sofocos no mostraron diferencias en cuatro semanas, pero después de ocho semanas de uso hubo una menor incidencia de sofocos en el grupo que usó la hierba de san Juan (Abdali *et al.*, 2010).

Otros estudios han demostrado una mejoría significativa en la calidad del sueño y la calidad de vida después de doce semanas de consumir 300 mg de hierba de san Juan tres veces al día, en comparación con el placebo. De hecho, incluso el tratamiento de los trastornos del estado de ánimo y la ansiedad en mujeres premenopáusicas y posmenopáusicas mostró una mejoría significativa. Además, los efectos adversos se informaron con menos frecuencia al tomar la *hierba de san Juan*, en comparación con los antidepresivos (26.3 % versus 44.7 %) (Linda *et al.*, 2008).

Entre los efectos adversos más frecuentes se encuentran mareos, fatiga, sequedad de boca, insomnio, malestar estomacal, pesadillas y rara vez aumento de la sensibilidad a la luz. De hecho, cuando se combinan con la luz solar, se ha informado que contribuye a la formación de cataratas.

La *hierba de san Juan* también puede disminuir los efectos de medicamentos como alprazolam (Xanax®), barbitúricos, bupropión (Wellbutrin®), ciertos medicamentos para el colesterol (Zocor®), omeprazol (Prilosec®) y warfarin (Coumadin®). También puede causar una acumulación de serotonina cuando se combina con otras medicaciones en su sistema, como con narcóticos, dextromethorphan (supresor de tos), antidepresivos que luego pueden conducir al síndrome de la serotonina, caracterizado por mareos, inquietud y espasmos musculares.

–Dong quai

Dong quai (Angelica sinesis) es una hierba aromática que se usa comúnmente en la medicina china para tratar una variedad de afecciones ginecológicas. Se cree que mejora la circulación y el flujo sanguíneo y, por lo tanto, algunos médicos no recomiendan su uso en mujeres que tienen flujos menstruales largos o abundantes. Además no se recomienda para mujeres con problemas de coagulación o hemofilia.

La investigación no demuestra ninguna mejora en los sofocos cuando se usa sola. Cuando se combina con el astrágalo (Astragalus membranaceus), el dong quai es útil para reducir los sofocos leves, pero no es mejor que el placebo para los sofocos moderados a severos (Haines *et al.*, 2008).

–Aceite de onagra (aceite de primorosa de noche)

La planta es conocida como Oenothera biennis, produce semillas que contienen un aceite rico en ácido glinolénico. Algunos consideran que estos aceites alivian los síntomas de dolor en los senos, disminuye el eccema y reducen los niveles de colesterol. El aceite de primorosa de noche (onagra) también se comercializa para reducir los sofocos. Sin embargo, en comparación con un placebo, no ha demostrado tener mucho éxito en el control de los síntomas vasomotores. (Chenoy *et al.*, 1994).

Los efectos adversos pueden incluir inflamación, formación de coágulos sanguíneos y diarrea. El aceite de onagra también puede provocar convulsiones en los esquizofrénicos que se tratan con antipsicóticos.

–Soja

Los alimentos que contienen soja y suplementos de soja se han estudiado ampliamente como remedios para los síntomas de la menopausia debido a su contenido de fitoestrógenos. Los fitoestrógenos son estrógenos de origen vegetal, aunque todavía no se conoce su mecanismo de acción preciso. Es probable que actúen como moduladores selectivos del receptor de estrógeno (SERM) e influyan en algunos tejidos del cuerpo y no en otros. La correlación entre la ingesta de soja y los síntomas de la menopausia proviene de la observación de que las dietas asiáticas, que generalmente tienen un promedio de entre 40 mg y 80 mg por día de proteína de soja, en comparación con una dieta estadounidense con un promedio de menos de 3 mg al día, pueden explicar por qué las mujeres asiáticas informan o reportan menos síntomas relacionados con la menopausia (Brockie, 1999). Los estudios no han podido determinar de manera concluyente el papel de la soja en el tratamiento de los síntomas de la menopausia, porque los productos, la dosis, la formulación y la duración del uso son diferentes de un estudio a otro. Sin embargo, una amplia revisión del tema ha concluido que los alimentos o extractos de soja no mejoran significativamente los sofocos u otros síntomas de la menopausia (Krebs *et al.*, 2004). Estudios adicionales no han podido demostrar un beneficio de la soja sobre la función cognitiva, los lípidos en la sangre o la densidad mineral ósea (Kreijkamp-Kaspers *et al.*, 2004).

–Trébol rojo (red clover)

El trébol rojo se ha utilizado como complemento para mejorar los espasmos en los intestinos. El trébol rojo contiene ciertas isoflavonas que también se encuentran en la soja. Y son esas isoflavonas las que se cree que le confieren propiedades similares al estrógeno. Se ha demostrado que el trébol rojo en dosis de 57 mg y 82 mg diarios proporciona cierto alivio a los sofocos (Tice *et al.*, 2003).

Al igual que la soja, no ha habido ninguna evidencia que sugiera una mejora en la densidad mineral ósea, los perfiles de lípidos o la cognición entre las usuarias de trébol rojo.

TERAPIA HORMONAL TRADICIONAL

Como se mencionó anteriormente, la terapia hormonal tradicional para la menopausia se enfoca en solucionar la falta de estrógeno de la mujer mayor. La progesterona es la segunda hormona que se combina con el estrógeno en las mujeres que tienen útero. La importancia de proporcionar progesterona a una mujer que tiene útero y está tomando estrógenos es evitar la aparición de cáncer de útero. El estrógeno solo, o también llamado estrógeno sin oposición, puede hacer que el revestimiento del útero se vuelva canceroso sin la protección de la progesterona. Si la paciente no tiene útero, debido a una histerectomía previa, no es necesario tomar progesterona.

Al considerar las preparaciones de estrógeno, es más útil pensar en tres grupos principales. Los estrógenos humanos son aquellos cuya forma biológicamente más activa es el 17 beta-estradiol; los estrógenos no humanos, como los derivados de la orina de yeguas preñadas, y los estrógenos de origen vegetal que se venden sin receta. Si bien existen otras categorías, estas tres son las que se utilizan con más frecuencia para el reemplazo. Además, el estrógeno está disponible en varias preparaciones diferentes. Pueden venir en comprimidos orales, parches transdérmicos, geles o emulsiones tópicas y preparaciones vaginales.

Las progesteronas también están disponibles en varios grupos principales, incluidos las progesteronas bioidénticas o naturales que se modifican químicamente a partir de la progesterona y las progesteronas que se modifican químicamente a partir de la testosterona. La progesterona se encuentra en cremas, lociones, geles, tabletas, supositorios y como dispositivos intrauterinos.

También hay compuestos disponibles que contienen tanto estrógeno como progesterona. Están disponibles en forma de comprimidos o parches.

Los regímenes disponibles para administrar combinaciones de estrógeno y progesterona incluyen *Continuous-Cyclic Sequential y Continuous-Combined.*

El manejo secuencial cíclico continuo de estrógenos y progesterona utiliza estrógeno diariamente y se agrega progesterona de doce a catorce días en cada ciclo. La mayoría de las mujeres encontrarán que es más fácil tomar su progesterona del 1 al 12 de cada mes. El 80% de las mujeres sangrará normalmente cuando se retire la progesterona. No es inusual que pueda comenzar de uno a dos días antes de que termine la progesterona.

El protocolo combinado continuo de estrógeno y progesterona administra tanto estrógeno como progesterona diariamente. A los varios meses de llevar este régimen, el sangrado se detendrá. Esta es la forma de administración más común en Estados Unidos. Ambos métodos de prescripción son igual de efectivos para aliviar los síntomas de la menopausia y proteger el útero de la aparición de cáncer. Si no está tomando progesterona, el estrógeno simplemente se administra a diario sin interrupción. No es necesario suspender el medicamento a menos que su médico se lo indique. Para completar esta discusión, hemos incluido un breve texto sobre las hormonas bioidénticas como apéndice al final del capítulo.

Tratamiento sin estrógenos para los sofocos

Para las mujeres que no pueden tomar estrógenos para tratar sus síntomas vasomotores, existen medicamentos alternativos que pueden considerarse. Es un proceso de prueba y error antes de descubrir un medicamento que funcione para usted, tenga paciencia.

–Paroxetina

En la actualidad es el único medicamento sin estrógenos que ha recibido la aprobación de la FDA para el tratamiento de los síntomas vasomotores. La dosis recomendada es de 7.5 mg antes de acostarse, es menor que la dosis habitualmente utilizada para las enfermedades psiquiátricas. Existen estudios que respaldan su uso y demuestran una mejoría en cuatro semanas, en comparación con el placebo (US Food and Drug Administration, 2013). También se ha demostrado que el escitalopram, un medicamento de la misma clase que la paroxetina, es eficaz en dosis de 10 mg a 20 mg al día. Entre los efectos adversos de medicamentos como la paroxetina se encuentran la visión borrosa, el aumento de peso, las náuseas, la somnolencia y problemas sexuales. Por lo general, se requiere una prueba de dos a cuatro semanas para observar cualquier beneficio.

Existe la preocupación sobre el uso de medicamentos como la paroxetina en mujeres que son tratadas por cáncer de mama con tamoxifeno. Cuando se toma tamoxifeno, el cuerpo lo convierte en un compuesto llamado endoxifeno. Este es un producto activo responsable de tratar el cáncer de mama, después de tomar paroxetina por cuatro semanas la cantidad de endoxifeno se reduce entre un 24% y un 64% (Stearns *et al.*, 2003). Debido a que hay menos fármaco activo, esta combinación de tamoxifeno y paroxetina puede aumentar la mortalidad.

–Venlaxafina

La venlaxafina pertenece a una clase de fármacos diferente a la paroxetina, pero también se ha demostrado que es eficaz en dosis de 37.5 mg a 75 mg al día. Este medicamento se encuentra entre los más propensos a causar pérdida de peso debido a la pérdida del apetito. Es importante que al suspender cualquiera de estos medicamentos lo haga lentamente durante al menos dos semanas. Suspender el medicamento de forma brusca puede provocar ansiedad y dolores de cabeza.

–Gabapentina

La gabapentina es un medicamento que se usa para controlar las convulsiones. Los estudios han demostrado ser prometedores en su eficacia para controlar los sofocos. Por lo general, la dosis se inicia con 300 mg al día, por la noche, para evitar mareos y somnolencia. Si los sofocos persisten, la dosis puede aumentarse lentamente a 300 mg, dos veces al día, y luego incluso a 300 mg tres veces al día. En mujeres mayores de 65 años, probablemente sea aconsejable comenzar con una dosis de 100 mg por la noche. El aumento de peso puede ser un problema si se interrumpe la medicación, se recomienda una disminución gradual (Loprinzi *et al.*, 2007).

–Clonidina

La clonidina es un medicamento antihipertensivo que puede usarse para tratar los sofocos leves. Puede disminuir la presión arterial, disminuir la frecuencia cardiaca, causar sequedad en la boca e incluso latidos cardiacos irregulares en dosis altas. La dosis inicial habitual es de 0.05 mg dos veces al día o la prescripción con un parche de 0.1 mg una vez a la semana. Al igual que con otros medicamentos discutidos en esta sección, para suspenderlo es mejor disminuir gradualmente la dosis, debido al posible desarrollo de presión arterial elevada, confusión, dolor de cabeza y nerviosismo.

–Pregabalina

Hay algunos datos preliminares que sugieren que las pacientes a las que se les prescribe pregabalina disfrutan de una disminución significativa de los sofocos después de seis semanas de uso. Usado normalmente como tratamiento para la neuropatía, el dolor del nervio postherpético y la fibromialgia, su uso parece tener ciertos resultados en el tratamiento de los síntomas vasomotores (Loprinzi *et al.*, 2010). Las dosis estudiadas fueron de 75 mg dos veces al día y de 150 mg dos veces al día, pero hubo poca diferencia en el alivio de los síntomas entre las dos dosis (65% versus 71%), la dosis más alta se asoció con más informes de mareos, aumento de peso, somnolencia, problemas de coordinación y concentración. En consecuencia, se recomienda la dosis más baja.

El manejo de los molestos síntomas de la menopausia puede ser un desafío. Y, de hecho, no todas las mujeres pueden encontrar un remedio. Es importante que hable con su médico sobre cualquier tratamiento que quiera probar. También es importante que, al cambiar de tratamiento, se dé tiempo para que el primer medicamento desaparezca de su cuerpo. Si un nuevo medicamento se inicia demasiado pronto, la superposición entre el antiguo y el nuevo puede crear efectos adversos no deseados e incluso reacciones peligrosas. Además, comenzar demasiado rápido puede ocultar los beneficios del nuevo tratamiento, debido a que el medicamento anterior puede estar todavía presente. Sea cual fuere su decisión, infórmese, sea paciente e investigue. Trabaje con su médico como si fuera su socio para llegar a la mejor solución para su situación particular.

La siguiente es una historia que me compartió una de mis amigas, en la que describe sus síntomas de la menopausia y su experiencia con el reemplazo hormonal. Ella sufrió una hemorragia después del parto por cesárea. Cuatro meses después del parto no tenía más su periodo, empezó a experimentar sofocos y entró en la menopausia.

Empezó a tomar hormonas orales por un año, después cambió a los parches, por su comodidad en las dosis cada semana y la esperanza de que esto la ayudara a controlar su peso. Pasados tres años, después de un estudio detallado de su historia familiar con su doctora, esta le recomendó que descontinuara el estrógeno debido a que tenía un mayor riesgo de desarrollar cáncer de mama si continuaba tomando el medicamento. Al suspender las hormonas y con su incidencia de calores desarrolló un estado de irritabilidad tal que había momentos en los que no sabía ni qué tenía, con oleadas de calor cada quince minutos, las cuales aumentaban en situaciones de estrés, para ella era insoportable trabajar y difícil poderse concentrar con estos síntomas que le causaban que su ropa estuviera mojada, así como su cabello y su cara, se le corría el maquillaje, en medio de su trabajo. Para esto le recetaron fluvoxatina, la cual le ayudó a mejorar su estado de ánimo. En la noche, sufría oleadas alternadas de calor a frío, tomaba la cobija, botaba la cobija, así se la pasaba toda la noche hasta que decidió tomar pastillas para el insomnio. Hasta el día de hoy tiene calores, aunque más esporádicos y menos intensos, y todavía sufre de insomnio, el cual controla con melatonina, esto le ha estado pasando por veintitrés años. La falta de estrógeno le generó osteopenia, para lo cual debe hacer ejercicio con el fin de incrementar su masa muscular y proteger los huesos.

Con esta historia podemos ver cómo el reemplazo hormonal puede ayudarnos a aliviar síntomas de la menopausia, pero no siempre es adecuado en cada caso, de ahí la importancia de elegir el tratamiento correcto para ti con la asesoría de tu médico.

Referencias

Abdali, K. *et al.* (2010). Effect of St. John's Wort on Severity, Frequency and Duration of Hot Flashes in Premenopausal, Perimenopausal and Postmenopausal Women: A Randomized, Double-Blind Placebo-Controlled Study. *Menopause 17*(2), 326-331.

Brockie, J. (1999). An Alternative Approach to Menopausal Symptoms. *Community Nurse 5*, 39-40.

Chenoy, R. *et al.* (1994). Effect of Oral Gasmolenic Acid from Evening Primrose Oil on Menopausal Flushing. *BMJ 308*(6927), 501-503.

Grady, D. *et al.* (1998). Heart and Estrogen/progestin Replacement Study (HERs): Design, Methods and Baseline Characteristics. *Control Clin. Trials 19*(4), 314-335.

Haines, C. J. *et al.* (2008). A Randomized, Double-Blind, Placebo-Controlled Study of the Effect of a Chinese Herbal Medicine Preparation (Dang Gui Buxe Tang) on Menopausal Symptoms in Hong Kong Chinese Women. *Climacteric. 11*(3), 244-251.

Hajirahimkhan, A. et al. (2013). Botanical Modulation of Meno- pausal Symptoms: Mechanisms of Action? Planta Med. 79 (7), 538-553.

Kelly, P. T. (2000). *Assess Your True Risk of Breast Cancer*. Nueva York: Henry Holt.

Ko, R. J. (2004). A us Perspective on the Adverse Reactions from Traditional Chinese Medicine. *J. Chin. Med. Assoc. 67*, 109-116.

Krebs, E. E. et al. (2004). Phytoestrogens for Treatment of Meno- pausal Symptoms: A Systematic Review. *Obstet. Gynecol. 104*, 824-836.

Kreijkamp-Kaspers, S. *et al.* (2004). Effect of Soy Protein Containing Isoflavones on Cognitive Function, Bone Mineral Density, and Plasma Lipids in Postmenopausal Women: A Randomized Controlled Trial. *JAMA 292*, 65-74.

Linda, K. *et al.* (2008). St. John's Wort for Major Depression. *Cochrane Database Syst. Rev.* (4), CD000448.

Loprinzi, C. L. *et al.* (2007). Phase III Trial of Gabapentin Alone or in Conjunction with an Antidepressant in the Management of Hot Flashes in Women Who Have Inadequate Control with an Antidepressant Alone, NCCtG N03C5. *J. Clin. Oncol. 25*(3), 308-312.

Loprinzi, C. L. *et al.* (2010). Phase III, Randomized, Double-Blind, Placebo-Controlled Evaluation of Pregabalin for Alleviating Hot Flashes, N07C1. *J. Clin. Oncol. 28*(4):641-647; 28(10), 1808.

Mahady, G. B. *et al.* (2008). United States Pharmacopeia Review of the Black Cohosh Case Reports of Hepatotoxicity. *Menopause 15*(4, pt. 1), 628-638.

National Center for Complementary and Integrative Health. (2017). *The Use of Complementary and Alternative Medicine in the United States.* National Center for Complementary and Integrative Health.

Organización Mundial de la Salud. (1999). *Report of the Working Group of OPS/OMS On Traditional, Complementary and Alternative Medicines and Therapies.* Pan American Health Organization y World Health Organization.

Pockaj, B. A. *et al.* (2004). Pilot Evaluation of Black Cohosh for the Treatment of Hot Flashes in Women. *Cancer Invest. 22*, 515-521.

Rossouw, J. E. *et al.* (2002). Risks and Benefits of Estrogen Plus Progestin in Healthy Postmenopausal Women: Principal Results from the Women's Health Initiative Randomized Controlled Trial. *JAMA 288*(3), 321-333.

Stearns, V. *et al.* (2003). Active Tamoxifen Metabolite Plasma Concentrations after Coadministration of Tamoxifen and the Selective Serotonin Reuptake Inhibitor Paroxetine. *J. Natl. Cancer Inst. 95*(23), 1758-1764.

Stuenkel, C. A. *et al.* (2012). A Decade After Women's Health Initiative: The Experts Do Agree. *Fertil Steril. 98*(2), 313-314.

The Endocrine Society. (2006). *Declaración de posición "Hormonas bioidénticas*. www.endo-society.org.

Tice, J. A. *et al.* (2003). Phytoestrogen Supplements for the Treatment of Hot Flashes. The Isoflavone Clover Extract (ICE) Study: A Randomized Controlled Trial. *JAMA 290,* 207-214.

Uebelhack, R. *et al.* (2006). Black Cohosh and St. John's Wort for Climacteric Complaints. *Obstet. Gynecol. 107*(2, pt. 1), 247-255.

US Food and Drug Administration. (2013). *FDA Approves the First Non-Hormonal Treatment for Hot Flashes Associated with Menopause.* us Food and Drug Administration.

APÉNDICE

Hormonas bioidénticas

Las hormonas bioidénticas u hormonas naturales se refieren a un grupo de compuestos artificiales que son idénticos a las hormonas que produce el cuerpo. El término natural significa que se derivan de plantas o animales. No obstante, aunque la fuente original no se fabrica en un laboratorio, muchos de los productos aún deben procesarse para convertirse en bioidénticos. Muchas mujeres prefieren tomar una forma más natural de hormona, que además les brinda la flexibilidad de que el farmacéutico les prepare una dosis específica para ellas.

Si bien es muy popular, no hay absolutamente ninguna evidencia de que las hormonas bioidénticas sean más seguras que la terapia hormonal tradicional. Asimismo, no hay evidencia que sugiera que sean más efectivas que la terapia hormonal tradicional. En una declaración oficial, la Endocrine Society ha expresado su preocupación por las afirmaciones engañosas de los beneficios de las hormonas bioidénticas y no respalda su uso.

Entre las preocupaciones por las hormonas bioidénticas se encuentran:

- Las hormonas fabricadas no están en los Estados Unidos bajo la supervisión de la Administración de Alimentos y Medica- mentos (FDA).
- La pureza puede estar tergiversada y diferir de un lote a otro.
- La seguridad no ha sido probada por la FDA y, por lo tanto, se desconocen los riesgos.
- La eficacia no ha sido probada por la FDA y, por lo tanto, no está comprobada.
- No hay evidencia científica suficiente para recomendar su uso.

CAPÍTULO 7

CÁNCER Y MENOPAUSIA

El cáncer no es una sentencia de muerte.
Es una sentencia de vida que empuja a vivir.

Marcia Smith

Uno de los mayores temores de todas las personas a medida que envejecen es la aparición de un cáncer. Las pruebas y el suspenso para confirmar el diagnóstico, el tratamiento, el posible dolor, el impacto en la calidad de vida y la incertidumbre de la muerte son comprensiblemente abrumadores. En realidad, nadie puede prepararse para este diagnóstico. Claro, es posible que algunas pruebas genéticas le hayan permitido saber que tiene una mayor probabilidad de desarrollar cáncer. Es posible que haya fumado toda su vida y le hayan advertido que esto podría provocar cáncer. Es posible que haya realizado un trabajo que lo expuso a sustancias químicas que aumentaron su riesgo. O simplemente puede creer que, si alguien vive lo suficiente, morirá de algo. Pero ¿está realmente preparado? Por supuesto que no. En este capítulo examinaremos algunas de las formas más comunes de cáncer y su relación con la menopausia (si este fuera el caso). Después de todo, cuando se envejece se entra en la menopausia. También es cierto que a medida que se envejece aumenta el riesgo de cáncer. La pregunta es: ¿están realmente relacionados los dos?

¿Qué es el cáncer? El cáncer es un término que se refiere a una condición en la cual las células comienzan a crecer sin control. En todos nuestros cuerpos, las células crecen, se dividen y reemplazan a las células viejas que han muerto. Cuando las células del cuerpo comienzan a dividirse sin detenerse y sin un propósito, eso se conoce como cáncer. A medida que esa colección de células crece y crece, se denomina tumor. Los cánceres son malignos, lo que significa que pueden diseminarse a otros tejidos o invadirlos. La metástasis se produce cuando las células se desprenden y viajan a lugares distantes en el cuerpo. El cáncer puede ser causado por una variedad de factores, incluyendo problemas en la genética que controla el comportamiento de las células. El humo del tabaco, la radiación y ciertas sustancias químicas también pueden dañar los mecanismos normales que controlan la función de las células. Una vez que se daña la maquinaria celular que regula una célula es más probable que la célula experimente un crecimiento anormal o una degeneración maligna. Las células comienzan a multiplicarse y a agrandarse. A medida que aumentan de tamaño pueden invadir los tejidos normales cercanos y comprometer la función de los órganos circundantes. Y debido a que las células cancerosas están creciendo rápidamente, su demanda de energía aumenta y la persona comienza a sufrir de desnutrición.

La menopausia en sí misma no aumenta el riesgo de cáncer, pero el envejecimiento sí. La edad promedio para el diagnóstico de cáncer es 66 años, mientras que la edad promedio de la menopausia es entre los 50 y 52 años (National Cancer Institute, 2015). Ahora bien, el momento en que se da la menopausia parece tener cierta influencia en el riesgo de desarrollar ciertos cánceres. Para las mujeres que entran a la menopausia después de los 55 años, parece haber un ligero aumento en el riesgo de cáncer de útero y de mama. Esto puede deberse a una exposición más prolongada al estrógeno. Además, una menopausia tardía también se asocia con un riesgo ligeramente mayor de cáncer de ovario, probablemente relacionado con el ovario que tiene más ovulaciones. Para poner las cosas en perspectiva, parece haber un aumento del 3% de cáncer de mama por cada año que una mujer se demora en entrar en la menopausia (Collaborative Group, 2012). Y parece que existe un 5% más de riesgo de morir de cáncer de útero u ovario con una menopausia tardía (Karageorgi *et al.*, 2010).

Según la Organización Mundial de la Salud, los cinco cánceres principales entre las mujeres en Colombia en 2018 fueron: cáncer de mama (24.8%), colorrectal (8.8%), de tiroides (7.9%), cervical (7.1%) y de estómago (5.3%) (The Global Cancer Observatory, 2019). El número de nuevos casos de cáncer entre las mujeres ascendió a más de 54 017 para ese mismo año. En las siguientes páginas, examinaremos algunos de esos cánceres, lo que específicamente puede poner a una persona en riesgo de desarrollarlos y ofreceremos algunas sugerencias sobre cómo reducir sus probabilidades.

CÁNCER DE MAMA

El cáncer de mama es un tema enormemente amplio e increíblemente complejo para cubrir a fondo en un solo capítulo de un libro. Como sugiere el nombre, el cáncer de mama se desarrolla en las células de la mama. Si bien puede ocurrir en hombres, es mucho más común entre las mujeres. Hay una variedad de tipos diferentes; sin embargo, en términos generales, es útil dividirlos en las siguientes categorías: carcinoma ductal in situ, carcinoma lobular in situ, carcinoma lobular invasivo, enfermedad de Paget de la mama y carcinoma ductal invasivo.

- *Carcinoma ductal in situ*: se refiere a la aparición de células cancerosas dentro del conducto lácteo de la mama. El CLIS se considera la forma más temprana de cáncer de mama y no es invasivo, esto significa que no se ha extendido fuera del conducto lácteo y tiene poco potencial para volverse invasivo. Esto por lo general se detecta mediante una mamografía o al hacerle seguimiento a un nódulo en el seno recién descubierto. En este caso, el tratamiento casi siempre implica la extirpación quirúrgica en combinación con radiación.
- *Carcinoma lobular in situ*: el CLIS es una forma menos común de cáncer de mama y se presenta en el tejido mamario. Este cambio no suele detectarse mediante una mamografía, sino que se descubre mediante una biopsia de mama que se realiza por otro motivo. El CLIS sugiere que hay un mayor riesgo de desarrollar cáncer de seno en cualquiera de las mamas. En este caso se pueden considerar enfoques quirúrgicos

adicionales, un control más frecuente del cáncer de mama o incluso medicamentos para disminuir el riesgo de cáncer de mama invasivo en el futuro.

- *Carcinoma lobular invasivo*: esta forma de cáncer comienza en las glándulas mamarias de la mama y se extiende más allá de la glándula o el lóbulo. Puede extenderse a los ganglios linfáticos u otras partes del cuerpo. Esta es una forma inusual de cáncer de mama y se origina en el CLIS. El examen físico rara vez revela un bulto firme, se presenta más bien como un engrosamiento del tejido.
- *Enfermedad de Paget de la mama*: es una forma poco común de cáncer que comienza en el pezón y se extiende hacia fuera, hacia la areola. Las mujeres que lo sufren suelen tener más de cincuenta años y a menudo se asocia con el cáncer de mama ductal. Puede detectarse como una inflamación o irritación de la piel o del pezón. La mayoría de las veces afecta solo un seno.
- *Carcinoma ductal invasivo*: en este caso las células cancerosas comienzan en los conductos lácteos y se diseminan a otras partes del cuerpo. Esta es la forma más común de cáncer de mama y representa casi el 80% de todos los cánceres de mama. Esta es también la forma más común que afecta a los hombres. Por lo general, se trata con cirugía junto con radiación, quimioterapia u hormonoterapia.

Señales de cáncer de mama

Los signos y síntomas del cáncer de mama pueden variar desde ninguno hasta cambios sutiles como molestias en los senos o un pezón que antes estaba evertido y ahora está invertido. Se puede observar el desarrollo de cualquier cambio o bulto en la piel, enrojecimiento de la mama o secreción mamaria. El dolor se puede experimentar en todo el seno o solo en parte del seno y puede aumentar de tamaño o forma. El síntoma más común es un bulto indoloro. Es importante destacar que, aunque la notificación de síntomas de mama de cualquier tipo está más fuertemente correlacionada con la detección de cáncer, la ausencia de síntomas no elimina la posibilidad de cáncer de mama. En un estudio de casi 1.2 millones de mujeres, el 25% de las mujeres reportaron síntomas, pero solo el 0.78% de las mujeres que los informaron fueron diagnosticadas con cáncer de mama (Singh *et al.*, 2015). En ese mismo estudio se encontró que el 0.47% de las mujeres sin síntomas tenían cáncer de mama, lo que subraya la importancia de las pruebas de detección de rutina. El riesgo general para las mujeres de desarrollar cáncer en 2018 en Colombia antes de los 75 años fue del 17.2% (The Global Cancer Observatory, 2019). La incidencia de mortalidad fue más alta por cáncer de mama, representando 13.4% de todas las muertes por cáncer en las mujeres (Pardo y Cendales, 2018).

Receptores de cáncer de mama

También es posible que usted escuche sobre el estado del receptor de ciertos cánceres de mama. Los receptores son proteínas ubicadas en las membranas de las células que se unen a sustancias particulares. Para que esa sustancia afecte a la célula debe unirse a un receptor particular destinado únicamente a ese compuesto. Una vez unido, puede provocar cambios en la célula. Piense en ello como un candado y una llave. Se necesita poner una llave particular en una cerradura en particular para que la puerta se abra. Los tres receptores reportados con mayor frecuencia son el estrógeno (ER), la progesterona (PR) y el factor de crecimiento epidérmico humano (HER2). Cuando un cáncer da positivo a estos receptores, su médico tiene opciones para tratarlo, que pueden incluir terapia hormonal. Por otro lado, si el cáncer carece de estos tres receptores y es triple negativo, el tratamiento convencional es cirugía y quimioterapia.

Exámenes rutinarios

La detección del cáncer de mama requiere exámenes físicos de las áreas sospechosas y mamografías. En 2015 la Sociedad Estadounidense del Cáncer publicó nuevas recomendaciones para las mujeres de riesgo promedio con respecto a los exámenes clínicos de mama (ECM), realizados por un profesional de la salud (American Cancer Society, 2015). Las mujeres con riesgo promedio incluyen aquellas que no tienen antecedentes personales de cáncer de mama, no tienen antecedentes familiares sólidos de cáncer de mama, no tienen una condición genética conocida que aumente el riesgo de cáncer de mama, como BRCA1 o BRCA2, y no han recibido radioterapia en el tórax antes de los treinta años. Debido a que los datos han demostrado que una ECM no contribuye a la detección de malignidad sobre la mamografía sola, la ECM de rutina ya no se recomienda. Asimismo, los autoexámenes de mama ya no se recomiendan como parte de la detección de rutina del cáncer de mama. Sin embargo, es responsabilidad de cada mujer conocer cómo se ven y se sienten sus propios senos (American Cancer Society, 2020), si hay algún cambio, debe informarlo a su médico. Las mujeres suelen ser las primeras en detectar un bulto anormal en sus propios senos, de hecho, el 40% de las mujeres diagnosticadas con cáncer de mama detectaron un bulto en sus autoexámenes (Roth *et al.*, 2011). Sin embargo, tenga en cuenta que se ha demostrado que los autoexámenes mamarios conducen a casi el doble de la cantidad de biopsias de la mama que se consideran normales. Y cuando se comparan mujeres que se realizan y no se realizan autoexámenes de mama, no parece haber diferencia en la supervivencia al cáncer de mama (Kosters *et al.*, 2008).

Entre las mujeres consideradas en alto riesgo de cáncer de mama están aquellas que tienen entre un 20% y 25% o más de riesgo de por vida de cáncer de mama, este riesgo es calculado por modelos de computador. En este se tiene en cuenta una mutación conocida del gen BRCA1 o BRCA2, si se cuenta con un pariente de primer grado con la mutación del gen BRCA1 o BRCA2, aunque no hayan sido evaluadas ellas mismas o si recibieron radiación en el pecho cuando tenían entre diez y treinta años. Estas pacientes deben realizarse una mamografía y una resonancia magnética de las mamas anualmente a partir de los treinta años. El momento de las mamografías se analiza con más detalle en el capítulo 10.

Gen BRCA

El *gen BRCA* es la abreviatura del gen de cáncer de mama en inglés. Cada persona tiene dos genes BRCA1 y dos BRCA2. Los genes son pequeños fragmentos de su ADN, los cuales son los códigos de los rasgos individuales. Los genes BRCA no causan cáncer de mama, de hecho, ambos genes son importantes en la prevención del cáncer de mama, porque reparan el daño del ADN, que, si no se reparara, podría conducir a un crecimiento descontrolado, como sucede en el cáncer. Pertenecen a un grupo de genes conocidos como genes supresores de tumores. En algunas personas, estos genes son anormales y no pueden funcionar, este cambio se conoce como mutación. Debido a que estas mutaciones no permiten que funcione el gen BRCA, la persona se vuelve más propensa a desarrollar cáncer. Aproximadamente entre el 55% y el 65% de las mujeres con mutaciones BRCA1 desarrollarán cáncer de mama antes de los setenta años. Aquellas con mutaciones BRCA2 pueden esperar aproximadamente un 45% de probabilidades de desarrollar cáncer de mama antes de los setentaaños. Menos del 10% de las mujeres que tienen un diagnóstico de cáncer de mama tienen una mutación BRCA.

Tamoxifeno

El tamoxifeno es un medicamento que se usa para tratar a mujeres premenopáusicas y posmenopáusicas diagnosticadas con cánceres de mama que tienen receptores hormonales positivos. Se emplea para evitar que el cáncer de mama en estadio temprano regrese después de la cirugía u otros tratamientos, para reducir los tumores con receptores hormonales positivos antes de la cirugía, para tratar el cáncer de mama metastásico y en estado avanzado, y reducir el riesgo en mujeres no diagnosticadas con cáncer pero que son muy propensas a desarrollar cáncer de mama. Actúa bloqueando los efectos del estrógeno en el tejido mamario uniéndose a los receptores. Debido a que bloquea el efecto del estrógeno en las células cancerosas, esto hace menos probable que las células cancerosas crezcan.

El tamoxifeno, por lo general, se prescribe de a cinco a diez años, según el estado menopáusico de la mujer. Las mujeres premenopáusicas lo tomarían durante cinco años, mientras que las mujeres posmenopáusicas pueden tomarlo durante otros cinco años más o cambiarlo por un inhibidor de la aromatasa durante cinco años. Las mujeres posmenopáusicas recién diagnosticadas pueden tomar tamoxifeno durante diez años o un inhibidor de la aromatasa durante cinco años; también pueden tomar tamoxifeno durante cinco años y hacer un seguimiento con otros cinco años de un inhibidor de la aromatasa.

Los efectos adversos típicos del tamoxifeno incluyen sofocos, flujo vaginal, resecamiento vaginal, cambios de humor, depresión, aumento de peso, coágulos sanguíneos y riesgo de cáncer del revestimiento del útero. La mayoría de estos efectos adversos están relacionados con los efectos antiestrógenos del tamoxifeno, pero no deben tratarse con estrógenos. Después de todo, la justificación del tratamiento con este antiestrógeno es eliminar el efecto del estrógeno en el crecimiento de un tumor sensible a este; si se reemplaza el estrógeno no se obtendrá el beneficio del tamoxifeno.

Las discusiones sobre el control de los sofocos y otros síntomas vasomotores en pacientes que no pueden tomar estrógenos se detallan en el capítulo 6.

Inhibidores de la aromatasa

Los inhibidores de la aromatasa son un grupo de medicamentos que previenen la producción de estrógeno en mujeres posmenopáusicas. Actúan deteniendo la enzima que convierte las hormonas masculinas en estrógeno. Al hacerlo, hay menos estrógeno disponible para las células cancerosas y por ende ayuda a prevenir su crecimiento. Hay tres inhibidores de la aromatasa: letrozol, exemestano y anastrozol. Los inhibidores de la aromatasa generalmente se recetan después del tratamiento inicial, que incluye cirugía y posiblemente quimioterapia.

Debido a que no pueden detener por completo la producción de estrógeno de los ovarios, los inhibidores de la aromatasa se suelen recetar en mujeres posmenopáusicas. Los efectos secundarios son menores que con el tamoxifeno, lo que conduce a menos preocupaciones con respecto a accidentes cerebrovasculares, coágulos de sangre y cáncer de útero. Sin embargo, puede provocar más enfermedades cardiacas y huesos frágiles. Se informa con frecuencia rigidez y dolor en las articulaciones.

Cirugía

Es importante recordar que cada cáncer de mama es único y su manejo debe discutirse cuidadosamente con su médico. Algunos medicamentos o cirugías no son apropiados para todos los cánceres de mama. Los tipos de cirugía disponibles se dividen en dos categorías generales: cirugía de conservación de la mama y mastectomía. La cirugía de conservación de la mama incluye lumpectomía o mastectomía parcial. En este caso, solo se extrae una parte de la mama, la que contiene el cáncer, junto con algo del tejido normal que lo rodea, mientras que el tejido mamario sano restante se deja en su sitio. En el caso de una mastectomía, se extirpa todo el seno, o en una mastectomía doble, se extirpan ambos senos. La decisión de cuál enfoque adoptar dependerá naturalmente del tipo de cáncer, su tamaño y posiblemente tratamientos de radiación previos. En aquellos casos en que se elige una lumpectomía por lo general se requerirá seguimiento con radiación. Los estudios de veinte años han demostrado que las tasas de supervivencia de la mastectomía frente a la lumpectomía más radiación son las mismas.

La cirugía reconstructiva dependerá, de nuevo, de su caso individual. Para las que se someten a una lumpectomía, a veces se puede injertar grasa de otra parte del cuerpo para rellenar los hoyuelos que quedan del orificio creado por la extracción del tejido mamario anormal. Para aquellas con mastectomías, puede hacerse una reconstrucción completa en el momento de la extirpación de la mama (reconstrucción inmediata) o en una fecha posterior (reconstrucción diferida). Al optar por la reconstrucción inmediata, es mejor haber consultado con un cirujano plástico antes de la cirugía y tenerlo disponible para trabajar con el cirujano principal, para así asegurar el mejor resultado cosmético posible. Los estudios han sugerido que la reconstrucción inmediata se asocia con más complicaciones que la reconstrucción diferida, aunque la inmediata parece seguir siendo la opción preferida por la mayoría de las pacientes. Tampoco parece haber diferencias en la satisfacción del paciente, el bienestar psicosocial, sexual o físico a los dos años de la operación (Yoon *et al.*, 2018). Cerca de un tercio de las mujeres que se someten a una mastectomía se harán una reconstrucción inmediata. Algunos de los factores que influyen en tomar la opción de una reconstrucción tardía son la necesidad de radiación posoperatoria, la necesidad de quimioterapia, haber tenido una cirugía reconstructiva antes y las conversaciones con su médico.

CÁNCER DE OVARIOS

La tasa de mortalidad más alta entre todas las neoplasias ginecológicas es la de ovario, principalmente debido a su detección tardía. Hay tres tipos de células diferentes ubicadas dentro del ovario y el cáncer puede surgir de cualquiera de ellos. Ocurre principalmente en mujeres posmenopáusicas.

Entre los factores de riesgo se encuentran la edad, con la mayor incidencia en la octava década; los antecedentes familiares de cáncer de ovario o de mama y las mutaciones BRCA1 y BRCA2. Por otra parte, los antecedentes de embarazo, lactancia y uso de anticonceptivos orales se han asociado con la reducción del riesgo.

Los síntomas del cáncer de ovario tienden a ser muy inespecíficos. El dolor abdominal o la dificultad para digerir, la pérdida inexplicable del apetito, la hinchazón y la sensación de saciedad rápidamente después de comer pueden ser signos de cáncer de ovario. La pérdida de peso repentina, episodios de diarrea y luego de estreñimiento, la fatiga y el sangrado vaginal también pueden ser indicios de cáncer de ovario. Sin embargo, como puede suponer, estos síntomas son tan vagos que la mayoría de las personas que los experimentan no tienen cáncer de ovarios.

La detección del cáncer de ovario se basa principalmente en una ecografía del abdomen y de la pelvis en busca de un tumor de ovario. También se puede realizar un análisis de sangre conocido como CA-125. El marcador tumoral CA-125 se hallará elevado en pacientes con ciertos tipos de cánceres de ovario, pero no en todos. Además, una serie de afecciones no cancerosas pueden causar una elevación en su nivel de CA-125, incluyendo la endometriosis, la enfermedad inflamatoria pélvica, el embarazo y el periodo menstrual normal. En consecuencia, no se recomienda obtener un CA-125 como parte de la atención de rutina para descartar la presencia de cáncer de ovario. Hasta la fecha, ninguna organización médica importante ha aprobado algún método de detección. El tratamiento del cáncer de ovario incluye cirugía y quimioterapia.

Entre las *medidas preventivas* que se pueden emplear se encuentra la pérdida de peso, pues hay datos que sugieren que las mujeres con sobrepeso tienen más probabilidades de desarrollar cáncer de ovario. La lactancia y el embarazo parecen reducir el riesgo de cáncer de ovario de por vida. El uso de anticonceptivos orales también reduce el riesgo en aproximadamente un 20%

por cada cinco años de uso (Beral *et al.*, 2008). Este beneficio protector también parece extenderse a las mujeres portadoras de las mutaciones BRCA1 y BRCA2 (McGuire *et al.*, 2004). Y parece que los beneficios protectores continúan hasta treinta años después de haber descontinuado la píldora.

Hay varios estudios que han tratado de vincular el uso de talco en polvo en el área genital con el cáncer de ovario (Muscat *et al.*, 2008). Usar el talco en polvo es arriesgado cuando se pone sobre toallas sanitarias, condones, ropa interior, diafragmas o directamente sobre la piel. Un gran metaanálisis sugiere que puede haber un ligero aumento del riesgo con el uso de este tan solo una vez a la semana durante más de diez años (Berge *et al.*, 2018). Debido a que los estudios en general carecen de información detallada sobre la duración del uso o cómo se aplicó, es imposible obtener conclusiones definitivas en este momento. Sin embargo, podría ser mejor evitar los polvos que contienen talco.

Algunas mujeres que tienen un alto riesgo de desarrollar cáncer de ovario, como aquellas con BRCA o portadoras de mutaciones hereditarias de cáncer colorrectal sin poliposis, pueden considerar la extirpación de los ovarios y las trompas de Falopio cuando hayan terminado con la maternidad. Este enfoque ha sido asociado con una reducción del 80% del cáncer de ovario en esta población de alto riesgo (Domchek *et al.*, 2010). Otra consideración es que se extirpen las trompas de Falopio, en lugar de solo ligarlas para esterilizarlas con el fin de reducir su riesgo futuro de cáncer de ovario. Esta recomendación se basa en estudios que han sugerido que en algunos cánceres de ovario, la trompa de Falopio puede ser el sitio de origen. Esos cánceres, los carcinomas serosos de alto grado, siguen siendo los más mortales de todos los cánceres ginecológicos, debido a su detección tardía.

CÁNCER COLORRECTAL

El cáncer colorrectal fue el segundo cáncer más diagnosticado en mujeres en Colombia, siendo casi el 10% de todos los casos nuevos de cáncer (The Global Cancer Observatory, 2019). Esta incidencia ha disminuido aproximadamente un 4% por año en personas mayores de cincuenta años (Howlader *et al.*, 2013). Se cree que esta disminución se debe a la extirpación de pólipos diagnosticados en una primera colonoscopia de detección.

Los síntomas que pueden sugerir cáncer colorrectal incluyen sangrado del recto, heces oscuras o negras, un cambio en los hábitos intestinales o el hecho de que las heces se vuelvan más estrechas de lo habitual y calambres o dolor en la parte inferior del abdomen. Por supuesto, estos síntomas son muy inespecíficos y pueden no estar relacionados con este tipo de cáncer. La infección, el síndrome del intestino irritable o las hemorroides también pueden manifestarse con estos síntomas. De hecho, aunque el síntoma más común del cáncer de colon es el sangrado rectal, según un estudio, solo el 3.6% de los pacientes con sangrado rectal fueron diagnosticados con cáncer de colon (Robertson *et al.*, 2006). Si experimenta alguno de estos síntomas es necesario que su médico evalúe la situación.

Se han identificado algunos factores de riesgo, entre los cuales se incluyen ciertos síndromes genéticos heredados. Uno de estos síntomas genéticos es la poliposis adenomatosa familiar, en la que existe un 100% de posibilidades de desarrollar cáncer a los cuarenta años. Afortunadamente, esto representa solo alrededor del 1% de todos los cánceres colorrectales.

Los exámenes para la detección del cáncer colorrectal deben comenzar a los cincuenta años. Las pruebas de sangre oculta en heces buscan la presencia de sangre en el tracto intestinal. Aproximadamente, del 5% al 10% de las personas a las que se les detecta sangre en las heces tendrán cáncer. Una sigmoidoscopia es un endoscopio flexible que puede examinar desde el ano hasta el último tercio del intestino grueso. Cuando se combina con la prueba de sangre oculta en heces, la tasa de detección de cáncer aumenta al 76%. Una colonoscopia usa una cámara flexible más larga que se puede usar para examinar todo el intestino grueso. Esto se considera el estándar de oro para examinar el colon y tomar muestras o extirpar lesiones. Por lo general, se recomienda realizar una colonoscopia a los cincuenta años y, si es asintomática, repetirla cada cinco a diez años. No se recomienda la detección continua más allá de los 85 años para aquellos que han sido evaluados previamente. Además, para las personas entre 75 y 85 años, no se recomienda la detección de rutina si permanecen asintomáticas.

La prevención del cáncer colorrectal puede incluir ejercicio y una dieta baja en grasas. Esta recomendación proviene de observar que las poblaciones con menor ingesta de grasas tienen un menor riesgo de cáncer. Aunque los estudios que han examinado la disminución de grasas y el aumento de frutas, verduras y cereales no demostraron una reducción del cáncer (Beresford *et al.*, 2006). Asimismo, las sugerencias para tomar aspirina o ácido fólico no se recomiendan como de uso generalizado. Las mujeres que tomaron estrógeno más progesterona para el reemplazo hormonal posmenopáusico tuvieron una reducción del 44% en el cáncer colorrectal (Chlebowski *et al.*, 2004).

CÁNCER CERVICAL

El cuello uterino es la parte inferior del útero y la parte que se dilata durante el trabajo de parto para permitir que el bebé salga. El cáncer de cuello uterino representó el 7.1% de todos los cánceres de mujeres en Colombia en 2018 (The Global Cancer Observatory, 2019). Ha habido una reducción global del cáncer de cuello uterino debido a la detección eficaz mediante una citología (Papanicolau). Debido a que el cáncer de cuello uterino es un tumor de crecimiento bastante lento, la prueba de Papanicolaou puede detectar cambios precancerosos y permitir el tratamiento antes de que la lesión se convierta en cáncer. El cáncer de cuello uterino casi siempre es causado por una cepa común de alto riesgo del virus del papiloma humano (VPH). Si bien la mitad de todos los cánceres de cuello uterino se diagnostican en mujeres menores de cincuenta años, aproximadamente el 25% ocurre en mujeres mayores de 65 años.

Los factores de riesgo del cáncer de cuello uterino incluyen la infección por el VPH de alto riesgo, las relaciones sexuales a una edad temprana, múltiples parejas sexuales, el VIH/SIDA y el tabaquismo. Los síntomas por lo general incluyen sangrado vaginal anormal o flujo vaginal inusual.

Entre las modificaciones en el estilo de vida que pueden ayudar a reducir la incidencia de cáncer de cuello uterino están: dejar de fumar, usar condones y modificar las conductas sexuales. La prevención también incluye recibir la vacuna contra el VPH que protege contra nueve tipos diferentes de VPH. Se administra desde los nueve hasta los cuarenta y cinco años como una serie de dos o tres inyecciones. La razón por la cual no se ofrece a mujeres mayores es porque ese grupo de edad tiene menores tasas de infección y progresión (Markowitz *et al.*, 2013).

CÁNCER UTERINO

El cáncer de útero comúnmente se halla en el revestimiento del útero, que también se conoce como cáncer de endometrio. Este cáncer es inusual en mujeres menores de 45 años. Se cree que este tipo de cáncer surge por niveles de estrógeno constantemente elevados. Otros factores de riesgo incluyen la obesidad (IMC > 25 kg/m2 duplicando el riesgo, e IMC > 30 kg/m^2 triplicando el riesgo) (Reeves et al., 2011). Tanto la diabetes como la inactividad física contribuyen a un mayor riesgo. El consumo de más de dos bebidas alcohólicas al día también parece casi que duplicar el riesgo.

La sospecha de cáncer de endometrio comienza con un sangrado uterino anormal. En una mujer posmenopáusica, el sangrado uterino anormal se asocia con cáncer de endometrio entre el 1% y el 14% de los casos (Goldstein, 2010). Otro motivo de preocupación es el hallazgo de un revestimiento del útero engrosado por medio de una ecografía. Un revestimiento de más de cuatro milímetros en una mujer posmenopáusica no es normal y requiere una evaluación adicional.

La evaluación puede realizarse mediante una biopsia dirigida por histeroscopia en el consultorio o mediante dilatación y un legrado. Ambos procedimientos tienen como objetivo la obtención de tejido para un diagnóstico definitivo. El tratamiento depende del estado o de la extensión de la enfermedad. Puede incluir histerectomía, radiación o quimioterapia.

Para la prevención del cáncer de útero se sugiere llevar un estilo de vida saludable y una modificación de la dieta si es necesario. Al reducir las malas condiciones de salud asociadas a la diabetes, la obesidad y la hipertensión, el riesgo de cáncer de útero disminuye. También es importante que los intervalos prolongados de ausencias en periodos no pasen desapercibidos en el grupo de edad premenopáusica. Es necesario que el engrosamiento en el revestimiento del útero debido al estrógeno sea contrarrestado con progesterona, así como el desprendimiento del revestimiento. Por último, cualquier mujer posmenopáusica que esté tomando estrógenos y que tenga útero debe tomar progesterona para proteger el revestimiento del útero.

¿QUÉ PUEDE HACER PARA REDUCIR EL RIESGO?

Si bien cada cáncer tiene sus propias recomendaciones para limitar sus posibilidades de desarrollo, existen algunos enfoques generales que puede tomar para disminuir el riesgo en términos amplios. Y mientras lee, puede darse cuenta de que muchas de las recomendaciones que se mencionan en otras partes del libro, como parte de mantener una buena salud en general incluyen:

- *Mantener un peso corporal saludable.* Una y otra vez vemos que mantener un peso corporal saludable puede influir en muchos aspectos de su bienestar. La obesidad aumenta casi el doble el riesgo de cáncer de mama y aumenta su riesgo de cáncer colorrectal en un 50%.
- *No fumar.* Si ha fumado o está fumando, sabe lo difícil que es dejar ese hábito. El fumar es costoso y no tiene ni un solo beneficio para la salud. Fumar, incluso el humo de segunda mano, aumenta el riesgo de cáncer de pulmón, cáncer colorrectal y de vejiga.
- *Consumir alcohol de forma moderada.* Más de una bebida al día aumenta el riesgo de cáncer de mama y colorrectal.
- *Hacer ejercicio.* Si realiza actividad física durante treinta minutos o más al día, reducirá el riesgo de cáncer colorrectal y de mama.
- *Comer frutas y verduras.* Trate de comer entre cinco y ocho porciones al día, en especial las que contengan ácido fólico. Las verduras de hoja verde parecen disminuir el riesgo de cáncer de mama y colorrectal, mientras que las verduras de color naranja y amarillo pueden reducir el cáncer de pulmón. La fibra por sí sola no parece reducir el riesgo de cáncer de colon.
- *Asegurarse de mantener niveles adecuados de vitamina D.* Los estudios han demostrado que las mujeres con niveles bajos de vitamina D son más propensas al cáncer de mama y colorrectal. Siempre se prefieren las fuentes dietéticas,

pero si eso no es posible, tome un suplemento de vitamina D de 1000 ul al día y además tome el sol por unos diez a quince minutos al día. La vitamina D reduce el riesgo de cáncer de mama en un 50% (Holick, 2007).

- *Tener cuidado con las carnes rojas, embutidos, carnes curadas o ahumados*. No parece que el efecto nocivo de la carne se deba a su contenido de grasa, pero puede estar relacionado con sus niveles de hierro, los hidrocarburos producidos durante el procesamiento y los aditivos de la hormona del crecimiento que se les da a los animales. Parece haber un riesgo de cáncer de colon y de pulmón entre las personas mayores que consumen altas cantidades de estas carnes.
- *Practicar sexo seguro*. Es importante que practique sexo seguro y use condón con nuevas parejas, para limitar su posible contacto con el VPH (virus papiloma humano). Trate de limitar su número de parejas sexuales, ya que cuantas más parejas tenga en su vida, mayor será su riesgo de contraer una infección de transmisión sexual.
- *Hacerse las pruebas recomendadas de rutina.* Asegúrese de hacer un seguimiento de su prueba de Papanicolaou, mamografía y colonoscopias. Si es fumadora, hable con su médico sobre la detección del cáncer de pulmón mediante radiografía de tórax o tomografía computarizada en espiral.

Les comparto los testimonios de tres de mis amigas, dos que tuvieron cáncer de seno y una más que fue diagnosticada recientemente con cáncer de útero. Quiero incluirlos en este capítulo porque es importante que comprendamos, de cierta forma, la parte emocional que experimentan todas las mujeres valientes que enfrentan esta enfermedad. También me pareció importante destacar sus opiniones con respecto a los efectos adversos del tamoxifeno, ya que no solo tienen que lidiar con tratamientos como cirugía, quimioterapia, en unos casos radiación, sino que deben seguir un tratamiento con tamoxifeno por cinco o hasta diez años más. Pero, como dicen ellas, ¡están vivas! También con estos testimonios quiero apoyar a todas las mujeres que se enfrentan a un tratamiento en este momento, como un modo de acompañamiento, para que sepan que no están solas. Para las que no hemos tenido que experimentar esto, recuerden no bajar la guardia y continuar con sus chequeos físicos y exámenes de rutina. Como se ha mencionado repetidamente a lo largo del libro, recuerda cuidar de tu estilo de vida, hábitos de alimentación y ejercicio.

TESTIMONIO 1

El cáncer de seno es el tipo de cáncer más frecuente en la mujer. Mi cáncer era carcinoma lobular invasivo. Los momentos más duros para mí fueron al principio, cuando no sabía a lo que me iba a enfrentar. Teniendo en cuenta que hoy en día el cáncer no es sinónimo de muerte y que te ofrece una oportunidad de re valorar tu vida, eso me dio fuerza interior, la cual transmití a mi familia para que ellos pudieran apoyarme durante los momentos más difíciles de mi tratamiento.

Me sometí a la primera cirugía (cirugía conservadora de seno con nódulos afectados) con la esperanza de que todo terminaría allí. Esperé el resultado de patología y recibí noticias de que la cirugía no había sido exitosa (el cáncer seguía allí).

Una segunda cirugía fue realizada con iguales resultados. En ese momento me preguntaba, ¿qué iba a ser de mi familia? Yo estaba muy segura de que la mastectomía era mi mejor opción. Pensaba que con esto íbamos a erradicar la enfermedad totalmente y que así podría empezar el tratamiento de quimioterapia rápido, para limpiar las células cancerígenas que quedaran en mi organismo. Estaba decidida a que de cáncer no me iba a morir. Mis hijos todavía estaban muy jóvenes y no quería privarme de la dicha de verlos crecer, hacerse profesionales, casarse, tener hijos y poder cuidar a mis nietos.

El proceso de la quimio fue muy duro, pero lo enfrenté con la misma valentía que me hacía querer seguir viviendo. Me cansaba de estar tan enferma, pero siempre mantuve la ilusión de aliviarme al final del tratamiento. Terminadas las quimioterapias, el doctor me realizó una resonancia electromagnética para monitorear el seno que me quedaba, el resultado fue nefasto. Tenía que someterme a otra biopsia, pues habían encontrado una nueva masa allí. En esos momentos creí que el mundo se me venía encima, pero saqué fuerzas para asumir el siguiente reto. Sin despegarme de la mano de Dios, asistí a una misa de sanación, en la que el reverendo Robert impuso sus manos sobre mí y mi familia. Él nos dijo que iba a sentir algo de calor en mi espalda y que de nuevo me realizara los exámenes con tranquilidad. Al día siguiente sentí mucho calor y dolor en mi espalda, en medio del pecho.

Cuando volví al hospital, para hacerme la biopsia. La doctora quiso realizar una resonancia primero, como no salió nada, la repitieron tres veces. Sin entender qué pasaba, la doctora me informó que no había necesidad de la biopsia, porque no habían encontrado masa alguna, pero yo sí sabía lo que había pasado. Dios había puesto su mano en mí para darme el regalo más maravilloso: mi sanación, y así poder aprovechar al máximo cada minuto de mi vida.

Por medio del cáncer descubrí que tengo una familia maravillosa, que me apoya incondicionalmente, y los mejores amigos del mundo. Recibí mucho amor, apoyo y cariño que compensaba cada segundo de dolor, descubrí también que tenía un club de fans, personas que ni conocía que oraban por mi recuperación. Después de terminar el tratamiento, tomé tamoxifeno por cinco años y ya llevo nueve años libre de cáncer.

TESTIMONIO 2

En una conversación con otra de mis amigas, quien tuvo cáncer de seno, estábamos discutiendo los efectos adversos del tamoxifeno y decidimos incluir su experiencia en este capítulo para informar a otras mujeres sobre los efectos adversos que pueden esperar y cómo manejarlos. Al ser un inhibidor hormonal, los médicos te dicen que al tomar tamoxifeno puedes tener mucho dolor en las articulaciones, que va a haber resequedad en todo el cuerpo, inclusive mucha resequedad vaginal, asimismo, que pueden ocurrir trombos, aparecer morados, surgir dolores de cabeza y cansancio o mucha fatiga. Hay mujeres que no logran tolerarlo y deben cambiarlo por otro medicamento. Mi amiga efectuó cambios en su estilo de vida para ajustarse a los efectos adversos del tamoxifeno. Por ejemplo, empezó a hacer más ejercicio, con el objetivo de que sus articulaciones se mantuvieran en buen estado.

El tamoxifeno ocasiona síntomas relacionados con la menopausia porque actúa como un antiestrógeno y puede producir oleadas de calor; y si uno ya pasó por la menopausia es como si volviera a regresar, ya que los síntomas pueden volver otra vez, incluyendo sudoración excesiva y resequedad en todo el cuerpo. Para tratar su resequedad en la piel, los doctores le recetaron a mi amiga una variedad de cremas para hidratar su cuerpo. Ella descubrió que uno de los problemas más grandes con la resequedad en el cuerpo es la de las partes íntimas, esto no les sucede a todas las mujeres, pero para ella ha sido una de las situaciones más retadoras, ya que debido a su extrema resequedad vaginal las relaciones sexuales comenzaron a ser muy dolorosas e incomodas. Ella trató un gran número de lubricantes vaginales con los cuales tuvo poco éxito. Siguiendo el consejo de otra amiga, usó aceite de coco, esto fue lo único que le ayudo. ¡Sí!, ponerse aceite de coco en la vagina al momento de tener relaciones sexuales fue lo único que le ayudo.

Otro riesgo del tamoxifeno es que puede llegar a generar quistes en los ovarios, cada seis meses sus doctores le hacen una ecografía y un chequeo físico.

Con el vaciamiento de ganglios que le hicieron, ella experimenta dolor en el brazo y pérdida de fuerza. Para contrarrestar esto, hace ejercicio con pesas de pocos kilogramos. También lleva una alimentación muy saludable, para complementar todas las otras acciones que está realizando.

TESTIMONIO 3

Cuando estábamos en el proceso de terminar el libro, una de mis amigas fue diagnosticada con cáncer de útero. Ya tuvo la cirugía (histerectomía total). Al darme su testimonio, ella quiere hacer un llamado muy especial: "si estamos en la menopausia no debemos tener sangrado menstrual después del primer año que se nos haya ido el último periodo". Esto es señal de que algo no marcha bien y requiere que vayas a ver inmediatamente a tu ginecólogo. Ella tuvo un sangrado irregular después de haber tenido la menopausia por cuatro años. En una conversación que tuvimos en el grupo de salud, donde discutíamos el tema de la menopausia, salió a relucir el sangrado después de la menopausia. Cuando les dije que eso no puede pasar, ella me preguntó en privado sobre su sangrado, lo cual consulté con Mark y él le aconsejó que fuera a ver a su ginecóloga de inmediato. Su doctora realizó una serie de pruebas y le encontró unos pólipos, para lo cual le programó una cirugía (histereoscopia); la que tuvieron que posponer dos veces por que empezó la pandemia. Al fin, al efectuar la cirugía, la doctora encontró que tenía cáncer en el útero, lo cual confirmó con el resultado de patología. Mi amiga fue remitida a un oncólogo y en tres semanas tuvo su cirugía, la cual fue un éxito. Ahora se encuentra libre de cáncer. En cuanto a su parte anímica, fue un proceso que ella aceptó con amor y mucha fortaleza, ya que alguien le dijo que le habían dado un diagnóstico y no un pronóstico. Estas palabras le ayudaron a enfrentar su proceso con un cambio total en su actitud. Lo vio como una ocasión para dar gracias a Dios por darle otra oportunidad, porque ahora está valorando cosas que tal vez no valoraba antes, en especial a su familia y a su hijo. Gracias a este cáncer, a Dios, al universo y a un curso de milagros pudo reencontrarse con ella misma.

Referencias

American Cancer Society. (2015). *American Cancer Society Releases New Breast Cancer Guideline*. American Cancer Society.

American Cancer Society. (2020). *American Cancer Society Screening Recommendations for Women at Average Breast Cancer Risk*. American Cancer Society.

Beral, V. *et al.* (2008). Ovarian Cancer and Oral Contraceptives: Collaborative Reanalysis of Data From 45 Epidemiologic Studies Including 23,257 Women with Ovarian Cancer and 87, 303 Controls. *Lancet 371*(9609), 303-314.

Beresford, S. A. *et al.* (2006). Low-Fat Dietary Pattern and Risk of Colorectal Cancer: The Women's Health Initiative Randomized Controlled Dietary Modification Trial. *JAMA 295* (6), 643-654.

Berge, W. *et al.* (2018). Genital Use of Talc and Risk of Ovarian Cancer: A Meta-Analysis. *E. J. Cancer Prev. 27*(3), 248-257.

Chlebowski, R. T. *et al.* (2004). Women's Health Initiative Investigators Estrogen Plus Progestin and Colorectal Cancer in Postmenopausal Women. *N. Engl. J. Med. 350*(10), 991-1004.

Collaborative Group on Hormonal Factors in Breast Cancer. (2012). Menarche, Menopause, and Breast Cancer Risk: Individual Participant Meta-Analysis, Including 118,964 Women with Breast Cancer From 117 Epidemiological Studies. *Lancet Oncol. 13* (11), 1141-1151.

Domchek, S. M. *et al.* (2010). Association of Risk-Reducing Surgery in BRCA1 or BRCA2 Mutation Carriers with Cancer Risk and Mortality. *JAMA 304* (9), 967-975.

Goldstein, S. R. (2010). Modern Evaluation of the Endometrium. Obstet. Gynecol. 116(1), 168-176.

Holick, M. F. (2007). Vitamin D Deficiency. New Engl. *J. Med. 357* (3), 266-281.

Howlader, N. *et al.* (2013). *SEER Cancer Stat ist ics Review, 1975 2010.* National Cancer Institute.

Karageorgi, S. *et al.* (2010). Reproductive Factors and Postmenopausal Hormonal Use in Relation to Endometrial Cancer Risk in the Nurses' Health Study Cohort 1976-2004. *Int. J. Cancer 126* (1), 208-216.

Kosters, J. P. *et al.* (2008). Regular Self-Examination or Clinical Examination for Early Detection of Breast Cancer (Review). *Cochrane Database Syst. Rev. 3*, CD003373.

Markowitz, L. E. *et al.* (2013). Reduction in Human Papillomavirus (HPV) Prevalence Among Young Women Following HPV Vaccine Introduction in the United States, National Health and Nutrition Surveys, 2003-2010. *J. Infect. Dis. 208* (3), 385-393.

McGuire, V. *et al.* (2004). Relation of Contraceptive and Reproductive History to Ovarian Cancer Risk in Carriers and Noncarriers of BRCA1 Mutations. *Am. J. Epidemiol. 160* (7), 613-618.

Muscat, J. E. *et al.* (2008). Perineal Talc Use and Ovarian Cancer: A Critical Review. *Eur. J. Cancer Prev. 17* (2), 139-146.

National Cancer Institute. (2015). Age and Cancer Risk. *US Dept of Health and Human Services*, NIH. National Cancer Institute.

Pardo, C. y Cendales R. (2018). Cancer Incidence Estimates and Mortality for the Top Five Cancer in Colombia, 2007-2011. *Colomb. Med. 49* (1), 16-22.

Reeves, K. W. *et al.* (2011). Obesity in Relation to Endometrial Cancer Risk and Disease Characteristics in the Women's Health Initiative. *Gynecol. Oncol. 121* (2), 376-382.

Robertson. R. *et al.* (2006). Predicting Colorectal Cancer Risk in Patients with Rectal Bleeding. *Br. J. Gen. Pract. 56* (531), 763-767.

Roth, M. Y. *et al.* (2011). Self-Detection Remains a Key Method of Breast Cancer Detection for us Women. *J. Women's Health 20*(8), 1135-1139.

Singh, D. *et al.* (2015). Association of Symptoms and Breast Cancer in Population-Based Mammography Screening in Finland. *Int. J. Cancer 136*(6), E630-E637.

The Global Cancer Observatory (2019). *Who*. The Global Cancer Observatory.

Yoon, A. P. *et al.* (2018). Outcomes of Immediate versus Delayed Breast Reconstruction: Results of a Multicenter Prospective Study. *Breast. 37*, 72-79.

SEGUNDA PARTE

TOMAR EL CONTROL DE LA SALUD

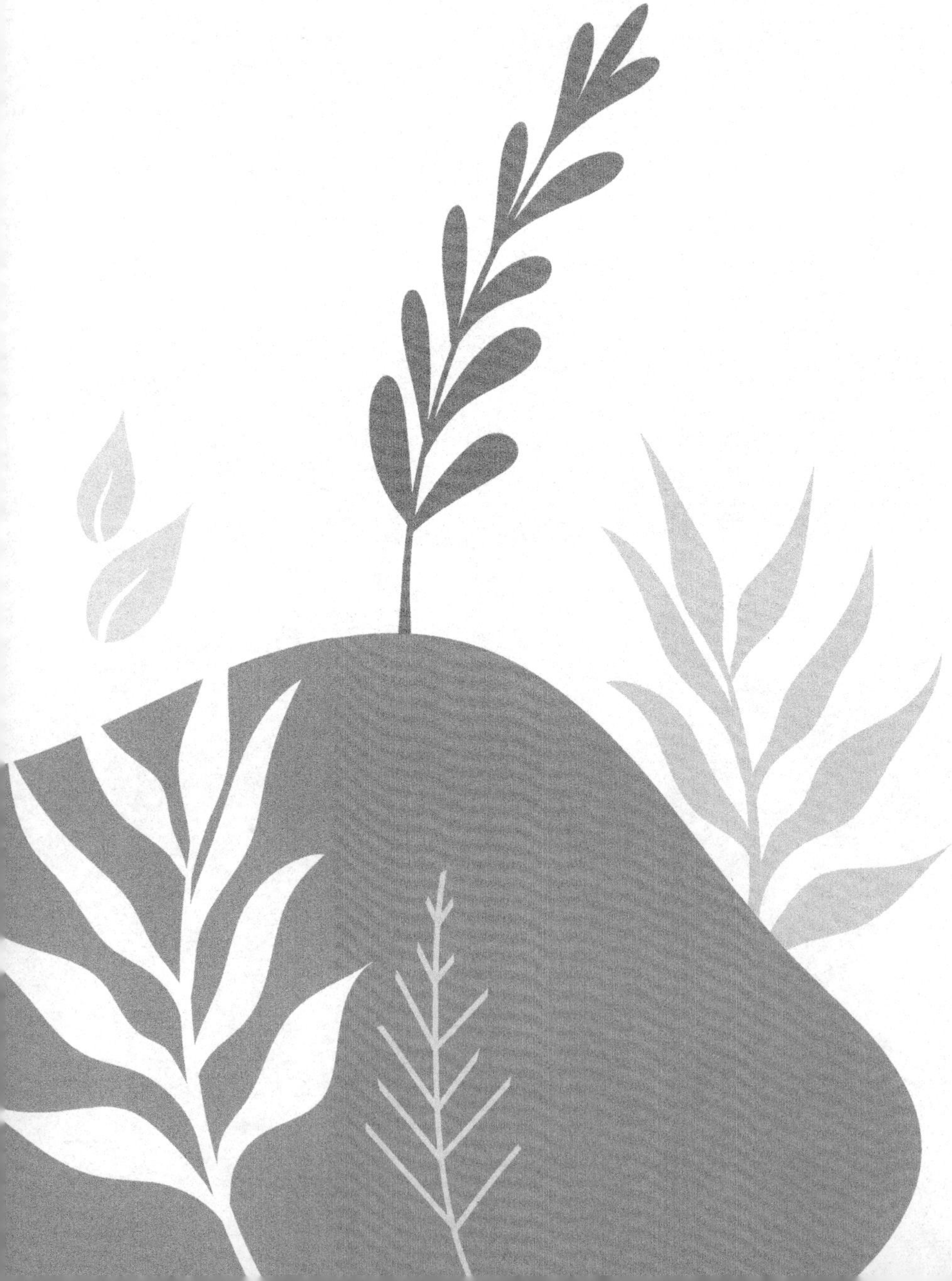

CAPÍTULO 8

LA IMPORTANCIA DE TOMAREL CONTROL SOBRE LA ALIMENTACIÓN Y CUIDAR DEL CUERPO ANTES, DURANTE Y DESPUÉS DE LA MENOPAUSIA

La salud es un estado de completo bienestar físico, mental y social, y no solamente la ausencia de afecciones o enfermedades.

Organización Mundial de la Salud

Nuestra intención en este capítulo es enfocarnos en tu salud y proporcionarte información que te ayude a adquirir buenos hábitos de alimentación y un estilo de vida más activo. Mark proporciona una base científica, centrada en la mujer, que te inspirará a tomar mejores decisiones. Yo les comparto mi experiencia personal y el éxito que he tenido en mantener mi peso después de adoptar estos cambios. Con esta información tendrás las bases para lograr que te motives a perder peso o mantener tu peso existente, enfocándote en los beneficios que esto traerá para tu salud. Una vez encuentres esta motivación y puedas establecer una rutina que se acomode a tus necesidades, verás con cuanta facilidad podrás lograr tus objetivos, ya que a medida que envejecemos, debemos estar más conscientes de que la base de nuestra salud es nuestra alimentación y el autocuidado que tengamos. Como mujeres nos lo debemos a nosotras mismas para estar lo más saludables posible.

MENOPAUSIA Y SU INFLUENCIA EN EL PESO

La transición a la menopausia ha sido asociada con un aumento de peso significativo, con un aumento promedio de 2 a 2.5 kg en tres años. De hecho, las mujeres menopáusicas tienen tres veces más probabilidades de desarrollar obesidad que las mujeres premenopáusicas (menos de cuarenta años) (Eshtiaghi *et al.*, 2010). Este aumento de peso se refleja en el abdomen la gran mayoría de las veces.

Algunos investigadores aseguran que los bajos niveles de estrógeno en la menopausia son los causantes de la obesidad (Clegg, 2012). Además, algunos estudios han demostrado que reemplazando los niveles de estrógeno y progesterona en las mujeres postmenopáusicas se puede rebajar la grasa abdominal específicamente (Munoz *et al.*, 2002).

Al menos en animales, los bajos niveles de estrógenos tienden a hacer que coman más y que se vuelvan menos activos físicamente (Xu *et al.*, 2011), de hecho, la eliminación completa del estrógeno en los cerebros de estos animales provoca deseos intensos de comer.

Como ya lo habíamos discutido en el capítulo 2, la menopausia puede llevar a un sin número de retos, entre ellos el aumento de peso. Como mujer, entiendo que este es un tema que nos afecta a todas. He visto que la mayoría de las mujeres batallamos con el peso, pero carecemos de las herramientas prácticas necesarias para controlar este problema. Este es precisamente el enfoque de este capítulo. Comencemos con algunas definiciones y conceptos básicos sobre el peso y el metabolismo. Eso establecerá una base para nuestra discusión sobre la menopausia y el peso.

Cálculos del índice de masa corporal y la tasa metabólica basal y sus usos

Es muy importante enfatizar en la influencia del peso corporal en la calidad de vida y la salud en general. Tener sobrepeso u obesidad se refiere a una cantidad excesiva de acumulación de grasa. Mientras que el peso se puede medir en libras o kilogramos simplemente en una báscula, el índice de masa corporal (IMC) es un número que determina si una persona tiene un peso saludable para su estatura. El IMC se calcula con la siguiente fórmula:

IMC = peso de la persona en kilogramos/altura del paciente en metros^2

Hay varias aplicaciones disponibles en Internet que permiten que alguien calcule rápidamente su propio IMC, siempre y cuando sepa su peso y su estatura. Para ilustrar el valor de este número, supongamos que una mujer pesa 86.1 kg; sin saber su estatura, sería imposible llegar a una conclusión con respecto a si su peso actual es saludable. Pero si sabemos que esa misma persona mide 1.89 metros, podemos calcular el IMC, que en este caso sería de 24.1 (que está entre lo normal). Por otro lado, si esa persona midiera solo 1.52 metros de estatura, su IMC sería de 37.2 (y estaría sufriendo de obesidad).

El IMC se usa para detectar categorías de peso que pueden estar relacionados con problemas de salud, pero no es un diagnóstico del porcentaje de la grasa corporal de una persona o de la salud de un individuo. A pesar de que el IMC no se correlaciona con las medidas de grasa corporales tomadas mediante métodos más confiables (grosor de pliegues cutáneos, peso bajo el agua, impedancia bioeléctrica, absorciometría de rayos x de energía dual [DXA]), sí se cree que está correlacionado de forma moderada. En otras palabras, cuanto más alto sea su IMC, probablemente más grasa tenga y mayor riesgo de tener problemas de salud. Las categorías de IMC para adultos están divididas como se muestra en la tabla 3.

Tabla 3. Categorías de IMC para adultos

IMC	Categoría de peso
Menos de 18.5	Peso bajo
18.5 a 25	Peso normal
25 a 30	Sobrepeso
30 a 40	Obesidad
40+	Obesidad mórbida

Fuente: adaptada de la página web de Centers for Disease Control and Prevention, interpretación para adultos.

En los Estados Unidos, entre 2015 y 2016, el 39.8% de los adultos eran obesos (Centers for Disease Control and Prevention, 2020). En comparación, la obesidad femenina en Colombia en 2016 fue de 26.6% y ha crecido constantemente a una tasa de alrededor del 2% anual desde 1975 (Knoema, 2016). Además, los estudios que examinan el aumento de peso de la población en Colombia han identificado un mayor aumento de la obesidad en las mujeres, en comparación con los hombres, más obesidad entre las personas que viven en áreas urbanas y más sobrepeso en quienes viven en la región Atlántica del país. Las personas mayores y más ricas también tienen una mayor probabilidad de aumentar de peso que las personas más pobres (Kasper *et al.*, 2014).

La preocupación y la atención hacia el aumento de peso excesivo se debe a que nos hemos dado cuenta de que las personas más pesadas tienen más probabilidades de sufrir de diabetes, enfermedades cardiovasculares, enfermedades degenerativas de las articulaciones y huesos, así como una variedad de cánceres. Tener sobrepeso puede, además, tener un efecto psicológico en la calidad de vida de una persona. La sociedad tiene prejuicios sobre las personas con sobrepeso y estigmatiza a estas personas. Se ha documentado que la discriminación ocurre en los ámbitos del empleo, la educación y los cuidados de salud. Además, se ha demostrado que estos comportamientos discriminatorios dificultan la pérdida de peso y facilitan su aumento en aquellas personas que ya sufren de obesidad (Puhl y Brownell, 2001).

Bajos niveles de estrógenos pueden disminuir la tasa metabólica de una mujer. La tasa metabólica o el metabolismo de una persona se refiere a todas las acciones que realiza su cuerpo para convertir alimentos en energía. Un término útil es la tasa metabólica basal (TMB), que se refiere al número de calorías que el cuerpo utiliza para mantenerse funcionando mientras descansa. Al igual que el IMC, hay varios sitios de Internet que permiten calcular la propia TMB. Necesitará saber su género, estatura, peso y edad.

Vamos a utilizar el siguiente ejemplo: una mujer de 56 años, 1.65 m de estatura y un peso de 76 kg, tiene una TMB de 1350 calorías. En otras palabras, esta mujer de 56 años necesitaría comer 1350 calorías cada día, para poder mantener su peso sin hacer ningún movimiento o ejercicio.

El ejercicio es un consumidor importante de calorías durante el día, y la TMB, por lo general, representa cerca del 60% al 75% del consumo total de calorías diario; las calorías restantes consumidas son quemadas durante cualquier actividad física; las calorías que no se usan cuando nuestro cuerpo está en reposo o durante el ejercicio se convertirán en grasa. Si una persona come más de la cantidad requerida de calorías, aumentará de peso (grasa). Si una persona consume menos calorías que la cantidad requerida, perderá peso. Es así de sencillo.

¿Cuál es una TMB promedio y cómo se compara? La TMB promedio para las mujeres en los Estados Unidos es de unas 1400 calorías y para los hombres de 1700 calorías. Para las mujeres colombianas, la TMB promedio es de 1257 calorías (Dufour et al., 1999); hay una serie de factores que intervienen en el metabolismo de una persona; la edad disminuirá la TMB de 2% a 3% cada diez años de vida, y está específicamente relacionado con una disminución de la masa corporal. Los hombres tienden a tener una TMB de 10% a 15% más alta que las mujeres, probablemente debido a su masa corporal. Las personas que viven en climas más fríos tienen una tMB más alta de aproximadamente 10% a 20% en comparación con las personas que viven en los trópicos. El ejercicio aumentará su TMB. Por último, su herencia genética puede influir en su metabolismo, ya que algunas familias, simplemente, tienen metabolismos más activos.

Conteo de calorías

Otro número *importante* con el cual debemos familiarizarnos es la cantidad de calorías requeridas para aumentar una libra de grasa (0.45 kg). Se debe consumir un exceso de 3500 calorías para aumentar (0.45 kg) de grasa. Si consume más de 3500 calorías por encima y más allá de su TMB, se esperará que aumente 0.45 kg de grasa. Sorprendentemente, esto no es difícil de hacer. Si consume cien calorías adicionales al día, en un mes; puede aumentar en ese tiempo 0.45 kg extra.

Una cucharada de mantequilla de maní, un tercio de aguacate, doce papitas fritas, un banano mediano o treinta y tres uvas sin semillas contienen, cada uno, cien calorías. Y no confunda comer sano con comer bajo en calorías. Si come cinco mil calorías de ensalada en un día puede estar consumiendo alimentos maravillosamente saludables, pero no está ingiriendo pocas calorías.

Cómo controlar tu peso

No sé cuántas de ustedes se han preguntado por qué las mujeres tendemos a aumentar de peso más fácilmente que los hombres. Una de las razones es que, con cada uno de nuestros embarazos, aumentamos de peso y no lo perdemos. El 43 % de las mujeres embarazadas aumentan más de lo recomendado en sus embarazos. Estudios sugieren que el peso ganado durante el embarazo y retenido un año después del parto está asociado con el sobrepeso décadas después del embarazo (Gunderson, 2009). La mayoría de las mujeres retendrán de 1 kg a 2.5 kg por encima del peso del embarazo después del parto. Del 15 % al 20 % de las mujeres retendrán 4.5 kg o más. Si aumentaste más del peso recomendado durante tu embarazo, retendrás de 4.5 a 5.5 kg adicionales. De hecho, casi un tercio de las mujeres que comienzan el embarazo con un peso normal terminan con sobrepeso u obesidad (Endres et al., 2015); multiplica cada uno de esos aumentos por el número de embarazos. ¡Eso suma!

Luego llegamos a los cuarenta años, generalmente ya hemos terminado de tener hijos, pero todavía cargando con exceso de peso. Nuestro metabolismo comienza a ponerse lento con nuestros cambios hormonales y ahora tenemos más aumento de peso. En pocas palabras, un metabolismo lento no permite quemar calorías tan eficientemente como lo hacía antes; en consecuencia, incluso si comemos exactamente la misma cantidad que siempre hemos comido, vamos a engordar; esto resalta la importancia de permanecer activas a medida que envejecemos, porque el ejercicio activa nuestro metabolismo. Tanto el ejercicio como el control de las porciones son esenciales para un control de peso duradero.

Sin darnos cuenta, llegamos a los cincuenta años y podemos fácilmente haber ganado 9 kg, 14 kg o incluso más. No es de sorprender que si a esta edad comenzamos a padecer colesterol y triglicéridos altos, presión arterial alta y prediabetes.

Como mujeres, debemos estar atentas a este imperceptible aumento de peso y a llevar un estilo de vida saludable, que nos ayude a mantener un peso adecuado. Ten en cuenta que el objetivo no es volverte delgada, sino reenfocarte para mantenerte saludable. Tú eres la única persona que puede controlar tus hábitos y nunca es demasiado tarde para comenzar.

El peso y la obesidad desempeñan un papel importante en muchas de nuestras enfermedades; el exceso de peso obliga a nuestros órganos a trabajar más, además, los niveles de colesterol, presión arterial y azúcar en la sangre, aumentan. Estos niveles altos pueden predisponernos a un ataque cardiaco o a un accidente cerebrovascular. Asimismo, el sobrepeso hace que nuestras articulaciones deban esforzarse más y provoca inflamación. Como resultado, desarrollamos dolores y molestias en nuestra espalda, rodillas y cadera.

Aumentar de peso no es la única forma en que la mala alimentación puede crear dolencias a medida que envejecemos, las intolerancias alimentarias son un problema común entre muchas personas a medida que envejecen. La intolerancia a la lactosa (lácteos) es común en adultos mayores; cuando nacemos, todos producimos en los intestinos una enzima llamada lactasa, que nos ayuda a descomponer el azúcar de la leche en moléculas más pequeñas, para que el cuerpo pueda absorberla; en la mayoría de los casos, la producción de lactasa en el cuerpo comienza a disminuir después de aproximadamente dos años, porque uno se vuelve menos dependiente de los lácteos en la nutrición. Si bien hay una serie de enfermedades que pueden causar intolerancia a la lactosa (por ejemplo, colitis ulcerosa, enfermedad de Crohn, enfermedad celiaca), el envejecimiento natural también puede causarla. Los síntomas pueden incluir heces blandas, distensión abdominal, dolor, flatulencia y náuseas. La prevalencia de la intolerancia a la lactosa varía ampliamente entre las poblaciones: las estimaciones varían de 36 % en los Estados Unidos al 80 % en Colombia (Storhaug et al., 2017). En mi caso, noté que, una vez que llegué a los cincuenta, ya no podía disfrutar de la leche de vaca ni el café, porque me causan dolor de estómago. La avena, la pasta, la harina, el pan y otras fuentes de gluten, me causan picazón en todo el cuerpo.

A medida que nuestros órganos envejecen y nuestros sistemas cambian la forma como procesan ciertos alimentos, necesitamos adoptar cambios en nuestros hábitos de alimentación y en nuestro estilo de vida, y así impedir que nuestra salud se deteriore.

Es importante que escuchemos nuestro cuerpo y que comamos alimentos que nos hagan sentir mejor. Así como le prestamos atención a los ruidos que hace nuestro auto, estamos pendientes de su mantenimiento y tratamos de llenarlo solo con gasolina extra, para hacer que funcione bien, también debemos prestar atención a nuestro cuerpo, comiendo mejores alimentos y no ignorando los síntomas cuando no nos sentimos bien. A medida que pasa el tiempo, no deberíamos sorprendernos de que necesitemos adquirir nuevos hábitos y sustituir diferentes alimentos que ya no podemos tolerar. Después de todo, al igual que con el auto, en la menopausia ya no estamos como si acabáramos de salir del concesionario, en cambio hemos ganado un kilometraje considerable.

Otro concepto que merece ser mencionado es el papel de la inflamación en el aumento de peso, la salud y la menopausia. Mientras que muchas de nosotras nos imaginamos una coyuntura hinchada o un área de la piel, cuando alguien menciona inflamación, aquí aprenderemos otras formas en las que puede presentarse. Veremos cuán importante se vuelve este concepto con respecto al control de peso y al manejo de muchos de los síntomas que aparecen con la edad.

INFLAMACIÓN Y MENOPAUSIA

La inflamación tradicionalmente se refiere al papel que desempeña el sistema inmune en respuesta a una lesión o infección. Por esta respuesta el cuerpo se reparará y sanará él mismo. Si se lastima la rodilla o desarrolla una infección viral, la inflamación que sigue se conoce como *aguda*, lo que significa que ocurre inmediatamente y resolverá el problema con bastante rapidez, por lo general dentro de las dos semanas siguientes. La inflamación crónica ocurre cuando el cuerpo está continuamente expuesto a algún ataque, como cambios hormonales, dieta deficiente, estrés o toxinas como el humo del cigarrillo. En este caso, el cuerpo establece un mecanismo de defensa contra el agente infractor, pero no acaba con la inflamación porque la causa (sustancia o hábito) no se va. El dolor, la inflamación de las articulaciones, la fatiga, el aumento de peso, el estreñimiento, la diarrea, el reflujo, el insomnio y la depresión o la ansiedad pueden ser síntomas de inflamación *crónica* y durar más de seis semanas. De hecho, la inflamación crónica se ha relacionado con enfermedades cardiacas y accidentes cerebrovasculares, así como con algunos tipos de cáncer (National Institutes of Health y National Cancer Institute, 2015).

La inflamación prolongada también puede ralentizar el metabolismo de la grasa y glucosa en las células de grasa, músculo e hígado. Además, los niveles de estrés también pueden influir en el desarrollo de la inflamación del cuerpo. Es ampliamente reconocido que el sistema nervioso se comunica con y modula el sistema inmune.

La inflamación o las afecciones relacionadas con la inflamación no se pueden diagnosticar con una sola prueba. Los marcadores de análisis de sangre no son específicos y, aunque pueden ayudar a diagnosticar la inflamación, no indican con precisión cuál puede ser la causa. Entre algunos de los análisis de sangre que por lo general se ordenan están: la electroforesis de proteínas séricas (*serum protein electrophoresis*, SPE), la proteína C reactiva (*Creactive protein*, CRP) y la tasa de sedimentación eritrocítica (*Erythrocyte sedimentation rate*, ESR). Si quiere saber si tiene inflamación, puede hacerse estos exámenes, pero tenga en cuenta que, aunque ellos pueden determinar si tiene inflamación, no identificarán de dónde proviene. Por esta razón, sería mejor si trata de seguir una dieta antinflamatoria como la que mencionaremos más adelante.

El estrógeno es conocido por proteger las articulaciones y reducir la inflamación. Durante la menopausia, a medida que disminuyen los niveles de estrógeno, el riesgo de osteoporosis y osteoartritis aumenta. El dolor en las articulaciones asociado con la menopausia es característicamente peor en la mañana y tiende a disminuir a lo largo del día. El dolor se describe como rigidez, hinchazón, dolor punzante e incluso como una sensación de ardor. Las articulaciones que por lo general se ven afectadas son el cuello, la mandíbula, los hombros, las muñecas, los codos y la cadera. El bajo nivel de estrógeno también se ha sido asociado con un cambio en los procesos de pensamiento del cerebro; se cree que actúa alterando el sistema inmune; bajos niveles de estrógeno como aquellos encontrados en la menopausia han sido correlacionados con el deterioro cognitivo e incluso el desarrollo de demencia (Au *et al.*, 2017). Un posible mecanismo para esta asociación puede ser la inflamación que ocurre en el cerebro debido a la respuesta del sistema inmune a los bajos niveles de estrógenos.

Otro desencadenante de la inflamación crónica puede ser la dieta que seguimos. Algunos de los alimentos que se cree que causan inflamación incluyen carbohidratos refinados (pan blanco y tortas), alimentos fritos, gaseosas y otras bebidas azucaradas, queso, productos lácteos, carnes rojas, carnes procesadas y margarina, manteca o manteca de cerdo. Se cree que, más allá del simple aumento de calorías que producen estos alimentos, lo cual contribuye al aumento de peso, algunos de los componentes pueden causar de forma directa inflamación.

Mientras que un enfoque para reducir la inflamación podría ser simplemente no ingerir comidas que le causen inflamación, también puede asumir un rol más activo al comer alimentos que reducen la inflamación. Estos alimentos incluyen tomates, aceite de oliva, vegetales de hoja verde, almendras, nueces, pescados grasosos (salmón, sardinas, atún), frutas (como las fresas, arándonos, cerezas y naranjas), los granos enteros, hierbas y especias como la cúrcuma y el ajo también son beneficiosos. Cada uno de estos alimentos parece ser rico en antioxidantes y polifenoles. Los polifenoles son compuestos protectores que se encuentran en las plantas. Este tipo de dieta proantiflamatoria es un enfoque saludable para la salud del corazón y se conoce comúnmente como dieta mediterránea.

El interés por la dieta mediterránea comenzó en los años sesenta, cuando se observó que las personas que vivían en Grecia e Italia tenían menos enfermedades cardiacas que las personas que vivían en los Estados Unidos. Los estudios han respaldado la observación entre la dieta y los muchos beneficios para la salud de sus seguidores. De hecho, la Organización Mundial de la Salud reconoció la dieta mediterránea como un patrón de alimentación sana y sostenible (Organización Mundial de la Salud, 2018). Si bien no existe una definición única de la dieta, esta se concentra en la ingesta de frutas, verduras, granos integrales, nueces, semillas y aceite de oliva. Lácteos, aves de corral, huevos y mariscos también son componentes importantes de la dieta. Asimismo, la dieta sugiere limitar el consumo de carne roja.

La inflamación puede crear un círculo vicioso de lucha contra el peso. No cambiar nuestros hábitos de alimentación puede provocar inflamación, que a su vez puede causar dolor crónico. El dolor limitará nuestra movilidad y empeorará aún más nuestro aumento de peso. Exceso de peso e inflamación determinan cómo nos sentimos. Sentirse mal comúnmente conduce a sufrir de ansiedad y depresión. Esto nos hará comer más de la cuenta para liberar estrés, aunque no tengamos hambre, como resultado, comenzaremos a sentirnos, vernos y actuar como si tuviéramos más edad de la que realmente tenemos. Es importante que reconozcamos este ciclo y lo rompamos.

Como Mark mencionó antes, hay varias cosas que podemos hacer para disminuir nuestra inflamación. En mi caso, comencé a experimentar dolores en mi cuerpo, especialmente en mis articulaciones (rodillas, huesito de la alegría, manos y cuello). Adopté una dieta basada en grasas buenas (aceite de oliva, aguacate) y en la dieta mediterránea, incluyendo pescado rico en omega3, como salmón, atún y sardinas, los cuales se ha demostrado que reducen la inflamación. También comencé a comer más nueces y aceitunas, verduras de hojas verdes oscuras, como espinaca, brócoli y col rizada, que son buenas fuentes de vitamina E y que tienen propiedades antinflamatorias.

Adoptar una dieta libre de gluten también me ayudó. Después de leer cómo el gluten y la carne roja pueden contribuir a la inflamación, decidí eliminar totalmente el gluten y la carne roja de mi dieta. En dos semanas, aproximadamente, comencé a sentirme mejor. Aún sigo esta dieta, con algunas excepciones de vez en cuando. Lo más importante para mencionar es que los dolores desaparecieron. Para aquellas de ustedes que sufren de dolor, las invito a que consideren limitar el consumo de gluten en sus dietas (véase el apéndice al final del capítulo). ¡No se arrepentirán! Hay muchos productos libres de gluten en los supermercados, pero los evito debido a su alto contenido calórico.

¿DEJAR EL GLUTEN? LOS HECHOS Y LA FICCIÓN

El gluten es algo que se encuentra en muchos cereales, en particular en el trigo; en realidad consiste en un grupo de proteínas y técnicamente se encuentra solo en el trigo, la cebada, el centeno y la avena (Biesiekierski, 2017). Es una sustancia que se encarga de dar la textura elástica a la masa de pan. Las personas intolerantes al gluten no pueden descomponer la proteína durante el proceso de digestión. Como con la mayoría de las afecciones, esta intolerancia puede variar, desde una sensibilidad al gluten muy leve hasta una afección grave llamada enfermedad celiaca. Se estima que entre el 6% y 10 % de la población general sufre de sensibilidad al gluten, mientras que entre el 1% y 2% de la población sufre la verdadera enfermedad celiaca.

El interés en evitar el gluten se debe a su asociación con trastornos inflamatorios, inmunológicos y autoinmunes. La enfermedad celiaca clásica por lo general se reconoce de forma temprana, entre los seis meses y los dos años de edad. La distensión abdominal, la diarrea, la pérdida de apetito y la falta de crecimiento son los síntomas más comunes. Las intolerancias no clásicas son más comunes en las personas mayores, en ellos los síntomas pueden ser leves e involucrar cualquier parte del cuerpo o pueden no presentarse síntomas en absoluto (Fasano, 2005).

La confusión que rodea a la adopción de una dieta libre de gluten es que la mayoría de las personas que tienen sensibilidad al gluten, pero no sufren de enfermedad celiaca se autodiagnostican; en otras palabras, las personas que tienen intolerancia al gluten solo con adoptar una dieta libre de gluten empiezan a sentirse mejor y concluyen que son intolerantes al gluten. Es interesante notar que, en un estudio, cuando esas personas intolerantes al gluten autodiagnosticadas se alimentaron con gluten, no hubo evidencia de que los síntomas gastrointestinales, la inflamación intestinal o la fatiga retornaran (Biesiekiers *et al.*, 2013).

En cambio, si se tiene la enfermedad celiaca, nunca se podrá comer gluten, porque se presentarán los síntomas que nombramos anteriormente, y se necesitarán exámenes específicos para diagnosticar la enfermedad. En cuanto a seguir una dieta libre de gluten para bajar de peso, no hay evidencia de que eliminar el gluten de la dieta haga perder peso. Si bien es cierto que si no come alimentos que contienen gluten (como pan, pandebono, pasta) y no los reemplaza con otros alimentos perderá peso, esto se deberá exclusivamente a la reducción de calorías. Tenga en cuenta que muchos alimentos sin gluten tienen muchas calorías.

Piénsalo, puedes comer una bolsa entera de azúcar y aunque no estás comiendo gluten es muy alto en calorías.

Además, los alimentos que contienen gluten son ricos en fibra y ciertas vitaminas, y no es necesario evitarlos si no se es alérgico o sensible. Dejar el gluten y no ajustar su dieta puede provocar deficiencias de vitaminas, como la B12, el ácido fólico, la vitamina

D, de hierro, magnesio, calcio y zinc. Si sospecha que el gluten es un problema para usted, puede solicitar un análisis de sangre con su médico (*Tissue Transglutaminase IgA antibody Test, Deamidated gliadin peptide Test o IgA endomysial antibody Test*). También hay algunas pruebas genéticas disponibles (HLA-DQ2 y HLA-DQ8) que permiten descartar la enfermedad celiaca como causa de sus síntomas. Sin embargo, estas pruebas no son útiles para diagnosticar la intolerancia al gluten.

Interés en perder peso

Como la mayoría de las cosas en la vida, nada es imposible. La pérdida de peso es un tema que trae una serie de sentimientos encontrados. Como mujeres, todas hemos batallado con el peso mientras perseguimos nuestras propias visiones de lo que creemos que es un cuerpo perfecto. A pesar de tener muy buenas intenciones, a menudo carecemos de las herramientas necesarias para comenzar y continuar un programa con el que podamos lograr una pérdida de peso duradera. La falta de éxito y estímulo conducen a la frustración. Esto hace que nos desanimemos rápidamente y pospongamos o abandonemos nuestras intenciones de perder peso. Debemos superar este miedo al fracaso, identificando claramente nuestros objetivos para mejorar nuestra salud y bienestar, y solo entonces tendremos éxito. Perder peso y mejorar tu apariencia será posible durante este proceso, pero recuerda comenzar prestando atención a mejorar tu salud, por medio de las elecciones de alimentos correctas y realizando ejercicio.

Descubrí mi propia motivación después del parto de mis hijos, a los 35 años. Había aumentado 24.5 kilos durante mi embarazo y no sabía por dónde comenzar. Sabía que estaba a una edad crítica para perder peso, y la verdad mi deseo de hacerlo era más por estética, para lucir mejor, que por evitar problemas de salud.

Comencé eliminando los carbohidratos refinados (comida chatarra), reduje el tamaño de mis porciones y empecé a cenar antes de las seis de la tarde. También comencé a hacer pilates y yoga, para ayudar a aplanar mi estómago y perder peso. A medida que han pasado los años, he adoptado una serie de estrategias para mantener mi peso y entrar en la menopausia de manera saludable. Ahora, a los 55 años, no me arrepiento de haber adoptado este enfoque proactivo para el control de peso, al darme cuenta de que muchas enfermedades surgen o empeoran debido al exceso de peso.

Los beneficios de la pérdida de peso incluyen una gran mejora en tu salud general, tu autoestima, disfrutar de una mejor calidad de vida, comprar y usar diferentes tipos de ropa, aunque puedes tener otras razones para comenzar tu proceso; sin embargo, el objetivo final será perder peso para mejorar tu salud. También es importante proceder poco a poco, porque las dietas o rutinas demasiado severas mostrarán un resultado inmediato, pero rara vez estos son duraderos. Las llamadas dietas yoyo, donde pierdes y subes de peso una y otra vez, son un enfoque poco saludable y exitoso. Lento y constante se gana la carrera o, como decimos nosotros, despacio y con buena letra.

Una vez que decidas comenzar, te sugiero que te peses el primer día, siempre pésate a la misma hora del día, sin ropa y antes de comer, yo lo hago antes o después de bañarme. Esto proporcionará una comparación justa cada vez que lo hagas. Luego, hazlo una vez a la semana. Aunque es tentador pesarte diariamente, debes tomar un periodo más largo para medir los cambios reales. Una vez que comiences a perder peso, esto te ayudará a estar motivada.

Si descubres que no has perdido peso después de una semana, no abandones los cambios positivos que has realizado en tus hábitos de alimentación y de ejercicio. Evitar las tentaciones y no hacer trampa es crucial en las primeras semanas, todas encontramos que los primeros dos kilogramos son los más difíciles de perder. Confía en mí, se hace más fácil a medida que te acostumbras.

No te compares con nadie. La pérdida de peso es algo individual. Cada persona lo hace a su propio ritmo. Lo importante es que persistas.

Como lo había comentado en la introducción, me gusta referirme al enfoque de pérdida de peso como un "cambio de hábitos" y no como una dieta. La palabra dieta connota aguantar hambre y tener opciones limitadas de alimentos, psicológicamente suena como una camisa de fuerza; este es un concepto equivocado, de eso no se trata. Se trata de cambiar tu mentalidad y que establezcas metas realistas de salud, que esperas alcanzar al perder peso. Una vez adoptes estos nuevos hábitos, se convertirán en un estilo de vida, los cuales modificarás y mejorarás con el paso de los años.

Y los resultados más positivos serán los cambios saludables que experimentarás en tu cuerpo, tu mente y tu espíritu. Te estarás preguntando cómo comenzar. Una vez hayas decidido perder peso:

1. Establece una meta realista de la cantidad de peso que deseas perder. Utiliza el cálculo del IMC para determinar cuánto peso deberías perder para alcanzar un IMC entre 20 y 25. Siempre aconsejo perder una cantidad que te haga ver y sentir bien, ya que a esta edad la pérdida de peso exagerada puede hacer que tu piel (sobre todo de la cara) cuelgue, luzcas como si estuvieras enferma o te sume edad. En promedio, perder de 0.5 a 1 kilogramo por semana es una meta realista.
2. Luego, dirígete a tu despensa y busca toda la comida chatarra que tengas y sácala de tu casa.
3. No compres comidas rápidas o preparadas. Vivimos en un mundo en el que tenemos más actividades para hacer que el tiempo necesario para hacerlas. Mientras tratamos de acomodar todo, a menudo nos encontramos sacrificando la cocina casera por la comodidad de comidas preparadas y comidas rápidas; si bien esto nos ahorra un poco de tiempo, esas comidas también están llenas de calorías. En mi caso, no consumo comidas rápidas o comidas preparadas, aunque admito que gasto un poco más de tiempo cocinando, prefiero esto al ver los beneficios de salud, en mí y en el resto de mi familia.

4. Crea un menú de comidas que te gusten a ti y a tu familia. No solo será más fácil planificar tus comidas, sino que también te ayudará a crear una lista para el supermercado. Y cuando vayas a mercar, ¡sigue la lista! Esto te ayudará a no comprar por impulso y llevar a tu casa comida que no necesitas. Las comidas cocinadas en la casa te van a ayudar a satisfacer tu apetito y no estarán cargadas de calorías extra e innecesarias. También descubrirás que ahorrarás dinero evitando comprar comidas procesadas y comidas preparadas.
5. Conviértete en una lectora de etiquetas. Presta especial atención al tamaño correcto de las porciones y a las calorías del producto. De esta forma evitarás comprar comida con exceso de calorías. No te obsesiones contando calorías, pero sí es muy importante que tengas una idea de las calorías que consumes en tus comidas.
6. Si tienes que fritar, usa aceite de oliva extra virgen. El aceite de oliva extra virgen sirve para freír en sartén no solo a 120 °C, sino también a 160 °C. Los aceites se describen frecuentemente por su punto de humeo, esta es la temperatura a la que el aceite comienza a arder y a ahumarse. El aceite de oliva extra virgen tiene un punto de humeo de 210 °C. De hecho, investigadores australianos han reportado que, en comparación con otros aceites comúnmente utilizados para cocinar, el aceite de oliva extra virgen es el aceite más seguro y estable cuando se calienta a temperaturas para saltear,

freír y hornear (De Alzaa *et al.*, 2018).

7. Una vez que hayas creado tu menú, ve al supermercado y compra comida a conciencia. ¿Qué quiere decir esto? Si prestas atención al diseño de la mayoría de los supermercados, vas a encontrar que las frutas, vegetales, carnes y productos lácteos están localizados en la periferia del supermercado. Los artículos con mayor contenido calórico, como los azúcares, los alimentos procesados, envasados y para hornear se encuentran en los pasillos del centro. Trata de enfocar la mayor parte de tus compras conscientemente hacia la periferia del supermercado, donde están los productos más sanos.
8. Solo entra a los pasillos del centro cuando necesites algo específico. Evita comprar comidas procesadas o enlatadas, recuerda siempre esto: cuantos más colores tenga tu carro del supermercado más saludable vas a comer.

Cambios que puedes adoptar

A continuación, quiero describirte algunos cambios simples que hice para mejorar mis hábitos de alimentación, puedes adoptarlos fácilmente y te pueden ayudar a reducir tu peso de forma permanente.

- Come porciones pequeñas al desayuno, el almuerzo y la cena. Puedes complementar con snacks de fruta, vegetal, yogur o queso, cada dos horas entre comidas, para evitar tener hambre. En este momento no necesito hacer esto, ya que cuando te acostumbras a comer menos, necesitas comer menos veces al día y no vas a sentir hambre.

- En mi caso, desayuno a las ocho de la mañana, puedes comer alguna fruta o yogur a las diez de la mañana, si tienes hambre.
- Almuerzo a las doce del mediodía, puedes comer vegetales, yogur o queso entre las dos y las tres de la tarde si sien tes hambre.
- Cena, trato de comer no más tarde de las seis de la tarde (especialmente carbohidratos) y como una guayaba, un kiwi o una naranja, después de la comida. Elegí una fruta alta en vitamina C porque ayuda a la producción de colágeno y me jora la elasticidad de la piel.
- Trata de no comer nada entre comidas si no tienes hambre, al principio vas a necesitar hacerlo, pero luego esta necesidad desaparecerá.
- Es una idea errónea pensar que el simple hecho de comer después de cierta hora por la noche conduce al aumento de peso. Los estudios han demostrado que, lo que hace que una persona que come tarde aumente de peso es que tiende a consumir más calorías totales que quienes comen temprano. De hecho, se ha comprobado que las personas que comen entre las once de la noche y las cinco de la mañana consumen casi quinientas calorías más que quienes cenan temprano (Gluck *et al.*, 2008).
- Cuando te sirvas, usa un plato pequeño y no repitas. Si todavía tienes hambre y deseas comer algo más, solo escoge lo que quieres sin repetir de todo otra vez.

- Come despacio. Esto te da tiempo para saborear tu comida y le permite a tu cerebro registrar que estás llena. A tu cerebro le toma unos veinte minutos reconocer que estás llena.
- Evita comer emocionalmente. No comas como un desahogo porque estás triste, aburrida o ansiosa. Evita comer cuando no tengas hambre.
- Siempre ten a tu alcance pasabocas crujientes (tallitos de apio, zanahoria, manzana). Comparados con alimentos más blandos, tardas más en masticar los alimentos crujientes, hacen que tu mandíbula trabaje más y también producen más ruido, lo que ha demostrado limitar el consumo, debido a que nos hace más conscientes de que estamos comiendo. Si los tallitos de zanahoria que estamos comiendo están generando mucho ruido, estaremos menos propensas a comer porciones más grandes.
- Si tienes debilidad por algún alimento. No lo compres. Si no lo tienes en la casa, estarás evitando la tentación de comerlo.
- Toma agua en abundancia. Aunque no es mi favorita, encuentro que es más sabrosa tomarla cuando la consumo con algunos arándanos o con otra fruta. Es una creencia común que debes beber de seis a ocho vasos diarios de agua. Esta idea parece haberse originado a partir de una declaración de la Junta de Alimentos y Nutrición de los Estados Unidos en 1945, que recomendó consumir 2.5 litros de agua diarios. Curiosamente, esta

recomendación no se basó en ninguna investigación; además, establece que la mayor parte de esa agua debe provenir de fuentes alimenticias. Si sigues una dieta regular y tomas agua con las comidas, ¡ya estarás consumiendo unos dos litros de agua!

- Aumenta el consumo de frutas y vegetales, pero ¡no te excedas!
- Ten en cuenta que la mayoría de las frutas tienen un promedio de cien calorías por porción. El tamaño de una porción de fruta es aproximadamente una taza de fruta fresca o la mitad de la taza de fruta enlatada. La verdura no puede medirse de la misma forma, debido a que dada la naturaleza de los vegetales el tamaño de la porción no se puede comparar.
- Limita el consumo de alcohol, debido a que este contiene numerosas calorías, si quieres ingerirlo, elige uno que tenga bajas calorías.

Modifica malos hábitos de alimentación

Si bien es importante que todas adoptemos buenos hábitos de alimentación, también es necesario que reconozcamos nuestros malos hábitos, para poder corregirlos. La mayoría de nosotras no nos damos cuenta cuando hacemos cosas que pueden ser contraproducente para llevar un estilo de vida saludable. Trata de realizar estas simples modificaciones:

- Busca una fruta o verdura como refrigerio, en lugar de comida empacada o comida chatarra.
- No comas ni pruebes mientras cocinas. Es muy fácil

probar la comida que estamos cocinando para asegurarnos de que la estamos condimentando correctamente, pero así podemos terminar consumiendo casi una segunda cena.

- Elimina las gaseosas y jugos envasados. Toma agua o jugos de fruta fresca. Presta atención a la cantidad de azúcar que se encuentra en tus jugos o pulpas "saludables". Tomar agua a lo largo del día te ayuda a mantenerte llena. Es un buen hábito para adoptar y mantener.
- Come más proteína. Las proteínas tienden a hacerte sentir llena por más tiempo y se digieren más lentamente que los carbohidratos. Buenas fuentes de proteína animal son: la carne de res, cerdo, pollo, huevos, queso y yogur. Buenas fuentes de proteína vegetal son: los fríjoles, lentejas, garbanzos y nueces.

Si vas a comer un pasaboca, no comas directamente del paquete. Sirve una porción pequeña en un plato, esto te ayudará a controlar el tamaño de tu porción. Cierra el paquete y guárdalo para que no tengas la tentación de seguir comiendo hasta que lo hayas terminado. Es muy fácil acabar con un paquete cuando estás distraída viendo televisión en la noche o los fines de semana.

Qué hacer si has dejado de perder peso

Esto ocurre comúnmente a medida que disminuimos nuestro consumo de calorías; para continuar reduciendo nuestro peso, necesitamos reducir aún más nuestras calorías. Por ejemplo, si estabas comiendo 2500 calorías diarias antes de que comenzaras a cambiar tus hábitos y luego redujiste tus calorías a 1800 diarias, vas a rebajar de peso; una vez que alcanzas ese peso manteniendo un consumo de 1800 calorías, dejarás de perder peso. Si continúas mermando el consumo de calorías aún más (o aumentas la intensidad de tu ejercicio), vas a continuar perdiendo peso, hasta que llegues a un peso en el que necesites ajustar la cantidad de calorías y ejercicio basado en tu nuevo peso. Si no puedes rebajar más el número de calorías, aumenta la intensidad de tu ejercicio; haz esto hasta que llegues al peso deseado y así evitarás estancarte.

LECTURA DE ETIQUETAS

Casi todos los países exigen la etiqueta de nutrición que se encuentra en la mayoría de los alimentos envasados. Ponerles etiquetas a las comidas empacadas se exigió por primera vez en 1990, en virtud de la Ley de Etiquetado y Educación Nutricional (*Nutrition And Education Labeling Act*). Además de insistir en que los alimentos provean sus contenidos nutricionales, también estandarizó el uso de términos como "bajo en grasa" (*low fat*) y "ligero" (*light*). La información que aparece en las etiquetas tiene como objetivo proporcionar al consumidor datos sobre qué nutrientes están contenidos en el producto. Leyendo las etiquetas, se pueden comparar dos productos similares y tomar algunas decisiones saludables.

Si bien hay mucha información en la etiqueta, hay algunas pautas que pueden hacer que sea más fácil de entender y así podrá concentrarse más rápido en los detalles pertinentes para usted. Para nuestra discusión, vamos a utilizar la etiqueta de la figura 6 como ejemplo.

Figura 6. Ejemplo de etiqueta nutricional

Información nutricional	
8 porciones por envase **Tamaño de porción**	2/3 de taza (55 g)
Cantidad por porción Calorías	**230**
	% de valores diarios*
Grasa total 8 g	**10 %**
Grasa saturada 1 g	**5 %**
Grasas trans 0 g	
Colesterol 0 mg	**0 %**
Sodio 160 mg	**7 %**
Carbohidratos totales 37 g	**13 %**
Fibra 4 g	**14 %**
Azúcares 12 g	
Incluye 10 g de azúcares añadidas	**20 %**
Proteína 3 g	
Vitamina D 2 mcg	10 %
Calcio 260 mg	20 %
Hierro 8 mg	45 %
Potasio 235 mg	6 %

* Los porcentajes de los valores diarios (VD) le indican qué cantidad de un nutriente específico le proporciona una porción de comida a su dieta diaria. Las recomendaciones nutricionales generales se basan en una dieta de 2000 calorías diarias.

Fuente: traducida de US Food and Drug Administration, 2019.

1. Comencemos con el tamaño de la porción. Esto se refiere tanto a la cantidad que las personas suelen consumir de una sola vez, como a la cantidad de porciones en el paquete; en este caso, el tamaño de la porción es de 2/3 de taza (55 gramos) y el paquete completo contiene 8 porciones. Tenga en cuenta que esto puede ser diferente al tamaño de una porción. El tamaño de la porción se refiere a la cantidad de alimento que decide comer en un determinado momento, su porción puede tener el tamaño de varias porciones tal como se definen en la etiqueta. La bandeja paisa que se ordena en un restaurante, llena hasta el borde, junto con un chicharrón que cuelga del plato, no es el tamaño de una porción. Esa es la porción que el restaurante elige para servir.

¿Cómo puedes estimar el tamaño de una porción?

Si bien no es preciso, es posible estimar el tamaño de una porción para cada grupo de alimentos.

Para alimentos a base de proteínas: una porción es aproximadamente del tamaño que cabe en la palma de la mano, del tamaño de una baraja de cartas o del tamaño de tu chequera.

Para los productos lácteos: una porción es como una taza de yogur, que es aproximadamente del tamaño de tu puño; una porción de queso es del tamaño de una pelota de golf.

Una porción de vegetales es aproximadamente del tamaño de una pelota de béisbol.

La fruta fresca debe ser similar al tamaño de una pelota de tenis, mientras que la fruta seca aproximadamente del tamaño de un huevo. Si comes granos cocidos, la porción debe ser del tamaño de una pelota de tenis.

Las grasas agregadas, como la mayonesa o el aceite de oliva, deben tener aproximadamente el tamaño de tu dedo pulgar. Recuerda que uno de los principales errores en el seguimiento de tu consumo de calorías es subestimar el tamaño de la porción. Medir las porciones siempre va a ser más preciso que adivinar; compra una balanza de cocina digital para obtener las cantidades adecuadas. Usa tazas o cucharas medidoras estándares para determinar el tamaño de líquidos o cantidades de sólidos como el cereal; si crees que has reducido tus calorías y aún no estás perdiendo peso, lo más probable es que estés mal cuántas calorías estás comiendo.

2. Luego, hay que averiguar cuántas calorías hay en una sola porción, usando nuestro ejemplo, hay 230 calorías en una porción de 55 gramos o 2/3 de taza. Independientemente de qué clase de dieta está tratando de seguir, si está interesada en controlar su peso, las calorías son lo que debe buscar en la etiqueta.

3. El porcentaje de valores diarios se refiere al porcentaje de nutrientes que una porción de comida suministra para todo un día; esto se basa en una dieta de 2000 calorías. Recuerde, sus calorías diarias pueden ser menos que eso.

De nuevo, usando nuestro ejemplo, una porción de este producto tiene 160 mg de sodio o el 7% del requerimiento diario en una dieta de 2000 calorías. No siempre es necesario que consuma exactamente el 100% del valor diario durante el día, sería beneficioso no acercarse al 100% de sodio, colesterol, grasas trans y grasas saturadas; en general, es aconsejable consumir cantidades más altas de vitaminas, fibra y minerales.

4. La grasa total se refiere a la suma de todos los diferentes tipos de grasa contenidos en el producto. En nuestro ejemplo, la etiqueta indica que el producto contiene 8 gramos de grasa. Esto incluye grasas saturadas, grasas polinsaturadas grasas monoinsaturadas y grasas trans. La grasa es una fuente necesaria de energía en nuestras dietas; de hecho, las grasas contienen aproximadamente el doble de calorías, comparadas con la misma cantidad de proteínas o carbohidratos.

Debido a su alto contenido calórico, consumir demasiadas grasas conduce fácilmente a la ganancia de peso. Es importante saber el total de grasa contenido en cualquier producto, pero es igualmente importante saber cuáles de esas son grasas saludables y cuáles no.

La mayoría de las grasas en nuestra dieta provienen de grasas saturadas. Las grasas saturadas son sólidas a temperatura ambiente y generalmente son de origen animal, como la mantequilla, productos lácteos de leche entera, aceite de coco, grasa de carne de res y manteca de cerdo. Consumir muchas grasas saturadas aumenta el riesgo de padecer enfermedades cardiacas y es recomendable limitar su consumo a entre 5% y 6% del total diario de calorías o unos 13 gramos (American Heart Association, Saturated Fat).

Las grasas trans son consideradas las más peligrosas de todas, estas se encuentran en alimentos procesados y manufacturados para ser sólidos a temperatura ambiente, a veces, en las etiquetas se incluye "hidrogenada" o "parcialmente hidrogenada" con lo cual se informa la presencia de grasas trans. Es mejor evitar este tipo de grasas por completo y esto significa evitar alimentos procesados y fritos.

Las grasas monoinsaturadas se denominan grasas buenas, estas son líquidas a temperatura ambiente y son derivados de fuentes vegetales, como las aceitunas, nueces, sésamo y aguacate. Estas grasas son beneficiosas porque reducen su LDL (colesterol malo). Las grasas saturadas y trans saturadas, por otro lado, tienden a aumentar sus niveles de LDL.

Las grasas poliinsaturadas también son grasas saludables y pueden ser de origen animal o vegetal. Los ácidos grasos omega-3 y omega-6 son ejemplos de grasas poliinsaturadas, reconocidas por reducir el riesgo de enfermedades cardiovasculares. Se recomienda que del3 % al 10% de sus calorías diarias provenga de estas. Buenas fuentes de estos tipos de grasa son el salmón, el atún, las sardinas, las nueces y las semillas de chía.

Según las recomendaciones actuales, el consumo de grasas diarias debe limitarse a solo el 30% de su consumo total de calorías, y de esas, solo el 10% debería provenir de grasas saturadas y ninguna de grasas trans. Para hacer el cálculo, se debe recordar que 1g de grasa contiene 9 calorías. Si está llevando una dieta de 2000 calorías al día, 30% de estas deberían provenir de grasas (2000 × 0.30 = 600 calorías). Entonces, como 1g de grasa contiene 9 calorías, 600 calorías dividido 9 equivalen a 66g de grasa; este debería ser el consumo total de calorías diarias en relación con las grasas. La etiqueta del ejemplo contiene 8 gramos de grasa total, lo que está por debajo de la cantidad máxima permitida de 66g, y tiene 0 grasas trans, lo que cumple con las pautas dadas.

5. El colesterol en la etiqueta se reporta en miligramos. En nuestra etiqueta es de 0 mg. El colesterol es una sustancia cerosa parecida a la grasa que el hígado produce de forma natural en nuestro cuerpo y en el de otros animales. El cuerpo en realidad produce más colesterol del que requiere, así que, estrictamente hablando, no es necesario consumir colesterol. Este puede encontrarse en productos de origen animal, como la crema de leche, la leche, la mantequilla, el helado, las yemas de huevo, los mariscos (como langosta y camarones), la carne de res grasosa, las carnes curadas (como la tocineta, los embutidos, las salchichas y los chorizos).

Las recomendaciones actuales sobre el consumo de colesterol son de no más de 300mg diarios, y si usted corre riesgo de sufrir enfermedades cardiovasculares, el consumo debe ser de no más de 200mg.

6. El sodio, o sal, también figura en la etiqueta de los alimentos. Las recomendaciones son que su consumo debe limitarse a menos de 2300mg diarios, las personas mayores de 51 años, personas con presión arterial alta, enfermedad renal o diabetes deben tratar de limitarlo a menos de 1500mg diarios. Se estima que el 75% de nuestro consumo de sodio proviene de alimentos envasados o preparados fuera de casa y solo el 11 % proviene de la sal que adicionamos a nuestros alimentos al prepararlos o comerlos. Una cucharadita de sal contiene 2325 mg de sodio. Nuestro ejemplo muestra que este producto tiene 160 mg de sodio.

7. Los carbohidratos o azúcares, se refieren tanto a los carbohidratos simples como a los carbohidratos complejos. Debido a su diferencia en la estructura química, los carbohidratos simples y complejos se digieren y absorben de maneras diferentes; los azúcares simples pueden estar contenidos naturalmente en los productos, como en la leche. Sin embargo, con mayor frecuencia, los azúcares simples son aquellos que se han añadido a los alimentos, entre ellos están el azúcar regular, el azúcar morena, el jarabe de maíz, la glucosa, la sacarosa (azúcar de mesa) y los concentrados de frutas. Estos azúcares simples se encuentran en grandes cantidades en gaseosas, tortas, galletas y confites. La razón por la cual a los azúcares simples se les llama "carbohidratos malos" es debido a que el consumo de azúcares añadidos en exceso se ha relacionado con un mayor riesgo de obesidad, diabetes, cáncer y enfermedades del corazón. Asimismo, ha sido relacionado con el acné, la depresión, el envejecimiento de la piel, el hígado graso, las caries y un aumento en la velocidad en que se da el deterioro cognitivo o la demencia, cuando estos están presentes.

Los carbohidratos complejos son más altos en fibra y se digieren más lentamente que los azúcares simples y, debido a esto, tienden a llenarnos más y por lo tanto son buenas opciones para perder peso. A menudo se les conoce como "carbohidratos buenos". Las principales fuentes de estos carbohidratos se encuentran en frutas, vegetales, nueces, fríjoles y granos enteros. Adicionalmente, los carbohidratos complejos contienen importantes minerales y vitaminas.

La fibra dietética es importante para nuestra salud, porque ayuda con la regulación intestinal y combate algunas enfermedades, como el cáncer de colon, esta no es digerida o absorbida por el cuerpo; algunos alimentos comunes ricos en fibra dietética son los fríjoles, las manzanas, las espinacas, el brócoli, las zanahorias y los arándanos. Se recomienda consumir 14 gramos de fibra por cada 1000 calorías consumidas.

El valor diario para el total de carbohidratos debe sumar entre 225 y 325 gramos diarios, lo que equivale a un rango entre el 45% y el 65% del total de calorías. Los carbohidratos son una fuente importante de energía, que contiene 4 calorías por gramo. Los alimentos que contienen menos de 5 gramos de azúcar ayudan a controlar el peso, mientras que los productos que contienen más de 10 gramos de azúcar probablemente no sean una buena opción. Mirando la etiqueta del ejemplo este producto en particular contiene 37 gramos de carbohidratos totales, lo que es aceptable. Sin embargo, el total de azúcares debe ser inferior a 10 gramos y el ejemplo tiene 12 gramos, lo que no lo convierte en una mala elección.

Mientras que no hay pautas específicas que señalen la cantidad de azúcar que usted debe comer al día, un enfoque sabio sería limitarlo a aproximadamente al 10% o menos de sus calorías totales. Tenga en cuenta que un producto puede ser promocionado como "sin azúcar", pero esto no quiere decir que sea "sin calorías", porque depende del endulzante utilizado. Esta es otra razón por la cual es crucial leer las etiquetas de los alimentos.

8. Las proteínas pueden ser de origen vegetal o animal. En este ejemplo, el producto contiene 3 g. Las proteínas se encuentran en una variedad de alimentos, como fríjoles, productos lácteos, carnes, aves, huevos, granos, nueces, semillas y mariscos.

Cada gramo de proteína proporciona 4 calorías. Las proteínas también contienen una variedad de vitaminas y minerales importantes, como vitamina B, cobre, hierro, selenio, zinc, fósforo y vitamina E.

Por lo general, las proteínas no figuran en la etiqueta con un porcentaje de valor diario, porque la FDA no ha establecido cuánta proteína puede consumir una persona para alcanzar una buena salud. Sin embargo, basado en una dieta de 2000 calorías, el valor diario recomendable es de unos 50 gramos. Esta etiqueta contiene 3g de proteína.

Para resumir, ¿qué busco en una etiqueta de comida? Al comprar un producto me enfoco principalmente en estos seis asuntos al leer la etiqueta: tamaño de la porción, porciones por paquete, calorías, colesterol, azúcar y proteínas. Esta es información esencial para mí.

- Tamaño de la porción. En este caso 1 porción equivale a 2/3 de taza (55 g).
- Porciones en el paquete: 8.
- Calorías: 230 calorías por porción (el valor de casi medio desayuno).
- Colesterol: 0 (perfecto).
- Azúcar: 12 g (está un poco alto, ya que se recomienda que sea de menos de 10 gramos); recuerda que el consumo recomendado para mujeres es por debajo de los 25 gramos diarios, para hombres debe estar por debajo de los 36 gramos diarios (American Heart Association, How Much).
- Proteína: 3 g (muy baja). Busco 12 g o más, porque un mayor contenido de proteínas te mantiene satisfecha por más tiempo.

Conclusión: probablemente no compraría este producto basado en su valor nutricional, particularmente si lo que estoy buscando es un pasaboca.

Queríamos brindarte el ejemplo anterior para que puedas determinar el contenido calórico y nutricional de los alimentos que compras. Una comida, ya sea desayuno, almuerzo o cena, puede tener alrededor de ¡400 a 500 calorías! Si decides comprar una bolsa de papas fritas, que tiene 300 calorías, casi estás consumiendo el equivalente a una comida. Estas calorías se conocen como calorías vacías, porque realmente no contienen valor nutricional y no van a satisfacer tu hambre.

Si estoy antojada de un refrigerio, opto por algo que tenga alrededor de 100 calorías (una fruta, vegetales, una barra de queso o yogur); por otro lado, si un refrigerio tiene 200 calorías (una barra de proteína), solo me comería la mitad, pero si me como la barra entera, trataré de reducir la cantidad de calorías en una comida más tarde; el punto es no sentir que te estás negando o privando de algo que puedas disfrutar, simplemente trata de limitar la cantidad que comes.

Presta atención a la información nutricional de la etiqueta, porque se basa en una porción del alimento. No confundas las calorías por porción con las calorías de todo el paquete. Por lo general no son lo mismo.

Consejos de supervivencia para mantener hábitos de alimentación saludables

- Control de porciones: recuerda que no importa qué método de conteo de calorías y hábitos de alimentación elijas seguir, las cantidades y porciones de los alimentos son esenciales. No me gusta enfocarme demasiado en el conteo de calorías, porque creo que puede volverse muy complicado y te impide disfrutar de la comida. Para mi alimentación, prefiero concentrarme en el tamaño de las porciones; es bastante fácil comenzar comiendo porciones más pequeñas, en lugar de contar calorías, sírvete en platos más pequeños. No llenes tu plato hasta los bordes. A medida que cambias gradualmente tus hábitos de alimentación y te vuelves más experta en el control de las porciones, también serás más consciente de lo que estás comiendo.

- Comer en restaurantes o fiestas: aunque no tienes el mismo control sobre lo que comes como lo tienes en casa, salir a comer es una parte importante de la mayoría de nuestras vidas. Comienza limitando el número de salidas a restaurantes o pedidos a domicilio a una o dos veces por semana. Cuando ordenes, mira si encuentras algo atractivo en el menú infantil, pide el menú ligero, comparte tu comida con alguien en la mesa o llévate parte de tu comida a la casa para el día siguiente. Ordena una entrada o aperitivo, muchas veces los tamaños son suficientes para una comida completa.
- Pregunta si pueden hacerte la carne, pescado o pollo horneados o asados, en lugar de apanados o fritos; trata de limitar la cantidad de carbohidratos a una porción (si ordenas arroz, no agregues papas o pasta), ordena verduras asadas sin salsas cremosas, adereza tu ensalada con aceite de oliva y limón o un aderezo ligero en lugar de los cremosos. Y toma agua, no gaseosas, batidos de leche o jugos azucarados.
- Cuando estés en una fiesta, mantente fuera de la cocina y lejos de la mesa del bufé. Si no, ¡es más probable que pruebes sin parar! Toma tu plato y sírvete tú misma, en vez de estar picando entre comida y comida, de esa manera podrás controlar el tamaño de la porción. Te recomiendo que comas lo que quieras, pero en porciones pequeñas. Acostúmbrate a celebrar la ocasión y la compañía, en lugar de celebrar la comida.
- Controlar las tentaciones de alimentos: creo que la forma más

fácil de evitar las tentaciones de los alimentos es no comprar ni mantener comida chatarra en la casa o en la oficina. De alguna manera, si sabes que tienes este tipo de comida en tu casa, en tu escritorio, no dejarás de pensar en ella hasta que te la comas. Mi tentación es la torta de chocolate, por esto evito tenerla en casa, cuando la consumo, limito la cantidad a uno o dos mordiscos o a una rebanada muy delgada, la consumo junto con agua para evitar seguir comiendo. Aunque no lo creas, después de seguir un patrón saludable de alimentación, al cabo de un tiempo encontrarás que los refrigerios que solías amar se vuelven demasiado dulces, simplemente no vas a querer consumir la cantidad de antes.

No te desanimes, si tuviste uno o dos días malos, si te diste cuenta de que te sobrepasaste en una fiesta o terminaste todo el tarro del helado, mañana te encaminarás otra vez. Sorprendentemente, incluso un día de gula no saboteará todo tu arduo esfuerzo, si bien es cierto que si te subes en la báscula a la mañana siguiente creerás que has aumentado de 1.5 kg a 2.5 kg, es importante recordar que no retendrás todas las calorías que comiste. Adicionalmente, los carbohidratos y el sodio hacen que retengas peso en agua, pero la mayor parte del peso que ves en la báscula está sentada en tu intestino y pronto será eliminada. De manera realista, incluso después del peor y más horrible día de trampas y comidas cargadas de calorías, no vas a aumentar más de 1 Kg de grasa. La moraleja de la historia es que no te peses después de haberte "portado mal", no arruinaste tu progreso. Lo más importante es que aprendas a encontrar un balance en lo que comes, una vez logres esto, controlar tu peso será algo automático.

EL EJERCICIO Y LA MENOPAUSIA

El ejercicio es una parte importante en la vida de cualquier persona para mantener una presión arterial y un peso saludable, también proporciona alivio al estrés. Aunque no hay estudios convincentes que demuestren que el ejercicio pueda aliviar significativamente los síntomas de la menopausia, tales como los trastornos del sueño o sofocos (Daley *et al.*, 2011). El ejercicio es un componente clave para mantener su peso normal o si está tratando de perder peso. Sin embargo, puede sorprenderle cuántas calorías se pierden en una hora de ejercicio. En la tabla 4 se enumeran algunas de las actividades más comunes y la cantidad de calorías que quema con una hora de ejercicio.

Tabla 4. Calorías quemadas durante una hora de ejercicio

Ejercicio	Calorías quemadas
Caminar lentamente	255
Bailar	330
Montar en bicicleta lentamente	364
Power yoga	364
Aeróbicos de bajo impacto	455
Correr en elíptica	455
Correr moderadamente (8 km/h)	755

Fuente: elaboración propia.

Se ha demostrado que el ejercicio previene el aumento de peso, promueve la masa muscular y reduce el riesgo de acumulación de grasa alrededor del abdomen, ya que esta última puede causar un aumento de las probabilidades de desarrollar diabetes tipo II y enfermedades del corazón.

Los ejercicios con pesas fortalecerán sus huesos; al mantener huesos fuertes, se reducirá el riesgo de osteoporosis y fracturas; además, manteniendo un peso saludable, también puede disminuir el riesgo de desarrollar algunos tipos de cáncer, incluyendo cáncer de mama, colon y cáncer del revestimiento del útero. Los adultos mayores que mantienen un estilo de vida activo también tienen menos probabilidades de sufrir depresión o una disminución en sus habilidades intelectuales.

Aeróbicos: el Departamento de Salud y Servicios Humanos de los Estados Unidos recomienda a las mujeres hacer al menos 150 minutos de actividad aeróbica moderada o 75 minutos de ejercicio aeróbico riguroso semanalmente (us Department of Health & Human Services, 2018). Junto con la actividad aeróbica, se recomienda algún tipo de ejercicio para el fortalecimiento de músculos, dos veces a la semana. Por su puesto, el ejercicio debe extenderse durante la semana y no realizarse en una sola sesión. Una manera fácil de calcular el objetivo máximo de la frecuencia cardiaca para el ejercicio es restar la edad de la mujer de 220. En otras palabras, si tiene 56 años, mientras hace ejercicio debería poder alcanzar una frecuencia cardiaca de 164 latidos por minuto (220 - 56); para obtener la frecuencia cardiaca mínima y máxima a la que debe llegar, debe multiplicar este número por 0.5 y 0.8 respectivamente, si el cálculo de su frecuencia cardiaca máxima fue 164 latidos por minuto, su rango de latidos durante el ejercicio debería ser 82 (164 × 0.5) y 131 (164 × 0.8) o entre 82 y 131 latidos por minuto. Durante las primeras semanas de cualquier programa de ejercicio debe iniciar con la frecuencia mínima y solo en seis meses subir poco a poco hasta alcanzar la frecuencia máxima.

Entre los ejercicios aeróbicos están caminar, trotar, montar en bicicleta, bailar o nadar, naturalmente, si es una principiante debe empezar lentamente e incrementar la duración e intensidad de su rutina de ejercicio. Las novatas pueden empezar con diez minutos y luego establecer una meta razonable e incrementar, ya sea el tiempo o la velocidad, cada semana. Muchas personas cometen el error de realizar la misma rutina por meses, esto conduce a dejar de ver resultados en algún punto.

Fortalecimiento muscular: el entrenamiento de fuerza se refiere a cualquier actividad que fortalezca sus músculos. A la edad de treinta años, es normal perder aproximadamente el 1 % de la masa muscular al año. Al fortalecer sus músculos, quemará más calorías durante su actividad aeróbica. Las máquinas de pesas, pesas de manos, tubos de resistencia o bandas le permitirán lograr este objetivo. Para decidir con qué peso debe comenzar, encuentre uno que no le genere fatiga a sus músculos después de doce a quince repeticiones; concéntrese en sus principales grupos musculares, como los de los brazos, piernas, glúteos y abdominales, al levantar demasiado peso puede lesionarse, y esto le impediría continuar con su régimen de ejercicio; el objetivo es realizar tres a cuatro series de doce a quince repeticiones para cada grupo muscular, y, al igual que con el ejercicio aeróbico, debería tratar de incrementar, en este caso el peso, cada semana.

Ejercicios de estiramiento y estabilidad: estos también son un componente maravilloso para mantener un estilo de vida saludable. El estiramiento ayuda a mejorar la flexibilidad y los ejercicios de estabilidad reducen el riesgo de caídas; el yoga es extremadamente efectivo en promover el estiramiento por medio de la práctica del control de la respiración, posturas y meditación; de hecho, después de solo ocho semanas de terapia de yoga integrada, los síntomas del climaterio o menopausia disminuirán (Chattha y Raghuram, 2008). El taichí también puede ayudar con el equilibrio y la coordinación; de hecho, el taichí puede ser de gran ayuda para las mujeres que sufren de osteoartritis, debido a que ayuda a el fortalecimiento de las articulaciones y mejora la flexibilidad (Lumsden, Baccala y Martire, 1998). El taichí, en las rutinas, enfatiza en mantener la columna recta, una respiración relajada y un rango natural de movimiento, un buen hábito para adoptar sería de uno a tres minutos de estiramiento dos veces al día y cinco minutos de ejercicios de estabilidad.

Se deben tomar una variedad de precauciones, al comenzar o seguir cualquier régimen de ejercicios siempre debe consultar con su médico. Algunas circunstancias que podrían exigirle detener el ejercicio por un tiempo son un ataque al corazón reciente o cambios en el electrocardiograma, un latido de corazón irregular no controlado, insuficiencia cardiaca aguda progresiva y angina inestable. Otras condiciones que requieren un control cuidadoso por parte de un médico son la presión arterial alta, una enfermedad en la válvula del corazón, diabetes no controlada y cardiomiopatía. Asimismo, las mujeres con osteoporosis deben evitar aeróbicos de alto impacto o actividades que puedan provocarles una caída, como colchonetas resbaladizas o ejercicios con escalones, también se deben tener en cuenta las rutinas que requieren flexiones repetidas del tronco, como los abdominales o tocarse los dedos de los pies, ya que ejercen mucha fuerza sobre la columna vertebral y pueden provocar fracturas vertebrales (American Menopause Society, 2010).

Antes de comenzar alguna rutina de ejercicios siempre consulta con tu médico para asegurarte de que estés lo suficientemente saludable y que te diga qué cuidados especiales debes tener, en caso de que existan. Elije un ejercicio que te llame la atención y que se centre en la parte de tu cuerpo que quieres trabajar, establece una hora adecuada que se acomode a tu horario. Y has una cita contigo misma para hacer ejercicio, así como no ignorarías ninguna otra cita ¡acude a esta! Al igual que al cambiar tus hábitos de alimentación, lo más difícil es comenzar. Te sugiero que empieces caminando y, si eres más activa, baila, sé paciente, se tarda de uno a tres meses en establecerse un nuevo hábito; una vez que comiences a ver resultados en tu nivel de energía y talla de ropa, te garantizo que seguirás motivada.

En mi caso, nunca me preocupé por mi peso, hasta después de que nacieron mis bebés, cuando me di cuenta de que todavía tenía el mismo peso de mi embarazo. Durante mi embarazo, y debido a dos hernias discales en mi columna, comencé a hacer yoga prenatal para fortalecer mi espalda y poder soportar el peso que aumentaría durante mi embarazo de mellizos. Cuando los mellizos tenían ocho semanas de nacidos comencé clases de pilates, con el fin de restaurar el tono de mis músculos abdominales, ya que esto me atormentaba; hacía una hora de pilates dos veces por semana con mi instructora, y los otros días en la noche, mientras esperaba que ellos se durmieran, hacía los ejercicios en la mitad de sus dos cunas. Me tardé un año, haciendo pilates, yoga y subiendo escaleras todo el día, mientras cuidaba a los bebés, para perder 37 kg; esto fue más de los 24.5 Kilos que había aumentado durante mi embarazo, y rebajé dos tallas más que la que tenía antes del embarazo; desde ese momento he mantenido mis nuevos hábitos y he adoptado otros. También he podido mantener el mismo peso por veinte años.

Realmente me gusta el yoga y el pilates por varias razones, primero, es algo que lo puedes hacer en cualquier lugar, ya que utilizas el peso de tu propio cuerpo y no necesitas una gran cantidad de equipos de gimnasio caros; en segundo lugar, te ayuda a mantenerte enfocada y reducir tus niveles de ansiedad y estrés. Todas sabemos que, a nuestra edad, la vida trae una serie de factores estresantes y necesitamos encontrar un alivio. Por último, el ejercicio nos ayudará a perder grasa, ganar masa muscular y a proteger nuestros huesos. Además, como resultado ¡vas a sentirte y a lucir mejor!

Aparte del ejercicio, mantenernos activas también es una estrategia importante para preservar nuestra salud. Estas son algunas sugerencias que he encontrado útiles para mí, pero de ninguna manera son las únicas, ¡se creativa! Camina en la oficina o en la casa, en vez de estar sentada todo el tiempo; utiliza las escaleras en vez del ascensor; cuando vayas a un almacén, parquea tu carro lejos, para que así puedas hacer más larga tu caminata; estírate o baila mientras estás cocinando o limpiando; si tienes un perro, llévalo a dar paseos más largos cada día. También trata de mantener una buena postura durante el día, cuando estés sentada en la oficina o en la casa o si estás de pie, mantente recta y siempre aprieta el estómago; esto no solo te ayudará a mantener tu estómago plano, sino que también te ayudará a proteger la columna. Presta atención al número de pasos que das cada día. Casi todos los teléfonos tienen una aplicación para contar tus pasos, utilízala y trata de alcanzar diez mil pasos diarios. Diez mil pasos te ayudarán a quemar entre 2000 y 3500 calorías adicionales por semana. Si consideras que 0.45 kg es cerca de 3000 calorías, esto significa que perderás casi 1 kg en dos semanas.

Comienza a caminar para iniciar tu rutina de ejercicios, todo lo que necesitas es un par de tenis cómodos. Empieza caminando una cuadra y cada semana trata de aumentar la distancia o cambia el grado de dificultad a un área con mayor pendiente.

Para cualquier ejercicio que adoptes, trata de encontrar a alguien que te acompañe, encontrarás que se animan entre sí, particularmente en esos días en que te sientes desanimada. Al igual que con todas las formas de ejercicio, caminar también es un gran alivio para el estrés, en lugar de comer porque te sientes estresada, ¡sal a caminar!

Baila. Bailar, además de ser un buen ejercicio, libera sustancias en tu cerebro que te ayudan a mejorar tu salud emocional. De hecho, en ambos extremos del espectro de edad, se ha demostrado que el baile es beneficioso; las adolescentes que tomaron clases de baile reportaron una mejor salud mental y estado de ánimo (Duberg et al. 2013); los pacientes mayores con demencia demostraron una reducción en la agitación y un mejoramiento de la memoria (Edwards, 2015); un estudio con 469 personas de 75 años o más mostró que el baile incluso puede reducir el riesgo de desarrollar demencia (Verghese et al., 2003). El ejercicio físico no solo genera una sensación de bienestar, también contribuye a tu salud general; además, si bailas con una pareja, mejorarás tu interacción social (GuzmánGarcía et al., 2013); el baile mejorará tu fuerza muscular, aumentará tu resistencia, te ayudará a fortalecer tus huesos y aumentará la habilidad aeróbica. Recuerda que, si tienes sobrepeso, una afección médica crónica, no estás en forma o tienes más de cuarenta años, debes consultar con tu médico para analizar las posibles limitaciones que puedas tener.

ALGUNOS PENSAMIENTOS DE DESPEDIDA

¡Nada de culpar a la tiroides! (hipotiroidismo y aumento de peso)

Con qué frecuencia he oído que la causa del sobrepeso de mis pacientes se debe a su tiroides poco activa. La tiroides es una glándula en forma de mariposa localizada en el cuello y produce hormonas que ayudan al metabolismo del cuerpo y controlan su uso de energía (calorías). La verdad es que una tiroides poco activa puede causar un cambio de peso, una tiroides lenta disminuirá su TMB (tasa metabólica basal) y, por lo tanto, necesitará menos calorías para mantener su peso. Por lo que no es sorprendente que cuanto más grave sea la afección de la tiroides, mayor sea el aumento de peso. Curiosamente, la mayor parte del aumento de peso en individuos con hipotiroidismo se debe a la acumulación de agua y sal, en lugar de grasa. En general, de 2.5 kg a 5 kg de aumento de peso pueden estar relacionados con una tiroides poco activa; sin embargo, si el aumento de peso es su único síntoma de hipotiroidismo, es probable que el peso se deba a algo más; en pocas palabras, si no padece molestias como fatiga, pérdida de cabello, intolerancia al frío, estreñimiento y piel seca, es poco probable que su aumento de peso se deba a su tiroides. Por favor, comprenda que una vez que su tiroides haya sido tratada, puede experimentar solo una pequeña pérdida de peso (por lo general de menos del 10 % de su peso corporal). Rara vez se ve una pérdida significativa, porque el aumento de peso se debe a muchos factores, entre ellos, falta de ejercicio, comer en exceso, consumir comidas con alto contenido calórico, problemas genéticos, entre otros). Y lo más importante, una vez que su hipotiroidismo sea tratado y sus hormonas tiroideas estén normales, aumentar y perder peso será igual que para cualquier otra persona con una tiroides normal.

Si tu tiroides no está funcionando correctamente debes acudir al médico para recibir tratamiento, y es posible que debas tomar medicamentos de por vida. En mi caso, comencé a tener problemas con mi tiroides a los quince años y sigo tomando medicamentos hoy en día. ¡Esto no ha afectado mi pérdida de peso en absoluto! Es importante que recuerdes que una vez que la tiroides está controlada, no es la causa de tu aumento de peso.

Resistencia a la insulina y pérdida de peso

La insulina es una proteína producida por el páncreas. Es

responsable de regular el azúcar en la sangre y ayuda al cuerpo a almacenar grasa. Algunas personas pueden desarrollar lo que se conoce como resistencia a la insulina; en estos casos, para mantener regulado el azúcar en la sangre, el páncreas trabaja más y produce más insulina. A medida que aumenta la insulina, se promueve la acumulación de grasa. Una información más detallada sobre la resistencia a la insulina se presenta en el capítulo 4.

Cabe mencionar en este capítulo que con el aumento de peso se puede establecer un círculo vicioso, en parte debido a la resistencia a la insulina.

Es decir, a medida que aumenta el peso, los niveles de ínsula aumentan, a medida que aumentan los niveles de insulina, se hace más fácil aumentar de peso y se hace más difícil perderlo y así sucesivamente. En otras palabras, ciertas dificultades para que pueda perder peso pueden estar relacionadas con la resistencia a la insulina. El enfoque más exitoso para controlar dicha resistencia es mediante la pérdida de peso. Se ha demostrado que la reducción de calorías disminuye la cantidad de grasa almacenada en los músculos y alrededor de los órganos, pero estas reducciones casi se duplican cuando la pérdida de peso se debe al ejercicio (Murphy *et al.*, 2012). Y ¿cómo el ejercicio o menos calorías logran el resultado? Lo hacen al reducir las señales inflamatorias en el músculo y el hígado, lo que mejora la función de la insulina (Oliveira *et al.*, 2011). Una vez más, como se discutió antes, vemos el papel que la inflamación puede desempeñar en el control de peso.

Genética y obesidad

Del mismo modo que muchas personas culpan a su tiroides por sus problemas de peso, muchos afirman que su peso es genético. Si bien hay genes que predisponen a la distribución de grasa y aumento de peso, solo en muy pocos casos estos genes suelen ser la causa principal de la obesidad. Comúnmente, ciertos genes pueden aumentar la probabilidad de que un individuo se vuelva obeso bajo ciertas circunstancias dietéticas. Se estima que los factores genéticos contribuyen entre el 40% y el 70% en los casos de obesidad desarrollada (Hainer *et al.*, 2008). De hecho, hay más de cincuenta genes asociados con la obesidad, pero la mayoría tiene efectos muy pequeños individualmente. Uno de los genes más comunes, el gen FTO (fat mass and obesity-associated gene, gen de grasa corporal asociado a la obesidad) está asociado con un aumento del riesgo de obesidad entre el 20% y el 30%. Resulta que los portadores del gen no es que quemen calorías más lentamente, sino que consumen más calorías (Cecil *et al.*, 2008). Sin embargo, si las personas que portan el gen permanecen físicamente activas, reducirán el riesgo de obesidad (Kilpelainen et al., 2011). En otras palabras, aunque portase este gen de la obesidad, puede evitar el aumento de peso con ejercicio y hábitos saludables. No es necesario hacerse la prueba del gen porque el manejo sería el mismo si es portador o no: haga ejercicio y vigile su alimentación.

Es poco probable que en esa familia que conocemos, en la que todos los miembros sufren de sobrepeso, este se deba a sus genes. Los estudios han demostrado que el tratamiento para la obesidad tiene más éxito cuando involucra los hábitos de toda la familia, y no a un solo miembro. Esto se debe a que, si todos tienen malos hábitos de salud, es probable que sigan en ese entorno; esto es particularmente cierto para los niños que crecen en estos hogares. Así que, recuerde, sus genes no tienen nada que ver con que su cocina esté llena de comida chatarra y que llene su plato hasta el borde durante las comidas.

Pérdida de peso versus objetivos de salud

Es cierto que nuestros objetivos para controlar y perder peso son diferentes a distintas edades. Cuando éramos más jóvenes, nuestro enfoque pudo haberse centrado simplemente en nuestra apariencia; ahora nuestro objetivo primordial debería ser elegir alimentos sanos, que nos ayuden a preservar nuestra salud, para así poder vivir una vejez más independiente. Esperamos que, con las herramientas adquiridas en este capítulo, puedas alcanzar metas claras y saludables. No es fácil lograr un cambio en la rutina, pero una vez que lo hagas vas a ver que muchas de tus dolencias van a disminuir o desaparecer. Para decirle adiós a tus dolores y molestias y, en algunos casos, recuperar tu movilidad, vale la pena reconsiderar tus hábitos de alimentación. Si a los cincuenta años sientes que tienes la movilidad de alguien en sus setenta, en parte porque estás comiendo inapropiadamente, la elección para mejorar es tuya. Cuando te alimentes mejor, te vas a sentir y ver mejor, vas a bajar tu colesterol, presión arterial y azúcar en la sangre. De hecho, la satisfacción que vas a sentir no solo mejorará tu salud física, sino tu salud mental y también tu actitud.

Aunque hay muchas dietas y formas de perder peso, recuerda siempre adoptar algo que no vaya a afectar tu salud, en mi caso dietas en las que hay que pasar demasiado tiempo sin comer me causan mareos y baja de azúcar. En este capítulo te mencioné lo que me ha funcionado a mí. Recuerda chequearte con tu doctor antes de empezar cualquier cambio de hábitos de alimentación o una nueva rutina de ejercicios. Si necesitas perder buena cantidad de peso consulta con un nutricionista.

Referencias

American Heart Association. (s. f.). *How Much Sugar Is Too Much?* American Heart Association.

American Heart Association. (s. f.). *Saturated Fat.* American Heart Association.

American Menopause Society. (2010). Management of Osteoporosis in Postmenopausal Women: 2010 Position Statement of the North American Menopause Society. *Menopause 17* (1), 25-54.

Au, A. *et al.* (2017). Estrogens, Inflammation and Cognition. *Frontiers in Neuroendocrinology 40*, 87-100.

Biesiekierski, J. R. (2017). What is Gluten? J. *Gastroenterol. Hepatol. 32* (suplemento 1), 78-81.

Biesiekierski, J. R. *et al.* (2013). No Effects of Gluten in Patients with Self-Reported Non-Celiac Gluten Sensitivity after Diet Reduction or Fermentable, Poorly Absorbed, Short-Chained Carbohydrates. *Gastroenterology 145,* 320.

Cecil, J. E. *et al.* (2008). An Obesity-Associated FTO Gene Variant and Increased Energy Intake in Children. *NEJM 359*, 2558-2566.

Centers for Disease Control and Prevention. (2020). *Adult Obesity Facts*. 2020. https//t.ly/J3IH.

Chattha, R. y Raghuram, N. (2008). Treating the Climacteric Symptoms in Indian Women with an Integrated Approach to Yoga Therapy: A Randomized Control Study. *Menopause 15*, 862-870.

Clegg, D. J. (2012). Minireview: The Year in Review of Estrogen Regulation of Metabolism. *Molecular Endocrinology 26*, 1957-1960.

Daley, A. *et al.* (2011). Exercise for Vasomotor Menopausal Symptoms. *Cochrane Database Syst. Rev*. 5CD006108.

De Alzaa, F. *et al.* (2018). Evaluation of Chemical and Physical Changes in Different Commercial Oils During Heating. *Acta Scientific Nutritional Health*.

Duberg, A. *et al.* (2013). Influencing Self-Rated Health among Adolescent Girls with Dance Intervention. *JAMA Pediatrics 167* (1), 27-31.

Dufour, D. L. *et al.* (1999). Energy Intake and Expenditure of Free-Living Pregnant Colombian Women in an Urban Setting. T*he Am. J. Clinical Nutrition 70* (2), 269-276.

Edwards, S. (2015). Dancing and The Brain. *Harvard Medical School.* https://t.ly/owq9.

Endres, L. K. *et al.* (2015). Postpartum Weight Retention Risk Factors and Relationship to Obesity at One Year. *Obstet. Gynecol. 125* (1), 144-152.

Eshtiaghi, R. *et al.* Menopause Is an Independent Predictor of Metabolic Syndrome in Iranian Women. Maturitas 65 (3), 262-266.

Fasano, A. (2005). Clinical Presentation of Celiac Disease in the

Pediatric Population. *Gastroenterology 128* (4, suplemento 1), S68-73.

Gluck, M. E. *et al.* (2008). Night Time Eating: Commonly Observed and Related to Weight Gain in an Inpatient Food Intake Study. Am. *J. Clin. Nutr. 88* (4), 900-905.

Gunderson, E. P. (2009). Childbearing and Obesity in Women: Weight Before, During and After Pregnancy. *Obstet. Gynecol. Clin. North Am. 36* (2), 317.

Guzmán-García, A. *et al.* (2013). Dancing as Psychosocial Intervention in Care Homes: A Systematic Review of the Literature. *International J. of Geriatric Psychiatry. 28* (9), 914-924.

Hainer, V. *et al.* (2008). Treatment Modalities of Obesity: What Fits Whom? *Diabetes Care 31*, 269-277.

Kasper, N. M. *et al.* (2014). Obesity Prevalence in Colombian Adults Is Increasing Fastest in Lower Socio-Economic Status Groups and Urban Residents: Results from Two Nationally Representative Surveys. *Public Health Nutrition 17* (11), 2398-2406.

Kilpelainen, T. O. *et al.* (2011). Physical Activity Attenuates the Influence of the fto Variants on Obesity Risk: A Meta-Analysis of 218,166 Adults and 19, 268 Children. *PLOS Medicine 8* (11), e1001116.

Knoema. (2016). Colombia: Female Obesity Prevalence as a Share of Female Ages 18+. *Knoema.* https://t.ly/B1UT:

Lumsden, D. B., Baccala, A. y Martire, J. (1998). T'ai Chi for Osteo-arthritis: An Introduction for Primary Care Physicians. *Geriatrics 53*, 84-88.

Munoz, J. *et al.* (2002). Fat Distribution and Insulin Sensitivity in Postmenopausal Women: Influence of Hormone Replacement.

Obesity Research 10 (6), 424-431.

Murphy, J. C. *et al.* (2012). Preferential Reductions in Intermuscular and Visceral Adipose Tissue with Exercise-Induced Weight Loss as Compared to Caloric Restriction. *J. Appl. Physiol. 112*, 79-85.

National Institutes of Health y National Cancer Institute. (2015). *Chronic Inflammation*. National Institutes of Health y National Cancer Institute.

Oliveira, A. G. *et al.* (2011). Physical Exercise Reduces Circulating Lipopolysaccharide and TLR4 Activation and Improves Insulin Signaling in Tissues of DIO Rats. *Diabetes 60*, 784-796.

Organización Mundial de la Salud. (2018). Health Evidence Network Synthesis Report 58: *What National and Subnational Interventions and Policies Based on the Mediterranean and Nordic Diets Are Recommended or Implemented in the WHO European Region, and is There Evidence of Effectiveness in Reducing Noncommunicable Diseases?* Organización Mundial de la Salud.

Puhl, R. y Brownell, K. D. (2001). Bias, Discrimination, and Obesity. *Obes Res. 9*(12), 788-805.

Storhaug, C. L. *et al.* (2017). Country, Regional and Global Estigmates for Lactose Malabsorption in Adults: A Systematic Review and Meta-Analysis. *The Lancet 2* (10), 738-746.

US Department of Health & Human Services. (2018). *President's Council on Sports, Fitness & Nutrition. Physical Activity Guidelines for Americans.* US Department of Health & Human Services.

US Food and Drug Administration. (2019). Nutrition Facts Label Images for Download. *US Food and Drug Administration*. https:t.ly/rxML.

Verghese, J. *et al.* (2003). Leisure Activities and the Risk of Dementia in the Elderly. *New England Journal of Medicine 348* (25), 2508-2516.

Xu, Y. *et al.* (2011). Distinct Hypothalamic Neurons Mediate Estrogenic Effects on Energy Homeostasis and Reproduction. *Cell Metabolism 14* (4), 453-465.

APÉNDICE

Tabla 5. Mis comidas libres de gluten

Almidón/Grano	Proteína*	Lácteos**	Frutas y verduras
Arroz	Salmón	Yogur	
Maíz	Pollo	Mantequilla	Incluyen todas
Papa regular	Pescado		
Papa dulce	Lentejas	Leche	
Arepa	Garbanzos	Helado (sin el cono)	
Avena sin gluten	Fríjoles rojos/negros	Quesos	
Plátano	Mantequilla de maní		

* Excluí la carne roja del grupo de las proteínas, porque puede producir inflamación.
** En mi caso, leche de arroz o almendras.

Fuente: elaboración propia.

Excluido:

- Parva, pan, tortas y pasteles.
- Todas las comidas en paquete.
- Buñuelos, empanadas.
- Pasta hojaldrada.

- Pasta y pizza (solo sin gluten).
- Alfalfa (para las personas con lupus).

Siempre consulta con tu doctor antes de empezar algún cambio en tu dieta. También asesórate con un nutricionista para que te guíe durante este periodo de adaptación de tus nuevos hábitos.

CAPÍTULO 9

LOS CAMBIOS PSICOLÓGICOS Y LAS EMOCIONES DURANTE LA MENOPAUSIA

Amarse a uno mismo es el principio de una historia de amor eterna.

Oscar Wilde

El desarrollo de cambios en la salud mental de las mujeres a medida que envejecen a menudo se atribuye a la menopausia. Con el paso de los años, los sentimientos de depresión, estrés y ansiedad pueden volverse notorios (o empeorar), y se cree que su causa es la caída de estrógenos. Sin embargo, la realidad es que la menopausia no está asociada con un riesgo mayor de desarrollar trastornos mentales. La investigación no ha identificado una relación consistente entre los dos eventos. Un estudio sueco, con casi novecientas mujeres, concluyó que la menopausia no estaba relacionada con la aparición de trastornos mentales, sino que cualquier coincidencia entre los dos estaba influenciada por una acumulación de eventos durante toda la vida (Hallstrom y Samuelsson, 2011). Además, hay datos que sugieren que si se agudiza la depresión durante la perimenopausia simplemente puede tratarse de una recurrencia de una enfermedad depresiva que existía previamente (Tam *et al.*, 1999). Sin embargo, sigue existiendo una visión generalizada de que, de alguna manera, la menopausia abre la puerta a una variedad de problemas emocionales e irracionalidad.

Es cierto que la mayoría de las encuestas, por lo general, identifican una mayor prevalencia de problemas psiquiátricos entre las mujeres, en comparación con los hombres. Sin embargo, una gran parte de esta disparidad puede deberse a la mayor disposición de las mujeres a hablar de sus emociones, en comparación con los hombres. Además, es más probable que las mujeres busquen atención médica para esos sentimientos, en comparación con los hombres (Mechanic, 1978). Hablando objetivamente, las mujeres padecen enfermedades depresivas graves a una tasa casi dos veces mayor que la de los hombres (Kessler *et al.*, 1994), pero el momento de mayor aparición suele ser entre los 25 y los 44 años (Burke *et al.*, 1991).

En este capítulo, nos gustaría definir algunos de los rasgos de personalidad y términos psicológicos más comunes y relacionarlos con la menopausia. Echarle la culpa de todos los cambios de humor y personalidad a la menopausia no es correcto y puede retrasar la obtención de la ayuda necesaria para esas afecciones preocupantes. Recuerde, puede estar perdiendo la razón y puede ser menopáusica, pero ¡las dos condiciones no están necesariamente relacionadas!

Ahora examinaremos condiciones que comúnmente se atribuyen a los cambios hormonales de la menopausia y lo que cada una significa. Definiremos cada condición particular, explicaremos su relación con la menopausia y ofreceremos opciones de manejo comunes para cada una de ellas.

Al ser testigo de lo que les sucede a las mujeres que me rodean y todos los problemas que las afligen, me doy cuenta de que el tema de la salud mental es algo de lo que no nos atrevemos a hablar mucho. Aunque las nuevas generaciones están más abiertas a discutir el tema, para nuestra generación este tema todavía genera un poco de estigma, por el miedo que tenemos a ser juzgadas o a ser miradas diferente. Es muy importante conocer las causas y buscar ayuda.

No soy psicóloga, pero he podido aprender por medio de las experiencias de mi vida de la inmensa relación que hay entre nuestros sentimientos y nuestra salud. Por eso hemos querido incluir este capítulo con el fin de ayudarte a preparar tu mente y emociones, para que además de obtener una buena salud física, como lo mencionábamos en el capítulo anterior, puedas lograr una excelente salud mental durante estos años. Para ninguna es una sorpresa que la mayoría de nosotras enfrentemos situaciones difíciles y desafíos durante este momento de nuestra vida. Ya sea la pérdida de una pareja debido a la muerte o el divorcio, la perspectiva de criar hijos solas, cuidar a una pareja, cónyuge, hijos o padres enfermos e incluso enfrentar nuestros propios problemas de salud. Al estar mejor preparadas mentalmente para afrontar todas estas situaciones estresantes podremos hacer que el tiempo antes, durante y después de la menopausia sea más fácil y placentero.

ESTRÉS

El estrés es un término no específico que se ha utilizado desde 1936 para describir la reacción del cuerpo a una demanda de cambio. El estrés es una respuesta normal y el cuerpo puede adaptarse mediante cambios físicos, mentales o emocionales. El estrés también es una parte normal de la vida y, aunque por lo general se emplea en un contexto negativo, el estrés también puede ser el resultado de algo bueno o positivo, como cuando se aprueba la compra de una casa, el nacimiento de un hijo o un ascenso en el trabajo; todo ello puede resultar en estrés, pero es un estrés benéfico.

El estrés puede servir como motivador positivo. Nos ayuda a mantenernos alerta, trabajar duro, concentrarnos y evitar el peligro.

Por otro lado, el estrés se convierte en un problema cuando es continuo e ininterrumpido. Si el estrés es constante y no tiene alivio, la tensión aumenta y puede causar un desgaste físico y emocional en el cuerpo. Con el tiempo, pueden aparecer dolores de cabeza y migrañas, malestar estomacal, dolor de pecho, disfunción sexual, alteraciones gastrointestinales y tensión muscular. Los componentes emocionales del estrés pueden incluir depresión, ataques de pánico u otras formas de ansiedad. De hecho, se sabe que el estrés contribuye a una variedad de problemas de salud, como ataques cardiacos, presión arterial alta, cáncer, lesiones accidentales, cirrosis del hígado y suicidio (Salleh, 2008). El Centro para el Control de Enfermedades estima que, en los Estados Unidos, el estrés representa el 75% de todas las visitas al médico (Simmons y Simmons, 1997). La mayoría de las investigaciones indican que el estrés típicamente influirá en una enfermedad durante seis meses y luego el efecto del estrés disminuirá con el tiempo.

Los datos son contradictorios con respecto a la influencia del estrés en el inicio de la menopausia, pero falta evidencia para afirmar de manera concluyente que el estrés en sí mismo afectará la llegada de la menopausia. El estrés se ha asociado con otras condiciones sociales, como la estabilidad económica, el estado civil, la seguridad y la felicidad en la relación. No es difícil imaginar que, si uno llega a sus años dorados y ha pasado toda una vida sin contar con estabilidad económica o sin sentir la felicidad de una relación, la menopausia comienza a verse sombría y estresante. ¿Podemos realmente culpar de un nivel bajo de estrógeno al estrés y la infelicidad cultivados por treinta o cuarenta años, que pueden haber creado una situación menos que ideal?

Si bien es posible que no podamos cambiar el pasado para brindarnos una tercera edad más tranquila, el estrés se puede controlar. Se reconoce que el manejo del estrés es una forma eficaz de reducir los riesgos para la salud y puede incluir enfoques con medicamentos o sin ellos. Es imposible para cualquier persona evitar el estrés a lo largo de su vida, pero existen varias técnicas que puede utilizar para reducir sus efectos negativos.

- Hacer ejercicio con regularidad.
- Practicar técnicas de relajación y meditación.
- Cambiar su actitud hacia el estrés.
- Reconocer que el estrés es una parte normal de la vida.
- Evitar las cosas que sabe que precipitan su estrés y tratar de minimizar sus niveles cuando comienzan.

- Canalizar su estrés para ser productivo.
- Utilizar esa energía nerviosa hacia una meta positiva.
- Reorganizar su despensa, guardar todas esas fotografías antiguas en álbumes, ordenar algunos armarios. ¡Hacer algo físico!
- Aprender a decir no. Muchos de nosotros tendemos a complacer y no importa lo que se nos pida, decimos "sí". No pasa mucho tiempo antes de que sus compromisos se acumulen y le generen estrés, porque ha aceptado una cantidad incontrolable de favores. Empiece a decir "no". Rechace la organización de cada reunión, deje de aceptar cocinar para todas las ocasiones especiales y explique que no puede ser el chofer para las vueltas de todo el mundo. Siga participando en actividades que disfrute, pero deje tiempo para usted.
- Reducir o eliminar el consumo de cafeína, alcohol y azúcar.
- Hablar con otros. A veces, poder hablar sobre cosas que le molestan puede ser muy útil. Puede descubrir que sus amigos o familiares están teniendo muchos de los mismos factores de estrés y le pueden ofrecer métodos para lidiar con este.
- Hacer que usted misma sea su prioridad, haciendo algo que disfrute.
- Mejorar la calidad y duración de su sueño.
- Sonreír y reír.

Todos hemos escuchado que se necesitan más músculos para fruncir el ceño que para sonreír. No solo es cierto, sino que sonreír, en sí mismo, ayuda a reducir el estrés (Kraft *et al.*, 2012). Ni siquiera tiene que ser una sonrisa sincera, el solo hecho de sonreír durante una tarea presionada puede reducir sus niveles de estrés, ¡aunque lo esté fingiendo!

Vivimos en un estado de sobrevivencia, haciendo lo que más podemos, muchas veces sin pensar en el daño que todo esto puede estar causando a nuestra salud, pues estamos concentradas en cuidar y complacer a las personas a nuestro alrededor, llámese familia, trabajo. Sin embargo, muchas veces no nos dedicamos tiempo a nosotras mismas, así sea a sentarnos a tomar un café o un vino con nosotras mismas, disfrutar un atardecer a solas y tener esa conexión con nuestro interior y ese diálogo interno que nos podría ayudar a descubrir qué es lo que en realidad queremos, quiénes somos, si somos felices. Trata de mermar la velocidad en tu vida, cuando yo lo hice me quité un peso inmenso de mis hombros, encontré mi verdad, aprendí a controlar mejor las situaciones estresantes y mi salud empezó a mejorar.

Aprende a sonreír, una sonrisa de oreja a oreja. Hasta que ya no puedas abrir más la boca. Tienes que usar esos músculos faciales para que los nervios de la cara envíen un mensaje de felicidad al cerebro, como dice Nick: "Feliz". Descarta los pensamientos de tristeza. Es increíble cómo funciona el cerebro y cómo estos mensajes, cuando los decodifica nuestro cerebro, pueden influir en nuestro estado de ánimo.

ANSIEDAD

La ansiedad se define como un sentimiento de aprensión, incertidumbre y miedo que resulta de la anticipación de un evento, situación o circunstancia real o imaginaria que creemos que puede ser amenazante. La ansiedad surge cuando creemos que podríamos estar en peligro. Ocasionalmente, podemos sentirnos ansiosos sin una razón identificable. Ciertas personalidades ansiosas sufren de niveles elevados de ansiedad crónica o constante y sus cuerpos pueden producir una reacción más fuerte a los factores estresantes.

La menopausia en sí misma no causa ansiedad. Puede haber una serie de circunstancias que parecen coincidir en el momento con la menopausia y que crean ansiedad, como sucede con los problemas de salud, problemas económicos o dinámicas familiares. Además, los cambios físicos que las mujeres experimentan durante la menopausia, como la aparición de sofocos, también pueden generar ansiedad. Pero, estrictamente hablando, la menopausia no la provoca. Los ataques de ansiedad son episodios de miedos agudos que se presentan con síntomas, como el corazón acelerado y palpitaciones, sudoración, temblores, dificultad para respirar, hormigueo y sensación de falta de control. La Asociación Estadounidense de Psiquiatría define un ataque de pánico como un episodio repentino de miedo intenso que desencadena reacciones físicas graves cuando no existe un peligro real o una causa aparente (American Psychiatric Association, 2013).

Si bien la ansiedad puede tratarse con una variedad de medicamentos, el control de los síntomas a menudo puede lograrse con técnicas de relajación, yoga, ejercicio, asesoramiento e incluso psicoterapia. La terapia con estrógenos no parece disminuir los síntomas del estado de ánimo o la ansiedad en las mujeres menopáusicas no depresivas. Este hecho también apoya la idea de que no hay una asociación entre la menopausia y la ansiedad (Demetrio *et al.*, 2011).

La ansiedad es un problema que nos ha afectado a muchas de nosotras. Gracias a Dios pude superar la mía. Como he descrito antes, cuando mi papá se enfermó y murió, sumado a la situación de Nicholas, me puse muy ansiosa, para esto me recetaron una dosis muy baja de Xanax®. Lo bueno de este medicamento era que podía tomarlo si lo necesitaba y funcionaba en diez minutos. También me ayudó aprender técnicas de control mental, hacer ejercicio, yoga, realizar prácticas de respiración y visitar al quiropráctico, luego de un tiempo no necesité más las pastillas. También hice una dieta basada en alimentos buenos para reducir la ansiedad: aguacates, naranjas, avena, huevos, legumbres, frutos secos, patatas, brócoli, salmón, trucha, y otros alimentos ricos en vitamina B, omegas 3, 6 y 9, y triptófano.

Cuando Nicholas cumplió diecisiete años (con su retraso en el desarrollo), fue el comienzo de su adolescencia y tuvo una crisis de ansiedad. Este fue mi turno para ayudarlo. Para ello me sumergí en la lectura, aprendí que la ansiedad es esencialmente un miedo a una determinada situación real o que nos estamos imaginando. Cuando uno comienza a sentir miedo, es aconsejable cambiar de pensamiento, distrayendo tu mente con otro pensamiento que no te genere ansiedad y así recuperar el control. Es más fácil decirlo que hacerlo, pero funciona. También recomiendo la respiración profunda, concentrándote en la sensación de que el aire va desde el estómago hasta tu cabeza. Recuerden que no estamos compitiendo por un Óscar, por lo que no es necesario que creemos películas en nuestra mente, es suficiente con lo que en realidad está sucediendo.

DEPRESIÓN

La depresión es un trastorno del estado de ánimo que provoca sentimientos persistentes de tristeza y pérdida de interés. Es probable que todos nos sintamos tristes de vez en cuando, eso es normal. Se convierte en un problema cuando estos síntomas se vuelven duraderos, por lo general, más de dos semanas. Puede afectar las actividades diarias y también puede conducir a una variedad de problemas emocionales y físicos. Los síntomas típicos pueden ser muy inespecíficos e incluir sentimientos de tristeza o desesperanza; arrebatos de ira o irritabilidad; pérdida de interés en las actividades normales; alteraciones del sueño (demasiado o muy poco); la falta de energía y la pérdida o aumento de peso también pueden estar relacionados. Puede haber sentimientos de inutilidad o pensar en fracasos pasados. A veces se reportan problemas para pensar o concentrarse, pensamientos frecuentes de muerte y suicidio. Los pacientes también pueden tener una variedad de problemas físicos, como dolor de cabeza y dolores de espalda.

No hay evidencia clara que sugiera que la depresión mayor esté relacionada con la menopausia. Los cambios corporales, los sofocos, los cambios en los sentimientos con respecto a la sexualidad o simplemente el envejecimiento en general pueden causar cambios de humor e incluso tristeza menopáusica. Si las fluctuaciones hormonales son graves, especialmente en la perimenopausia, el tratamiento con un anticonceptivo oral de dosis baja para estabilizar los niveles hormonales puede ser eficaz. En el caso de las mujeres menopáusicas que son depresivas, el estrógeno por sí solo no parece aliviar sus síntomas. La depresión parece presentarse en la época de la perimenopausia, pero una vez que los niveles hormonales se convierten en valores bajos estables, como en la menopausia, no hay correlación. Algunos estudios pequeños han sugerido que en mujeres posmenopáusicas que no reciben alivio por medio de los medicamentos antidepresivos convencionales, puede ser beneficioso agregar una pequeña cantidad de estrógeno. Sin embargo, el estrógeno solo no parece disminuir la depresión ni sus síntomas.

Depresión posparto

En los primeros dos a tres días después del nacimiento de un bebé, algunas mujeres pueden experimentar tristeza. En esta condición, la mujer puede llorar sin motivo, tener dificultad para comer o dormir y preguntarse si es capaz de cuidar a un recién nacido. La tristeza posparto puede durar desde unos pocos días hasta dos semanas.

La depresión posparto (DPP), por otro lado, es una condición mucho más grave, en la que los sentimientos de desesperación, tristeza y ansiedad en realidad impiden que la madre realice las tareas diarias. Esto por lo general se presenta entre la primera y la tercera semana después del parto.

No existe una causa única de la DPP. Las mujeres que tienen antecedentes de depresión son más susceptibles y algunos autores creen que puede desencadenarse por la disminución de los niveles de hormonas, estrógeno y progesterona, que se producen después del parto. Los factores emocionales también pueden contribuir a la DPP, como el hecho de que el bebé esté enfermo, que el embarazo no fue planeado o falta de apoyo de los miembros de la familia.

Lo más importante para tener en cuenta sobre la DPP es que se puede tratar. El uso de antidepresivos puede mejorar significativamente los síntomas y permitir que la madre se cuide a sí misma y al recién nacido. Sin embargo, es importante que el obstetra le pregunte directamente a la madre si siente alguno de estos síntomas o que esta hable con su médico al respecto. Aunque no parece haber un vínculo directo entre la depresión posparto y la menopausia, las mujeres que padecen depresión posparto tienen más probabilidades de tener un episodio recurrente de depresión en la perimenopausia. Estas pacientes pueden estar entre quienes se benefician del control de los cambios hormonales mediante el uso de anticonceptivos orales de dosis baja durante la perimenopausia, pues así minimizarán esos cambios.

¡Una mirada a nuestro interior!

En esta parte he querido incluir algunos temas sobre los cuales han expresado interés muchas de las mujeres a mi alrededor. Aunque no necesariamente están relacionados con la menopausia, considero importante mencionarlos, ya que esta es una atapa en la que, por el cambio hormonal que estamos pasando, podemos sentirnos más sensibles con respecto a nuestras emociones y el hablarlo puede dar una luz para muchas que estén atravesando un momento difícil. Mi propósito no solo es que puedan darse cuenta de que no están solas, sino que, al identificarse con algunos de estos temas que les voy a mencionar, esto pueda servirles de ayuda para encontrar soluciones en sus vidas. Estos temas pueden habernos afectado durante diferentes épocas de nuestras vidas, es importante identificar qué problemas hemos tenido, enfrentarlos y encontrar una solución, para que no afecten tu bienestar, en vez de suprimirlos o ignorarlos y arrastrarlos de por vida. Me he dado cuenta de que esta etapa de la menopausia nos sirve para reevaluar nuestra vida, nos da la oportunidad de reinventarnos y hacer cosas que nunca nos atrevimos a hacer. Por esto el reencuentro contigo misma es fundamental.

Un común denominador que he encontrado en los grupos de salud que dirijo son los sentimientos ocasionados por la falta de autoestima y amor propio. Estas son las bases para muchas de nuestras elecciones de vida, como la elección de pareja, del trabajo, de las amistades. También refleja cómo nos sentimos hacia esas personas que pudieron generar estos sentimientos de inseguridad en nosotras, cómo nos hayan tratado en nuestra niñez o en determinada etapa de nuestras vidas. Quiero abrirles mi corazón y mostrarles, con mis propias experiencias, cómo he podido manejar esto y sanar sentimientos que han causado dolor, tristeza y que, gracias a que he realizado un proceso de perdón y aceptación, ahora puedo estar en paz conmigo misma y con mi pasado. Vas a ver cómo el perdón ayuda a sanar tu pasado y te muestra un presente lleno de posibilidades y cosas lindas, donde podrás encontrar la felicidad que tanto anhelas y mereces.

Ahora examinemos primero algunos conceptos que son importantes para todas, independientemente del estado menopáusico. La autoestima y el amor propio son dos formas como nos valoramos y medimos. Como la mayoría de las cosas, con demasiado o con muy poco, de cualquiera de las dos, corremos el riesgo de no poder tener relaciones saludables y de no ser felices con nosotras mismas. Y la menopausia es un momento para cuestionar nuestra propia autoestima y hacer un balance de nuestros logros. Antes de que podamos ser felices con las personas y las circunstancias que nos rodean, primero debemos estar contentas con nosotras mismas.

AUTOESTIMA

La autoestima es simplemente la confianza que debemos tener en nuestro propio valor y habilidades, en otras palabras, el respeto por uno mismo. Hay tres tipos de autoestima: inflada, alta autoestima y baja autoestima. La autoestima inflada se describe como el hecho de subestimar a los demás y creer que se es mejor que los demás. Esta actitud es negativa porque limita el establecimiento de relaciones saludables y afectivas. En este caso, la competitividad es evidente en estos individuos y su alegría proviene de ganar. Tienden a no escuchar a los demás y a culpar a quienes los rodean sin asumir ninguna responsabilidad personal.

Las personas con alta autoestima se aceptan y valoran a sí mismas. Este es un estado positivo, una condición en la que uno está feliz con su vida. Estas personas tienen la confianza (y el coraje) para asumir cualquier desafío que se les presente.

Las personas con baja autoestima son todo lo contrario de aquellas con alta autoestima. Esta es la persona que no se valora a sí misma y no tiene confianza en sus habilidades. El miedo al fracaso, la inseguridad y la infelicidad se trasladan a cada situación.

Amor propio

El amor propio es el respeto por la propia felicidad o dones. Esto puede parecer más un lujo que una necesidad. Pero el cuidado personal y la compasión son los que más necesitan las personas que trabajan duro y tratan de sobresalir en todos los aspectos de su vida. Y aunque algunos pueden criticar el amor propio, la falta de amor propio tiene efectos negativos, que incluyen un mayor riesgo de suicidio (Bhar *et al.*, 2008). Para cuidar de los demás, primero debemos cuidar de nosotros mismos.

Ahora examinaremos las condiciones que comúnmente se atribuyen a los cambios hormonales de la menopausia y lo que cada uno significa. A medida que avanzamos, definiremos la afección en particular, explicaremos su relación con la menopausia y ofreceremos algunas opciones comunes para el manejo de cada una.

Autoestima y amor propio: todas tenemos una idea de nosotras mismas. Si la percepción que tenemos de nosotras mismos es buena, esto nos da seguridad; si te valoras a ti misma, si te amas, eso es lo que vas a proyectar, irradiarás amor. Pero, por otro lado, si tu percepción de ti misma es de inseguridad y crítica contra ti, estarás encontrando defectos y faltas que a la hora de la verdad solo están en tu mente y dañarán o afectarán tus relaciones personales y amorosas. Siempre creí que tenía una buena percepción de mí misma, pero reevaluando muchas cosas recuerdo que no me veía bonita, aunque la gente lo decía, creo que esto fue la causa de haber hecho una mala elección de pareja la primera vez. Me conformé con alguien que no me trataba bien. Pero, al pasar los años, obtuve confianza en mí misma, lo cual me ayudó a hacer muchas cosas y a escoger mejor. Algunas de mis amigas, que tienen poco amor propio y baja estima, siempre se critican a sí mismas, no se aman y sus relaciones son nocivas. Tienden a elegir mal, porque esa falta de amor que se tienen a ellas mismas les hace aceptar a hombres que no las aman y las valoran poco. Son permisivas, incluso aceptando sus múltiples infidelidades.

Es importante que te ames y te valores, porque este amor propio debe comenzar por ti misma, ya que este sentimiento de amor irradiará tu vida. Lo que piensas de ti misma es lo que transmitirás a las personas cercanas.

Si eres una mamá llena de inseguridades, vas a transmitir esas mismas inseguridades a tus hijos. Tú eres única, no te compares con nadie.

Tristeza: mirando hacia atrás, me doy cuenta de que la tristeza que experimenté con el diagnóstico de Nicholas fue la causa de muchas de las dolencias que tuve cuando entré en la perimenopausia. Al principio caí en un estado de shock en el que estuve mentalmente paralizada durante varios años, buscando terapias y formas de ayudarlo a mejorar. Luchaba sin aceptar su diagnóstico y con gran dolor en mi corazón. Me tomó quince años aceptar su diagnóstico y darme cuenta de que esta era mi realidad, que esto era lo que tenía que vivir para poder aprender a mejorar mi vida. La clave fue la aceptación. Con esta aceptación pude encontrar paz, tranquilidad, dejar de sufrir y sentirme mejor, no solo emocionalmente sino también físicamente. Todas, en algún momento de nuestras vidas, hemos vivido situaciones y momentos de tristeza, lo importante es no quedarnos ahí.

Y ahora puedo decir que, después de muchos años, soy feliz. Ya que mi felicidad siempre estuvo opacada por esa lucha interior, hasta que finalmente desperté y me di cuenta de que no tengo el control, que tengo que sacar lo mejor de cada situación. Muchas veces nos oponemos a nuestras propias realidades y por eso estamos tristes y sufrimos. Te invito a reevaluar las situaciones de tu vida y preguntarte: ¿vale la pena seguir sufriendo o es mejor aceptarlo y dejar el control en manos de un poder superior? Tu felicidad solo depende de ti.

Sana tu pasado: ¡vive el presente!

Quiero invitarte a que te deshagas de los malos recuerdos, de aquellos que te atormentan y no te dejan vivir en paz, sanando las heridas de tu infancia u otras épocas que marcaron tu vida. Esta es parte de mi historia, estuve casada durante casi diez años, me casé a los veintiún años, emigré a los Estados Unidos donde mi esposo residía. Sin darme cuenta, estaba en una relación tóxica, de insultos y abusos verbales; la cual se convirtió en un círculo vicioso de peleas y reconciliaciones. Me acostumbré a vivir así, lo veía como normal, hasta que mi hermana vino a pasar un tiempo de vacaciones y me preguntó cómo podía vivir así. Yo no me había dado cuenta de lo anormal que era mi relación. Mi hermana se fue, pero lo que me dijo se quedó martillando en mi cabeza, con el tiempo forjé un plan para enfocarme en mi educación. Ya que no tenía familia aquí, no fue fácil para mí tomar la decisión. Alguien me recomendó el libro Abuso verbal, no recuerdo el autor; comencé a subrayar las diferentes situaciones que allí se presentaban y, sin darme cuenta, estaba subrayando todo el libro porque esa era mi vida. Ese libro me ayudó a tener una visión clara de que mi vida no tenía que ser así, que yo tenía el poder de cambiar la mala elección que había hecho un día. Nos separarnos y finalmente salió el divorcio. No tuvimos que volver a vernos, ya que no teníamos hijos.

Les cuento esto porque sé que de pronto algunas de ustedes pueden identificarse con una situación similar y de repente encontrarse en un callejón sin salida. Pero lo importante es tomar una decisión y hacer un plan. Es imposible que vivas así por el resto de tu vida y no debes sentir que debes aceptarlo.

¿Por qué hablo de este tema en este capítulo? Porque esto es parte de mi pasado y lo he enterrado. Solo lo he recordado en dos ocasiones, la primera, cuando solicité la nulidad del matrimonio católico, y esta vez, para contártelo. Y puedo decirte con toda certeza que no tengo ningún sentimiento de odio, rabia o resentimiento contra él, ni tampoco siento arrepentimiento por no haberlo hecho antes. Lo perdoné y este es solo mi pasado. No vivo de estos recuerdos ni me atormento por ello. El pasado se acabó, no te esclavices en él, ni te culpes o culpes a otros. Perdona, vive en el presente. Yo vivo solo el presente, porque aprendí que el pasado ya pasó, puede causar dolor, y el futuro hay que forjárnoslo teniendo metas claras y proyectos de vida que te brinden un propósito, el cual vas a lograr en conexión con ese ser superior que irradia tu vida.

Quizá necesitas sanar y trabajar sobre un pasado en el cual hayas podido tener una mala relación o falta de aceptación, abuso, alcoholismo o drogadicción, por parte de tu padre o tu madre. Hablando con algunas de las mujeres que han podido superar estas situaciones, ellas han mencionado que les ha servido ponerse en la situación del padre o la madre. Entendiendo las razones por las cuales esa persona pudo haber actuado así, lo que sucedió en sus vidas cuando eran pequeños y que desencadenó estas acciones. Mejor dicho, cuando nos ponemos en los zapatos del otro, se nos hace más fácil entender su historia, sus vivencias y, por ende, las razones que pudieron haber desencadenado su comportamiento. Las mujeres con las que he hablado, han trabajado para realizar un cambio, han sanado su niñez y su pasado para poder lograr su paz interior y su propia felicidad. Como les he dicho a todas, tienes que sanar de adentro hacia fuera. Y así no dejar que los miedos de tu infancia sean ese fantasma que te persigue o acecha toda la vida. Es lo que puedes hacer para que puedas alcanzar esa felicidad que todo ser humano se merece, pero que solo tú puedes dártela.

El perdón

Este es otro tema que aflige a muchas mujeres. Todas hemos pasado por situaciones que nos han generado sentimientos de odio o rabia hacia otras personas, y el perdonar es algo que nos debemos a nosotras mismas, al hacerlo te liberas de todos esos malos sentimientos.

En mi experiencia, como les dije, pude perdonar a mi exmarido. También tuve otra experiencia en la que pude perdonar a los adultos incompetentes que maltrataron verbalmente a Nicholas mientras estaba en una escuela de educación especial y supuestamente bajo su cuidado. Como saqué a estas personas de mi mente, en un principio, fue pensando que algún día ellos tendrían que enfrentar su propia conciencia. Pero, con los conocimientos que poseo ahora, puedo entender que eso era lo poco que ellos tenían para dar, porque ese comportamiento era el reflejo de lo que les había tocado vivir. Ahora ya no hay dolor, en realidad siento lástima por ellos, porque un día ellos fueron víctimas de alguien que los marcó. Gracias a Dios, Nicholas pudo superar su ira y baja autoestima, productos de este maltrato, a pesar de que le tomó muchos años.

En mis diálogos con las mujeres que me rodean he notado que detrás de diversas situaciones de rabia, ira, resentimiento o rencor hay algunas que han podido perdonar. En cambio, hay otras que están atrapadas en situaciones del pasado y ese odio no les permite salir adelante. Ellas experimentaron abandono por parte del padre o de la madre, lo que marcó su infancia y, por tanto, marcó también sus futuras relaciones como parejas, madres e hijas. Mi consejo para ellas ha sido siempre perdonar, para que se liberen de ese sentimiento que las ata y no las deja vivir en paz. Porque como les he dicho: "no vas a perdonar por ella, ni por él, vas a perdonar por ti", para que puedas sanar, para que puedas obtener paz interior y vivir feliz. Aunque algunas de ellas se niegan a hacerlo en primera instancia, al pensarlo mejor se han dado cuenta de que esa persona que les causó el dolor camina por la vida como si nada, ni siquiera se dio cuenta de que causó daño. Así que aquí viene mi cuestionamiento: ¿y tú aquí amargándote la vida? ¿Hasta cuándo quieres sufrir? Vale la pena tener paz interior. También es importante que te autoperdones, especialmente si tienes conflictos contigo misma, ¡ánimo!

¡Perdona para sanarte a ti misma! Tu felicidad no debe esperar.

Heridas emocionales de la infancia que marcaron tu vida

Como pueden ver, estos temas están ligados unos con otros. En mi caso, gracias a Dios, tuve una infancia divina y feliz, con un padre y una madre muy cariñosos. Aunque no crecimos en medio de la abundancia económica, lo teníamos todo. Mi papá era una persona super chistosa y doce años después de su muerte aún recordamos sus historias y su humor; en cambio, mi mamá era la que imponía el orden, pero lo necesitábamos. Lamentablemente para algunas de mis amigas la historia no fue la misma. Ahora que son adultas no tienen los mismos buenos recuerdos, aunque todas decidieron darles a sus hijos una vida diferente y han sido excelentes madres, algunas de ellas todavía conservan una espinita, muy adentro, en el fondo de su corazón. ¡Por eso el perdón es tan importante!, para así lograr ese alivio interior de este dolor que te consume. Te invito, entonces, a que reflexiones, asistas a seminarios, veas videos o emplees otras herramientas que te ayuden a sanar esa niña interior, a sanar la relación con tu padre, con tu madre. Aprovecha si aún están vivos para hacerlo y no dejes pasar más tiempo. Esta relación es la primera que tuviste cuando viniste a este mundo y es el pilar de tu vida. Si esta relación no ha sanado, tu vida no va a estar completa.

Relaciones tóxicas

La baja autoestima o tu poco amor propio pueden haber sido los causantes de tus malas elecciones. Cuando pensamos en relaciones tóxicas, por lo general se nos vienen a la mente las relaciones de parejas, pero también pueden ser con amigos o familiares. Como mencioné antes, estuve en una relación tóxica con mi exmarido, aunque estuve muchos años sin darme cuenta, porque se había convertido en una costumbre. Sin embargo, al darme cuenta de la vida que estaba viviendo, establecí un plan de salida y, aunque no fue fácil en ese momento por razones económicas, fue una de las mejores decisiones que he tomado en mi vida. Y pude en realidad encontrar al amor de mi vida, que es Mark, porque me di la oportunidad de salir de ahí. No dejes que el miedo te conduzca a quedar atrapada con una persona que no te trata bien, no te ama ni te valora. Si te quedas ahí por miedo, nunca vas a saber si algo mejor puede venir.

También he tenido relaciones con personas tóxicas que decían ser amigas. Te digo que cuando una persona, que dice ser tu amiga, está celosa de la relación que tienes con tu esposo, siempre te está criticando o, lo que es peor, no acepta a tus hijos, tienes que sacarla de tu vida. En este momento de mi vida busco personas positivas, que sean compatibles con mis ideas y sensibles a las necesidades de los demás y, a la hora de la verdad, las personas nocivas se han alejado. Solo atraigo personas que se identifican con mis ideales y mis metas.

La salud definitivamente está en nuestras manos. Cambiar nuestros hábitos es fundamental, no solo en nuestra alimentación, sino también en la forma en que vivimos, pensamos y actuamos. Muchas veces el cambio no es fácil, pero podemos empezar haciendo un mapa de nuestra vida, profundizando en nuestro corazón y sacando dolores del pasado, ya sea de las relaciones con nuestros padres, exmaridos, hijos o cualquier persona que nos haya dejado huella. Si podemos hacer esto, lograremos encontrar una manera de liberarnos de nuestro pasado y estaremos a un paso de encontrar la felicidad.

Esperamos que en este capítulo hayas encontrado herramientas que te empoderen para mejorar un trastorno psicológico o del alma y, lo más importante, que te des cuenta de que no estás sola, que, aunque muchas mujeres no dicen nada, son muchas las que están pasando o hemos pasado por dificultades similares o peores que las tuyas. Sugiero que si necesitas ayuda psiquiátrica o psicológica la busques. O si es algo que puedes hacer sola, hay muchos recursos y entrenadores que pueden guiarte. Es muy importante que investigues el tema que te preocupa y leas mucho, para que puedas tomar las decisiones correctas y puedas hacer preguntas. Recuerda lo importante que es tu salud mental y física durante la etapa de la menopausia, que trae tantos desafíos. Conéctate contigo misma, allí encontrarás tu verdad, ¡mira hacia dentro y cuestiónate! No te voy a decir que va a ser una tarea fácil cuestionarte y enfrentarte a tus propias verdades, pero es lo único que abrirá tus ojos, ya que allí encontrarás todas las respuestas que has estado buscando afuera. Deja que tu corazón te hable.

Referencias

American Psychiatric Association. (2013). *Diagnostic and Statistical Manual of Mental Disorders. 5.a* edición. Washington, D. C.

Bhar, S. *et al.* (2008). Self-Esteem and Suicide Ideation in Psychiatric Outpatients. *Suicide and Life-Threatening Behavior 38* (5), 511-516.

Burke, K. C. *et al.* (1991). Comparing Age at Onset of Major Depression and Other Psychiatric Disorders by Birth Cohorts in Five Us Community Populations. *Arch. Gen. Psychiatry. 48*, 789-795.

Demetrio, F. N. *et al.* (2011). Effect of Estrogen Replacement Therapy on Symptoms of Depression and Anxiety in Non-Depressive Menopausal Women: A Randomized Double-Blind, Controlled Study. *Arch. Women's Ment. Health. 14* (6), 479-486.

Hallstrom, T. y Samuelsson, S. (1985). Mental Health in the Climacteric. *Acta Obstetrica et Gynecologica Scandinavica 64* (suplemento 130).

Kessler, R. C. *et al.* (1994). Lifetime and 12-Month Prevalence of DSM-III-R Psychiatric Disorders in The United States: Results from the National Comorbidity Survey. *Arch. Gen. Psychiatry. 51*, 8-19.

Kraft, T. L. et al. (2012). Grin and Bear It: The Influence of Manipulated Facial Expression on the Stress Response. *Psychol. Sci. 23* (11), 1372-1378.

Mechanic, D. (1978). Sex, Illness, Illness Behavior, and the Use of Health Services. *Social Science & Medicine 12*, 207-214.

Salleh, M. R. (2008). Life Event, Stress and Illness. *Malays. J. Med Sc. 15* (4), 9-18.

Simmons, S. P. y Simmons, J. C. (1997). *Measuring Emotional Intelligence: The Groundbreaking Guide to Applying the Principles of Emotional Intelligence*. Summit Publishing Group.

Tam, L. W. *et al.* (1999). Prevalence of Depression in Menopause: A Pilot Study. *Archives of Women's Mental Health. 2*, 175-181.

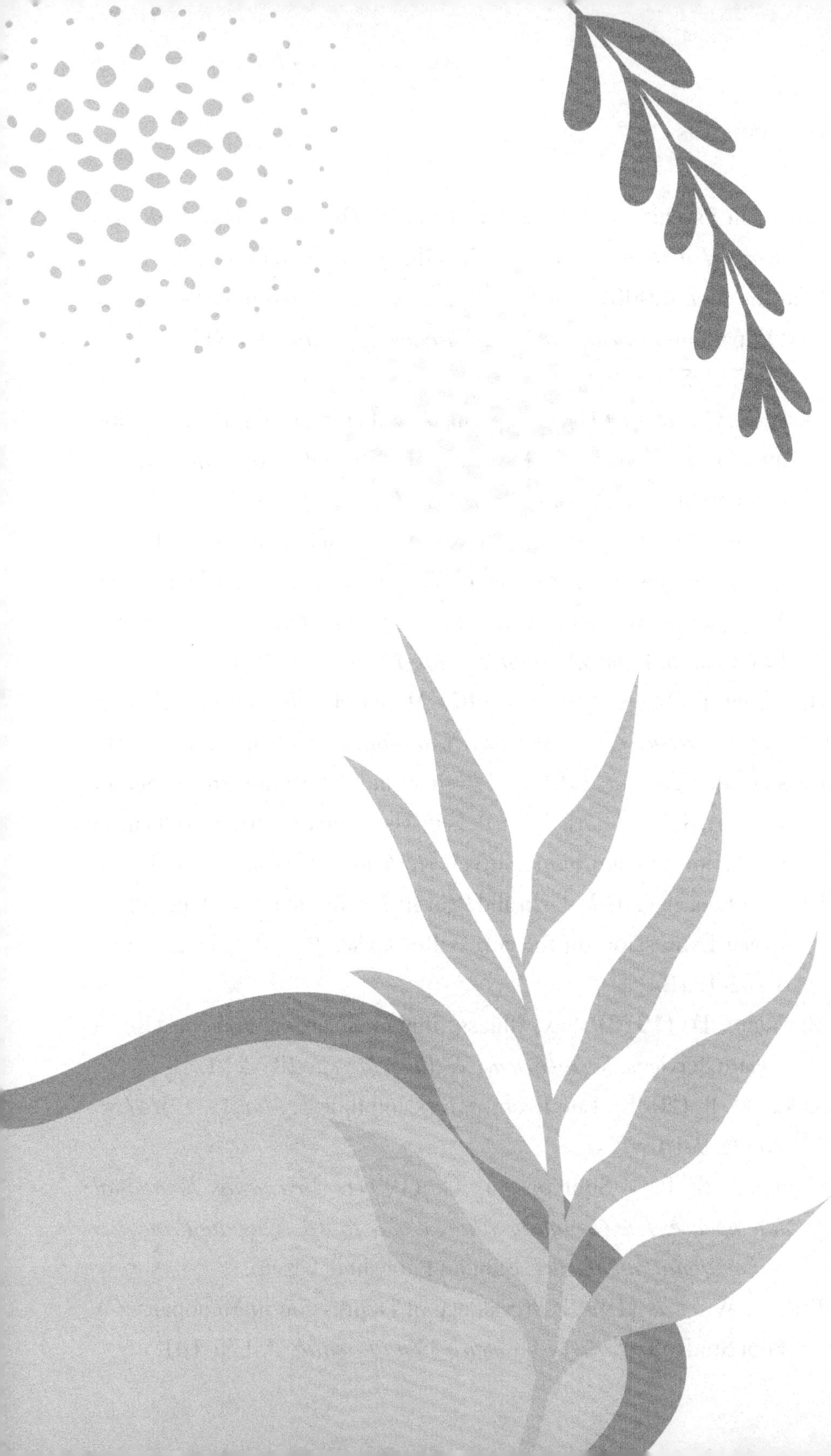

CAPÍTULO 10

CÓMO MANTENER UN BUEN ESTADO DE SALUD

El médico del futuro no administrará medicamentos, sino que hará que sus pacientes se interesen por el cuidado de su cuerpo, en su dieta y en la causa y prevención de enfermedades.

Thomas A. Edison

A lo largo de nuestras vidas debemos asumir la responsabilidad personal de nuestra salud, incluyendo comer bien, hacer ejercicio regularmente, evitar comportamientos de alto riesgo e ir al médico regularmente. El objetivo de acudir al médico de manera regular es controlar aspectos como la presión arterial y el peso, mantenerse al día con las vacunas, someterse a pruebas de rutina para la prevención de enfermedades y recibir consejos sobre cómo mantener nuestra salud. Todos debemos hacer un esfuerzo para ver a nuestro médico regularmente y no solo cuando tenemos algún tipo de enfermedad. La detección temprana de cualquier enfermedad o condición es probable que haga que el tratamiento sea exitoso y que el remedio sea relativamente simple.

Las mujeres, por lo general, hacen un trabajo mucho mejor que los hombres cuando se trata de ver a sus médicos de manera rutinaria. Parece que las mujeres visitan a sus ginecólogos desde el inicio de sus ciclos menstruales con inquietudes sobre periodos que ocurren con demasiada o muy poca frecuencia, periodos que son demasiado pesados o ligeros, tratando de no quedar embarazadas, problemas para quedar embarazadas, atención prenatal durante el embarazo, exámenes de citología y problemas durante la menopausia. Los hombres, por otro lado, tienden a ir al médico por problemas específicos, como un resfriado o tos persistente, un dolor u otra queja particular. De hecho, según un estudio británico, de casi cuatro millones de personas, los hombres entre los 16 y los 60 años buscaron atención primaria casi con un 32% menos de frecuencia que las mujeres (Wang *et al.*, 2013).

Este capítulo provee una breve reseña de los exámenes de rutina o los exámenes que por lo general deben realizarse las mujeres, desde su adolescencia y más allá. De ninguna manera es una lista exhaustiva. Hay varias pruebas ginecológicas que se realizan durante la vida de una mujer que se consideran parte de su cuidado. Estos exámenes suelen solicitarse de acuerdo con la edad de la mujer; sin embargo, las pruebas se pueden ordenar antes, dependiendo de las circunstancias individuales de la paciente y la sospecha del médico de un proceso de enfermedad. Por ejemplo, una exploración DXA (prueba de densidad ósea) generalmente se realiza a los 65 años, pero si la paciente ha tenido fracturas, ha usado esteroides o si su menopausia inició temprano, el médico puede ordenar la prueba antes, para evitar que ocurra una osteoporosis severa.

Dependiendo de sus problemas de salud personales, su médico puede recomendar pruebas más frecuentes, pruebas adicionales o ninguna. Es importante que consulte con su médico y obtenga un plan de salud adecuado para usted. Al final del libro encontrará una sencilla tabla de referencia que le permitirá realizar un seguimiento de sus citas para los análisis y en cuánto tiempo debe hacerlas. Entendemos que esto puede ser abrumador, pero ser organizada y proactiva puede ser de gran ayuda.

EXAMEN FÍSICO

Estatura: se debe medir la estatura en cada visita anual. Y esto debe hacerse, no basta con que se le pregunte como paciente su estatura. Específicamente, los médicos buscan saber si hay alguna pérdida de estatura que pueda sugerir osteoporosis o una fractura de uno de los huesos en la columna vertebral. Una pérdida de más de 3.8 cm sugiere que es probable que haya una fractura por compresión. Dos tercios de las fracturas vertebrales no tienen síntomas y una pérdida documentada de estatura puede ser la única señal.

Peso: también se debe obtener un peso anual durante cada visita al consultorio. No solo es importante su peso absoluto y el IMC (véase el capítulo 8), sino también cualquier tendencia; si está ganando o perdiendo peso en una dirección saludable, eso puede ser motivo de felicitación. Por otro lado, la pérdida rápida no intencional o el aumento de peso pueden alertar sobre la presencia de una enfermedad. De nuevo, el peso debe constatarse en el consultorio.

Presión arterial: esta se mide con mayor precisión haciendo que la paciente se siente en una silla con la espalda recta y los pies apoyados en el suelo (no cruce las piernas). Su brazo debe apoyarse en una superficie plana con la parte superior del brazo al nivel del corazón. La medida no debe hacerse sobre la ropa. Luego de ello se ubica el brazalete alrededor de la parte superior del brazo y se infla. A medida que se libera la presión, los sonidos de su pulso se escuchan en su brazo debajo del brazalete; cuando los sonidos regresan, se registra la presión que lee el medidor (la presión sistólica), y cuando los sonidos desaparecen, se lee esa presión (presión diastólica).

La presión arterial normal cambia con la edad. Las definiciones más recientes para la presión arterial alta han sido determinadas por el VIII Comité Nacional Conjunto sobre Prevención, Detección, Evaluación y Tratamiento de la Presión Arterial Alta ([JNC 8], James *et al.*, 2014). La presión arterial normal se define como sistólica de menos de 120 mm Hg y diastólica de menos de 80 mm Hg.

Las recomendaciones para el tratamiento de la presión arterial alta siguen las cifras que se muestran en la tabla 6.

Tabla 6. Presión arterial: edad y objetivo

Grupo de pacientes	Objetivo: presión arterial sistólica	Objetivo: presión arterial diastólica
> 60 años	< 150	< 90
< 60 años	< 140	< 90
18 años con enfermedad renal crónica	< 140	< 90
18 años con diabetes	< 140	< 90

Fuente: adaptada de James *et al.*, 2014.

Pulso: el pulso es otro componente del examen físico. El dedo índice y el dedo del medio se ponen en la muñeca y, usando un reloj, se cuenta el número de latidos en un minuto. Un pulso adulto normal oscila entre 60 y 100 latidos por minuto. Uno muy lento, muy rápido o irregular puede significar la presencia de un problema cardiaco u hormonal.

ANÁLISIS SANGUÍNEOS

El análisis de sangre de rutina es parte de un examen anual. Su propósito es alertar sobre los primeros signos de aparición de una enfermedad. Si bien sus circunstancias particulares pueden justificar análisis de sangre adicionales o diferentes, hay una serie de pruebas que se realizan comúnmente.

Conteo sanguíneo completo (CBC): esta prueba mide sus glóbulos rojos y blancos, junto con su hemoglobina. Esta prueba puede hacer evidente una anemia (hemoglobina baja), una infección o incluso ciertos cánceres.

Panel metabólico completo o básico: esta prueba examinará la función de su corazón, riñón e hígado. Por lo general, se mide la glucosa en la sangre (azúcar), el calcio y los electrolitos.

Panel de tiroides: esta prueba examinará la función de su tiroides y verificará que no esté funcionando de más o de menos.

Panel de lípidos: esta prueba medirá sus niveles de colesterol y triglicéridos, junto con la descomposición de su colesterol "bueno" (HDL) y del colesterol "malo" (LDL).

- *Colesterol total*: es la cantidad de colesterol total en su sangre, que incluye LDL y HDL. Las cantidades saludables de colesterol total oscilan entre 125 y 200 mg/dL.
- *LDL*: es la cantidad de colesterol responsable de la acumulación y bloqueo en las arterias. Este nivel debe ser inferior a 100 mg/dL.
- *HDL*: este es el colesterol que ayuda a eliminar el colesterol de las arterias. Idealmente, este nivel debería ser superior a 50 mg/dL.

- *Triglicéridos*: esta es otra forma de grasa en la sangre que puede aumentar el riesgo de enfermedad cardiaca, particularmente en las mujeres. De hecho, las mujeres con niveles de triglicéridos superiores a 128 mg/dL y una circunferencia de cintura de más de 88 cm tienen un riesgo elevado de enfermedad cardiovascular (Tangko et al., 2005). En general, es deseable un valor inferior a 150 mg/dL.

Vitamina D: la vitamina D se encuentra en una gran variedad de alimentos, ya sea de forma natural o complementaria. La vitamina D es importante para la salud ósea y muscular. También se ha demostrado que es importante para reducir el riesgo de esclerosis múltiple (Munger *et al.*, 2006), disminuir el riesgo de desarrollar enfermedades cardiacas (Judd et al., 2008), disminuir los síntomas de depresión (Jorde *et al.*, 2008) e incluso ayudar con la pérdida de peso (Major *et al.*, 2009).

Voy a control con mi médico de cabecera regularmente, en ese momento discutimos todas las inquietudes que hayan aparecido desde mi última visita. Me ordena exámenes de sangre de rutina, especialmente de tiroides y para la anemia, ya que estas son dos áreas en las que necesito monitoreo. También me controla los niveles de vitamina D y me indica la cantidad adecuada que debo consumir o ajusta las cantidades de acuerdo con lo que necesite en el momento específico.

PRUEBA DE CITOLOGÍA

La citología es parte del examen médico de cualquier mujer, y es una herramienta para detectar el cáncer cervical. El cuello uterino es la parte inferior de la matriz. Entonces, si imaginas que el útero tiene la forma de una pera invertida, el cuello uterino sería el tallo. Se cree que la mayoría de las mujeres que mueren de cáncer cervical podrían haber sobrevivido si hubieran tenido una prueba de citología a tiempo. De hecho, en los últimos treinta años, la incidencia de cáncer de cuello uterino ha disminuido en casi un 50% debido al uso de la citología (US Department of Health, s. f.). No obstante, casi la mitad de las mujeres que son diagnosticadas con cáncer cervical en los Estados Unidos nunca se han hecho una citología. La mayoría de los casos de cáncer cervical se diagnostican en mujeres menores de cincuenta años, mientras que un poco más del 15% de las mujeres serán diagnosticadas después de los 65 años. En 2019, la Sociedad Estadounidense del Cáncer estimó que hubo aproximadamente 13 170 nuevos casos de cáncer cervical y que 4250 mujeres murieron a causa de este (American Cancer Society, s. f.). En comparación, en Colombia se diagnostican anualmente a 3853 mujeres con cáncer cervical y 1775 mueren por su causa (Information Center on HPV and Cancer, 2018). Es el tercer cáncer más común en mujeres colombianas.

Una citología se realiza poniendo un espéculo en la vagina y frotando el cuello uterino con un cepillo. Luego se pone el cepillo en un líquido que será examinado por una computadora para detectar células anormales. Esas células anormales luego son evaluadas por un tecnólogo o patólogo. Si bien hay diferentes opiniones sobre cuándo y con qué frecuencia las mujeres deben hacerse la prueba de citología, en general, las mujeres deben comenzar a hacerse la prueba de citología a los veintiún años, independientemente de su actividad sexual. Las pruebas de citología anuales se realizan hasta los treinta años, después de los cuales, si ella ha tenido tres citologías normales consecutivas, pueden distanciarse cada tres a cinco años. Siempre que una mujer haya tenido tres o más pruebas negativas seguidas y no haya pruebas anormales en los últimos diez años, la detección del cáncer de cuello uterino se puede suspender después de los 65 años. Además, las mujeres que se han sometido a una histerectomía con extirpación del cuello uterino, y que no tienen antecedentes de ciertas lesiones precancerosas o cáncer cervical de cuello uterino, ya no necesitan pruebas de citología.

Una prueba de Papanicolaou es una prueba de detección que no está destinada a diagnosticar ninguna enfermedad. En cambio, está destinada a identificar a las personas que puedan tener una anomalía para que se puedan realizar una prueba más específica. Si una prueba de Papanicolaou es anormal se debe realizar una colposcopia y biopsia dirigida. Esta implica poner un espéculo en la vagina, pintando el cuello uterino con una solución de vinagre y luego mirar el cuello uterino con un instrumento de aumento. Si hay algunas anomalías se puede hacer una biopsia o tomar muestras directamente. Esas muestras de tejido determinarán qué tratamiento es necesario. Aproximadamente el 5% de todas las pruebas de Papanicolaou tendrán resultados anormales y requerirán una colposcopia. De las mujeres que se someten a una colposcopia, unas cuatro de cada diez serán normales. Las pacientes restantes requerirán un tratamiento adicional, que incluya observación, una biopsia de cono del cuello uterino para extirpar una porción más grande del cuello uterino o, posiblemente, una histerectomía.

En cuanto a mis exámenes de rutina ginecológica, como dice Mark, fui una de las que empecé a visitar al ginecólogo desde mi segundo periodo, debido a que mi periodo era exageradamente fuerte y con muchos coágulos. Desde ahí he asistido a visitas ginecológicas cada año. Cuando tenía 28 años el resultado de la citología salió anormal y me hicieron una colposcopia, no es un examen doloroso, afortunadamente no era nada y en vez de hacerme la citología cada año tuve que hacérmela cada seis meses los siguientes dos años. Después de eso, no he tenido ningún problema con ninguna de mis citologías y he continuado con el cuidado anual de rutina.

Mamografía

Una mamografía es una imagen de rayos x de los senos, ordenada para detectar el cáncer de seno o para hacer un seguimiento de una masa descubierta en el examen físico. La tasa de falsos negativos (el número de mamografías leídas como "normales" cuando hay una anormalidad) de mamografías es de aproximadamente 10% a 15%, la sensibilidad de una mamografía depende de una serie de factores que incluyen el tamaño de la lesión, la densidad de los senos, la edad de la mujer y el uso de terapia hormonal. Algunas mujeres se preocupan por la exposición a los rayos x en una mamografía.

Para poner las cosas en perspectiva, la radiación es de unos 0.4 mSv. En un año promedio, una mujer está expuesta a cerca de 3 mSv de radiación proveniente del ambiente. En otras palabras, la exposición a la radiación por una mamografía de detección no debe ser causa de preocupación.

Otra razón por la cual las mujeres pueden evitar la mamografía es debido al dolor. Una mamografía típica dura unos veinte minutos. Se pone un seno entre dos placas de imágenes, una placa toma la imagen mientras que la otra mantiene el seno en su lugar. Por lo general, se toman dos vistas de cada seno. Si bien no es un cómodo, la prueba no debe ser insoportable. Y es importante que, si experimenta alguna molestia, le comunique al tecnólogo que está sintiendo dolor y ver si se puede hacer algún ajuste. Los consejos útiles sobre cómo reducir la incomodidad incluyen programar la prueba para la semana posterior a su periodo, pues, durante o inmediatamente después de su periodo, los senos son naturalmente más sensibles. Informe al técnico que tiene senos sensibles o que las mamografías anteriores le han resultado incómodas. Algunas mujeres han descubierto que tomar un medicamento antiinflamatorio sin esteroide, como ibuprofeno, 45 a 60 minutos antes de la prueba, puede ayudar. Tome respiraciones lentas y profundas antes de la imagen, esto puede reducir su ansiedad. Permanezca quieta durante la prueba, ya que el movimiento puede desenfocar las imágenes y requerir que se repitan.

Las recomendaciones actuales para la mamografía en mujeres pre y posmenopáusicas varían entre diferentes autoridades médicas. Estas recomendaciones son para la detección de rutina y no si se descubre una anomalía en el examen físico. Además, la frecuencia de seguimiento también depende de si el examen fue normal o si se descubrió una anomalía y se recomendó seguimiento.

No es raro que, si en una mamografía se identifica un área anormal, se recomienden pruebas adicionales. Esas pruebas pueden incluir una ecografía de los senos o una resonancia magnética. Si bien las resonancias magnéticas son más sensibles que las mamografías tradicionales, son menos específicas. En otras palabras, es más probable que la resonancia magnética señale un estudio como negativo cuando es realmente negativo, pero es más probable que señale un área como anormal cuando no hay ninguna anormalidad.

Tabla 7. Recomendaciones de las diferentes autoridades o instituciones para realizar mamografías

Autoridad	Edad de la evaluación
Sociedad Americana del Cáncer	Las mujeres de 40 a 44 años deberían tener la opción de hacerse una mamografía. Las mujeres de 45 a 54 años deben hacerse mamografías cada año. Las mujeres de 55 años o más pueden hacerse exámenes cada uno o dos años. La evaluación debe continuar mientras la mujer tenga buena salud y se espere que viva más de diez años.
Institución Nacional de Cáncer	Mamografías de detección cada uno o dos años a partir de los 40 años.
Red Nacional Integral de Cáncer	Mamografías de detección, cada año a partir de los 40 años.
Equipo de Trabajo de Servicios Preventivos de Estados Unidos	Mamografías de detección cada dos años para mujeres entre los 50 y los 74 años.
Sociedad Canadiense del Cáncer	Cada dos años para mujeres entre los 50 y los 69 años. Se les recomienda a las mujeres de 70 años o más que hablen con su médico sobre exámenes de detección adicionales.

Fuente: Sociedad Americana del Cáncer, Institución Nacional de Cáncer, Red Nacional Integral de Cáncer, Equipo de Trabajo de Servicios Preventivos de Estados Unidos, Sociedad Canadiense del Cáncer.

Esta es la razón por la cual a todas las mujeres con bajo riesgo de cáncer de seno no se les ofrecen resonancias magnéticas en lugar de mamografías, habría un gran número de pacientes que regresarían para pruebas innecesarias y biopsias.

También es importante poner los hallazgos de las mamografías en perspectiva. Del 10% al 15% de las mujeres que se hacen una mamografía requerirán pruebas adicionales, como una mamografía focalizada, una ecografía o una resonancia magnética. De ese 10%, solo del 8% al 10% requerirán una biopsia. Y de esas mujeres a las que se les realizó una biopsia, aproximadamente el 20% tendrá cáncer. Entonces, si mil mujeres tienen una mamografía de rutina, cien requerirán otra prueba de imagen. De esas cien mujeres, diez pueden requerir una biopsia y, de esas diez mujeres que requieren una biopsia, solo dos tendrán un diagnóstico de cáncer. Esto no sugiere que no se deba hacer un seguimiento de los hallazgos sospechosos en una mamografía o ir en contra de las recomendaciones de su médico, solo pone en perspectiva el riesgo estadístico que tiene si es llamada a repetir una mamografía.

Tuve mi primera mamografía a los 35 años, como recomendación de mi ginecólogo, debido a que mi busto es denso. Por esta razón, además, he requerido ecografías extras para clarificar los resultados de algunas mamografías. De allí que te sugiera que no te asustes cuando esto ocurra, ya que es una práctica común. Desde hace dos años me hago la mamografía en 3D y la primera vez que me la hice me ordenaron una ecografía, la cual confirmó que tenía dos quistes de agua, los cuales hemos venido observando. Mark dice que no es necesario hacer nada, aunque en ciertas ocasiones los drenan. Es muy importante que te mantengas al día con tus mamografías siguiendo el consejo de tu doctor. Si llegas a detectar algo preocupante, consulta a tu medico de inmediato.

PRUEBA DE DENSITOMETRÍA ÓSEA

Una exploración o prueba de absorciometría de rayos x de doble energía (DXA) es una prueba que utiliza rayos x de dosis bajas para evaluar la densidad de los huesos o la salud ósea. La mayoría de las veces se usa para detectar osteoporosis (adelgazamiento de los huesos), determinar el riesgo de desarrollar osteoporosis o evaluar si el medicamento que le recetaron para tratar la osteoporosis está funcionando. Las imágenes por lo general se toman en la cadera y la columna vertebral a nivel lumbar, aunque se pueden realizar en otras áreas, como el antebrazo, si la cadera o la columna vertebral no sirven para la medición debido a una cirugía previa o lesiones.

El procedimiento se suele realizar mientras está acostada boca arriba, completamente vestida, en una mesa de rayos x abierta, no se requiere preparación especial. La exploración, generalmente, se demora entre diez y veinte minutos, después de lo cual podrá volver a su actividad normal de inmediato.

En los resultados se compara su densidad ósea con la de un adulto joven sano o un adulto sano de su propia edad, género y origen étnico. La diferencia entre su densidad ósea y la densidad ósea de ese grupo de comparación se calcula como una desviación estándar (DE). El puntaje T es su densidad ósea en relación con un adulto joven y saludable, y el puntaje Z es su densidad ósea en comparación con un adulto de su misma edad.

Una puntuación T se clasifica de la siguiente manera:

- Si su puntaje T es mayor que -1 DE es normal.
- Si su puntaje T está entre -1 y -2.5 hay una masa ósea levemente reducida u osteopenia, y sugiere un riesgo de desarrollar osteoporosis.
- Si su puntaje T es menor que -2.5 sufre de osteoporosis.

Un puntaje Z, que está por debajo de -2 DE muestra una densidad ósea más baja de lo que debería ser para alguien de su edad y sugiere otra causa de pérdida ósea además del simple declive relacionado con la edad.

Las recomendaciones actuales de la National Osteoporosis Foundation es que todas las mujeres de 65 años o más deben hacerse pruebas de densidad mineral ósea. Las pruebas deben realizarse antes si la mujer tiene ciertos factores de riesgo que pueden predisponerla a la pérdida ósea temprana, como antecedentes de una fractura ósea previa, antecedentes familiares de osteoporosis, tabaquismo, consumo excesivo de alcohol, bajo peso corporal o uso prolongado de esteroides.

COLONOSCOPIA

Una colonoscopia es un examen que sirve para detectar cambios en el recto y el intestino grueso. Durante este procedimiento se inserta una cámara larga y flexible en el recto. A medida que avanza la cámara el médico puede ver el interior del intestino en un monitor e incluso puede hacer una biopsia de cualquier área que pueda ser motivo de preocupación. El procedimiento suele tardar entre treinta y sesenta minutos. Al paciente se le administrarán medicamentos por vía intravenosa para que pueda relajarse y será colocada sobre su lado izquierdo en la camilla. El procedimiento puede estar acompañado de algunos calambres o pinchazos leves, pero esto generalmente desaparece poco después de la prueba.

Es común que, antes de una colonoscopia, se prescriban una variedad de laxantes que se deben tomar el día anterior para vaciar y limpiar el intestino. Sin esa preparación, el médico no podrá ver el colon de forma adecuada ni determinar si hay áreas de preocupación. Después del procedimiento, a menos que su médico le indique lo contrario, podrá volver a una dieta regular. Las actividades como conducir, operar maquinaria pesada o tomar decisiones legales se deben posponer por veinticuatro horas, debido a los efectos de la anestesia.

El cáncer colorrectal es el tercer cáncer más común diagnosticado y la segunda causa principal de muerte por cáncer en los Estados Unidos. El número de casos de cáncer de colon ha disminuido y se cree que la extracción de pólipos durante una colonoscopia de detección de rutina es la razón más importante. Las mujeres deben someterse a un examen de detección con una colonoscopia cada diez años a partir de los cincuenta años, de acuerdo con el Equipo de Trabajo de Servicios Preventivos de Estados Unidos. A los pacientes entre los 76 y 85 años se les recomienda discutir el valor del examen por su edad.

EXÁMENES DE VISIÓN

Un oftalmólogo, optómetra u óptico debe realizarle un examen ocular anual para determinar su capacidad para concentrarse en los objetos y evaluar la nitidez de su visión. En el examen se le pedirá que lea una tabla optométrica, que determina qué tan bien distingue las distancias, sus pupilas o los círculos negros en el centro del ojo se evalúan para asegurar que reaccionen a la luz al abrirse y cerrarse.

El movimiento de sus ojos se verifica con el fin de confirmar que los músculos que los rodean funcionan correctamente. El médico puede mirar en la parte posterior de su ojo y ver los vasos sanguíneos y determinar si hay signos de presión arterial alta, diabetes o incluso tumores. La parte frontal del ojo se revisa para ver si hay signos de un lente nublado o catarata. La presión en el ojo debe analizarse para verificar que no haya signos de glaucoma, una condición en la cual la presión del ojo se acumula y puede conducir a la ceguera.

Si bien la Academia Estadounidense de Oftalmología (American Academy of Ophthalmology) recomienda que todos se realicen un examen ocular completo a los cuarenta años, deben realizarse visitas tempranas si tiene antecedentes familiares de enfermedades oculares o antecedentes personales de hipertensión o diabetes (American Academy of Ophthalmology, 2018). Después de los 65 años, debe revisar sus ojos cada uno a dos años para detectar cataratas, retinopatía diabética, degeneración macular relacionada con la edad y glaucoma.

Aun si usa anteojos y no cree que necesite un ajuste en su fórmula es importante que visite a su oftalmólogo regularmente.

Algo que recuerdo claramente es que al mes de haber cumplido cuarenta años mi visión empezó a deteriorase. No me imaginé que iba a estar haciendo lo mismo que mis padres con las gafas en la punta de la nariz y mirando por encima de las gafas o acercando o alejando el papel para poder ver mejor. Aunque he usado gafas desde los seis años, he notado que mi vista, en especial de cerca, se ha deteriorado en estos últimos años. Es importante hacer esta visita, no solo para saber cómo estamos viendo, sino para prevenir los diferentes problemas que se pueden desarrollar en esta época de nuestras vidas.

EVALUACIÓN ODONTOLÓGICA

Probablemente haya un empate entre la ida al dentista y la ida al ginecólogo cuando se pregunta sobre las citas menos favoritas. La higiene dental y el cuidado son parte fundamental para mantener la salud y apariencia general. La evaluación odontológica de rutina sirve para identificar caries, enfermedades de las encías, cáncer oral y otros problemas orales tempranos. La Asociación Dental

Americana recomienda realizarse una evaluación odontológica cada seis meses. No solo el dentista puede tomar radiografías para identificar las caries a tiempo, sino que una visita, dos veces al año, le permite al higienista limpiar sus dientes y eliminar la acumulación de placa. La placa es esa película casi transparente que se pega a los dientes. Incluso entre las personas más diligentes, el cepillado y el uso del hilo dental solo pueden eliminar una parte de la placa. La placa atrae ácidos que se adhieren a los dientes y descomponen el esmalte, lo que a su vez promueve la caries dental. La placa también puede acumularse y provocar enfermedad de las encías. Además, las personas con enfermedad de las encías tienen un riesgo de dos a tres veces mayor de accidente cerebrovascular, ataque cardiaco u otros eventos cardiovasculares graves. De hecho, un estudio sugirió que las personas con enfermedad oral tenían un 30 % más de probabilidades de sufrir un ataque cardiaco que aquellas sin infecciones orales (Mattila *et al.*, 1989). Los autores especularon que la asociación entre las infecciones dentales y las enfermedades cardiacas se debía a una interacción entre las células que recubren los vasos sanguíneos, sustancias que causan la coagulación de la sangre y el metabolismo de ciertas grasas. Además, en otro estudio, realizado por Ebersole, se dio a conocer que las personas analizadas que trataron su enfermedad periodontal, tuvieron una reducción en sus niveles de PCR en un año (Ebersole *et al.*, 1997). La PCR es una proteína, se encuentra en la sangre, la produce el hígado y sugiere una infección bacteriana o fúngica. El nivel de PCR se ha utilizado para predecir la probabilidad de sufrir problemas cardiovasculares y ¡es casi tan confiable como el colesterol en la predicción! De hecho, los niveles de PCR por encima de 10 mg/L se correlacionan con un riesgo superior al 4% de desarrollar una enfermedad cardiovascular mortal en diez años (Cozlea *et al.*, 2013).

El cuidado dental es esencial, cuando las encías me sangran me ayudan mucho los enjuagues bucales de agua con sal y el uso de una crema de dientes especial para encías sensibles.

Como mujeres, es muy importante mantener nuestras citas anuales de control, no solo con nuestro ginecólogo, sino también con nuestro médico de cabecera, ya que muchas veces nos olvidamos de nosotras por estar pendientes de cuidar de la salud de todos los seres queridos que tenemos alrededor, o por no separarnos de ese trabajo que no nos da tiempo de nada. Recuerden, no hay trabajo más importante que cuidar de nuestra propia salud, no olviden sacar el tiempo cada año.

Referencias

American Academy of Ophthalmology. (2018). *Eye Exams.* American Academy of Ophthalmology.

American Cancer Society. (s. f.). *Key Statistics for Cervical Cancer.* American Cancer Society.

Cozlea, D. L. *et al.* (2013). The Impact of C Reactive Protein on Global Cardiovascular Risk on Patients with Coronary Artery Disease *Current Health Sciences J. 39* (4), 225-231.

Ebersole, J. *et al.* (1997). Systemic Acute Phase Reactants, C-Reactive Protein and Haptoglobin in Adult Periodontitis. *Clin. Exp. Immunol. 107*, 347-352.

Information Centre on HPV and Cancer. (2018). Fact Sheet 2018. Information Centre on HPV and Cancer.

James, P. A. *et al.* (2014). 2014 Evidence-Based Guidelines for the Management of High Blood Pressure in Adults: Report from the Panel Members Appointed to the Eighth Joint National Committee. *JNC 311*(5), 507-520.

Jorde, R. *et al.* (2008). Effects of Vitamin D Supplementation on Symptoms of Depression in Overweight and Obese Subjects: Randomized Double-Blind Trial. *Journal of Internal Medicine 264* (6), 599-609.

Judd, S. *et al.* (2008). Vitamin D Deficiency and Risk for Cardiovascular Disease. *Circulation 117* (4), 503-511.

Major, G. C. *et al.* (2009). Calcium Plus Vitamin D Supplementation and Fat Mass Loss in Female Very Low-Calcium Consumers: Potential Link with Calcium-Specific Appetite Control. *British Journal of Nutrition 101*(5), 659-663.

Mattila, K. J. *et al.* (1989). Association between Dental Health and Acute Myocardial Infarction. *BMJ 298*, 779-782.

Munger, K. L. et al. (2006). Serum 25-Hydroxyvitamin D Levels and Risk of Multiple Sclerosis. *JAMA 296* (23), 2832-2838.

Tangko, L. B. *et al.* (2005). Enlarged Waist Combined with Elevated Triglycerides Is a Stronger Predictor of Accelerated Atherogenesis and Related Cardiovascular Mortality in Postmenopausal Women. *Circulation 111*(15), 1883-1890.

US Department of Health and Human Services Health Resources and Services Administration. (s. f.). *Cervical Cancer Screening*. us Department of Health and Human Services Health Resources and Services Administration.

Wang, Y. *et al.* (2013). Do Men Consult Less than Women? An Analysis of Routinely Collected UK General Practice Data. *BMJ Open 3*, e003320.

CAPÍTULO 11

LA PERSPECTIVA DE UN ESPOSO SOBRE LA MENOPAUSIA

Las mujeres fueron hechas para amarlas,
no para entenderlas.

Oscar Wilde

Muchachos, prepárense. A medida que su esposa comience el viaje a través de sus cambios hormonales, ustedes también la acompañarán.

¡Y qué paseo será! Visitarán bosques de mal humor y enojo, experimantarán cascadas de impaciencia y frustración, recorrerán caminos sinuosos de sugerencias sobre cómo pueden mejorar y surfearán olas de gustos y disgustos impredecibles. Y es importante que recuerden que, a pesar de todos estos altibajos, fueron los que se casaron con ella. Para bien o para mal, buenos y malos momentos, hormonales o no. Esta es la chica a la que persiguieron, enamoraron y conquistaron. ¡Ella fue su novia, es su premio! Permítanme confesar que, aunque tengo tres diplomas de la Junta en Salud de la Mujer, todavía no he podido descifrarlas. Y es por eso que les recomiendo que ni siquiera traten de entenderlas... solo que las amen. Cuanto más insoportable se vuelvan, simplemente ámenlas. Cuanto más impredecibles se vuelvan, ámenlas aún más. Les garantizo que esto les evitará muchos problemas.

Es importante que las aceptemos y las valoremos, independientemente de la fase por la que estén pasando. En la mayoría de los casos, han pasado toda su vida cuidando de nosotros, nuestros hijos y nuestros hogares. Y si piensan que son los hombres quienes realmente están a cargo de la casa y la vida, piénsenlo de nuevo. En general, del 70% al 80% de las compras son impulsadas por mujeres (Davis, 2019). Y si tienen alguna duda sobre su posición en la escala de la importancia de los padres, una cifra aleccionadora es que el gasto del Día de la Madre alcanzó los 25 mil millones de dólares en 2019, en comparación con solo 16 mil millones de dólares para el Día del Padre (McGinty, 2019). El 70% de los consumidores de viajes son mujeres (Davis, 2019). Y según el Departamento de Trabajo de los Estados Unidos, el 80% de las decisiones relacionadas con la atención médica familiar las toman las mujeres (us Department of Labor, s. f.). Así que tengan cuidado para no ser demasiado críticos con las mujeres que en sus vidas ejercen tanto poder sobre la economía, la familia y ustedes mismos.

Todos hemos escuchado el dicho de "Esposa feliz, vida feliz", y esas palabras no podrían ser más ciertas durante nuestros años dorados. Sorprendentemente, incluso más allá de la seguridad financiera de la jubilación, la felicidad conyugal representa una jubilación más feliz.

Un estudio, que examinó a 1500 jubilados, reportó que una relación conyugal fuerte tenía un impacto más significativo en la satisfacción en la vida que los ingresos (Finke *et al.*, 2018). Y simplemente estar casado no es la respuesta, es estar felizmente casado lo que tiene la mayor influencia. Para compensar una mala relación conyugal se requiere un aumento de casi el doble del presupuesto de ocio (salir a cenar, vacaciones, pasatiempos, equipo deportivo y entradas a entretenimientos). ¿Están preparados para gastar el doble de dinero para perseguir su felicidad? Además, la esperanza de reemplazar a una esposa infeliz aumentando el contacto con amigos, hijos u otros miembros de la familia no compensa una mala relación matrimonial. Esos familiares o amigos no los harán más felices ni gastarán menos dinero.

Y recuerden, las personas felices son por lo general más saludables. Las personas más felices tienden a comer alimentos más saludables, son más activas, tienen mejores patrones de sueño, tienen un sistema inmunológico más fuerte, tienen una presión arterial más baja e incluso entre un 13% y un 26% menos de riesgo de enfermedad cardiaca (Kim *et al.*, 2014). Además, las personas más felices tienen un 14% menos de probabilidades de morir, en comparación con las personas infelices, y tienen una mayor esperanza de vida (Lawrence *et al.*, 2015). La felicidad también puede reducir el dolor asociado con la inflamación y la artritis (Zautra *et al.*, 2001); más aún, tener un cónyuge feliz también se asocia a una mejor salud general personal (Chopik *et al.*, 2017). La salud personal está más fuertemente asociada con tener un cónyuge feliz, que con su propia felicidad personal. En otras palabras, cuanto más felices estén ustedes y sus esposas, ¡más saludables estarán! Parecería, amigos míos, que si pueden ser pacientes con sus esposas y darles el amor y el apoyo que necesitan (y merecen), ustedes serán más felices, estarán más saludables y ahorrarán dinero.

Si aún les resulta difícil ser pacientes y comprensivos durante los cambios hormonales de sus esposas, recuerden que ellas son las mismas mujeres a las que cortejaron y pidieron su mano en matrimonio. Ellas son las mismas mujeres que han hecho de sus casas hogares, tal vez las llenaron de niños y los criaron, de pronto les han cocinado la comida y limpiado la ropa y los ha cuidado cuando estaban enfermos. Y si no les convence la investigación que confirma que hacerlas felices es un camino seguro hacia su propia salud y felicidad, me gustaría compartir una parte de mi propia historia. No son los únicos que se encuentran haciendo cosas inexplicables para mantener la paz en sus hogares.

Mientras escribimos este libro, el mundo está al borde de el COVID-19. El COVID-19 es un virus altamente contagioso que ha matado a cientos de miles de personas. Y debido a que es una enfermedad nueva, hasta ahora se está empezando el proceso de vacunación. Y a medida que se descubre información, las recomendaciones de cuidado y precauciones cambian casi a diario. Y aunque Claudia y nuestros hijos se han quedado en casa durante el aumento de casos de COVID-19, yo todavía voy a trabajar todos los días y estoy rodeado de compañeros de trabajo y pacientes. Estoy en mi consultorio atendiendo pacientes, yendo al hospital para las cirugías y yendo a los supermercados para comprar comida.

Debido al lugar donde vivimos, en Tennessee, Estados Unidos, nuestra región no se ha visto tan afectada como otras partes del país o del mundo. Además, como endocrinólogo reproductivo, mis pacientes, por lo general, no tienen un alto riesgo de contagiarse de el COVID-19. Se podría decir que no estoy exactamente en la primera línea de la pandemia.

Si bien las pautas gubernamentales sobre la reducción del riesgo pueden ser lentas y contradictorias, he sido bendecido con un riguroso conjunto de reglas, procedimientos de cuarentena y protocolos de desinfección desde el comienzo del brote. Tengo mi propia oficial de CDC (Claudia de la Cuesta), que me recibe cada día cuando llego a casa para garantizar el cumplimiento de las reglas.

A mi llegada, obedientemente, me quito los zapatos y me pongo un par de sandalias en el garaje. Desde allí, me dirijo por la puerta del garaje hacia la cocina, donde no paso más allá de nuestro cuarto de lavandería para lavarme las manos. Entonces puedo regresar a mi auto para buscar los alimentos que compré para la semana. Luego, esos alimentos los entro a la casa a un área de preparación ubicada en el piso, cubierta por una toalla vieja. Desde ese momento Claudia llevará los víveres, bolsa por bolsa, al fregadero de la cocina, para una limpieza a fondo, antes de guardarlos en la despensa. Por cierto, ¿saben que, si mojan cartón, este no se seca realmente y el contenido de esa caja debe vaciarse en otro recipiente? Ella aprende este tipo de cosas cada semana.

Una vez que entro toda la comida, empiezo a vaciar las cosas de mis bolsillos en el cuarto de lavado. Me quito todo y pongo mi ropa contaminada directamente en la lavadora, me quito las gafas y me lavo las manos de nuevo. A partir de ahí, tomo el camino de la vergüenza, como lo llama mi hija. Solo en ropa interior, camino por la casa para darme una ducha (me ducho de tres a cuatro veces al día, dependiendo, cuántas veces entro a la casa). Después de la ducha, vuelvo a la cocina y me entregan mis gafas, que han sido desinfectadas. Nuestro correo pasa por una operación de preparación similar, que incluye un balde en el comedor en el que el correo reposa durante dos o tres días. Una vez que ha reposado, se retira, se abre y se deja abierto en el suelo durante uno o dos días más. Solo entonces es seguro leer las cartas y las facturas están listas para pagar.

El punto de mi historia no es burlarme del fanatismo de mi esposa cuando se trata de mantener a nuestra familia a salvo durante una pandemia tan grave. Y, como ella ha dicho varias veces, si alguien va a entrar en contacto con la COVID-19, seré yo. No solo está tratando de protegerme, sino que está tratando de proteger a toda nuestra familia. ¿Sería útil citar los datos que dicen que el virus no sobrevive en superficies como los comestibles? ¿Cómo le hago entender que el virus no parece estar presente en las suelas de los zapatos? ¿Tener una discusión sobre por qué lavar un solo par de jeans, camisa y calcetines todos los días y no agregar más ropa para hacer una lavada completa no beneficia a nadie? ¿Cuándo me advierte que no toque nada en el supermercado, le pregunto: cómo sugiere que ponga los artículos en el carrito?

No. No tengo esas discusiones. Puede que piense en todas esas cosas, pero no me atrevo a confrontarla. Después de todo, soy un hombre que ve el lado científico y lógico de las cosas. Claudia, por otro lado, está actuando por amor. Ella está haciendo todo lo posible para controlar una situación sobre la que no puede haber control. Sus acciones pueden ser exageradas, pero actúa por amor a mí y a nuestra familia y trata de mantenernos a salvo. Ahora nos reímos de eso de vez en cuando. E incluso ella se ríe de sí misma y solo sacude la cabeza y nos pide que *simplemente la amemos*. Pero está haciendo lo mejor que puede en una situación imposible, sobre la que no tiene control. Y si lo piensas, ¿no es eso similar a lidiar con la menopausia? Aparecen nuevos síntomas, ocurren cambios y las mujeres no tienen control sobre ellos. Pero hacen lo mejor que pueden. Y si eso significa que tienes que caminar por tu casa en ropa interior para darte otra ducha, entonces digo que es un pequeño precio a pagar por la felicidad de tu hogar. Recuerden, ¡nosotros también estamos pasando por la menopausia!

Para los hombres que se ven obligados a leer este capítulo y no han leído las páginas anteriores, les explicaré brevemente qué es la menopausia. La menopausia, o *menopues* como se la conoce en mi casa, es el final de los ciclos menstruales, el agotamiento de los óvulos y la aparición de una variedad de cambios hormonales. Esos cambios pueden ser físicos y emocionales. La irritabilidad puede ocurrir cuando menos lo esperen. Es posible que nos regañen por nuestro comportamiento cuando aparentemente no estábamos haciendo nada. Es posible que nos griten por hacer algo incorrecto o porque no lo hicimos lo suficientemente rápido. Y me han recordado, en más de una ocasión, en un tono acalorado, que no lo tome como algo personal. Debo admitir que cuando mi esposa está gritando y yo soy la única persona en la habitación, es difícil no tomarlo como algo personal.

Y a medida que pasan los años, los niños crecen y ya no necesitan su atención exclusiva. Eso les da tiempo para concentrarse en nosotros. Y ese estado de ánimo puede cambiar en un instante. Mi suegro decía que estar casado era como ser un torero. Siempre estaba tratando de esquivar el camino del toro y gritaba: "¡Ole!", mientras las conversaciones se volvían en su contra.

El éxito de atravesar la menopausia, su matrimonio y sus últimos años juntos no se puede encontrar en ningún consejo. En cambio, proviene de una variedad de enfoques y actitudes. Hablando por mí mismo, creo que una de las claves para un matrimonio duradero es tener un buen sentido del humor y poder reírnos de nosotros mismos, del otro y de nuestras vidas. Sin esa risa y alegría, la relación se convertirá en una sentencia seria y sombría. Y la investigación ha apoyado la noción de que el tiempo que las parejas pasan riendo juntas está relacionado con cuán cerca se sentían el uno del otro y qué tan apoyados se sentían por su cónyuge (Kurtz y Algoe, 2015).

También es importante verse en pareja como un equipo y trabajar juntos como tales. Valoremos a nuestras parejas y busquemos sus aportes. Y no les demos algo esperando algo a cambio. Actuemos con espíritu de amor y apoyo. Compartamos proyectos juntos, disfrutemos de sus pasatiempos y establezcamos metas mutuas. En nuestro caso, nuestros proyectos incluyen decorar nuestro hogar, escribir este libro y planificar nuestro futuro. Claudia tiene una licenciatura en negocios, habla inglés y español con fluidez y tiene diplomas de universidades colombianas y estadounidenses. Ella es una entrenadora de salud certificada. Esta no es una dama tonta. Mientras estábamos saliendo, le pregunté por qué no utilizaba todo ese conocimiento en negocios y me recomendaba algunas inversiones inteligentes. Sin perder un segundo, levantó las manos y exclamó: "Tu mejor inversión está en frente tuyo, la estás mirando directamente". Ella tenía razón. Nuestro mayor pasatiempo es viajar. Antes de conocer a Claudia, nunca viajé. La pasión de Claudia por visitar nuevos lugares y experimentar cosas nuevas realmente inspiró mi amor por los viajes. En verdad disfrutamos de las vacaciones con nuestros hijos y entre nosotros.

Y al ser un equipo, tenemos la fuerza de cada uno para enfrentar los desafíos de la vida, desafíos que todo el mundo tiene. En nuestro caso, tenemos a Nicholas y sus limitaciones. Y aunque Nicholas ha seguido mejorando y progresando, sigue siendo un desafío diario. Estoy seguro de que, si no nos tuviéramos el uno al otro, tratar con él y tratar de sacar lo mejor de él sería aún más difícil. También hemos aprendido por medio de él otra lección importante: ser flexible. A medida que envejecemos, es fácil volvernos rígidos en nuestras rutinas.

Pero con Nick, hemos aprendido que los planes más cuidadosamente trazados pueden cambiar en un instante. Hemos aprendido a seguirlo. Y lo mismo puede decirse de una esposa. Si planeaban hacer algo y luego su disposición cambia repentinamente, adáptense. Cambien. Modifiquen los planes. Les aseguro que habrá otras cenas a las que pueden ir, fiestas a las que podrán asistir, películas para ver y viajes para realizar. Aceptemos el cambio y aceptémoslas a ellas.

Mientras que los hombres nos reímos y bromeamos sobre lo difícil que es la menopausia para nosotros, y lo es, recuerden que es más difícil para ellas. Tratemos de prestar atención a las necesidades de nuestras esposas, incluso si ellas no saben lo que quieren. Es posible que deseen que la dejemos sola y momentos más tarde pueden querer que las carguemos. Es posible que deseen comer algo dulce y luego nos critiquen nuestros malos hábitos de alimentación mientras mastican. Puede que estén teniendo una conversación agradable sobre unas vacaciones que tomaron juntos y luego les griten por algo que hicieron hace veinte años. Pero solo amémoslas. Seamos pacientes y comprensivos y, en palabras de mi suegro: "¡Ole!".

Referencias

Chopik, W. *et al.* (2017). Happy You, Healthy Me? Having a Happy Partner Is Independently Associated with Better Health in Oneself. *Health Psychol. 36*(1), 21-30.

Davis, K. M. (2019). 20 Facts and Figures to Know When Marketing to Women. *Forbes*.

Finke, M. S. *et al.* (2018). Spending, Relationship Quality, and Life Satisfaction in Retirement. 2018 Academic Research Colloquium for *Financial Planning and Related Disciplines*. https://t.ly/T6l5.

Kim, E. S. *et al.* (2014). A Prospective Study of the Association between Dispositional Optimism and Incident Heart Failure. *Circ. Heart Fail. 7*(3), 394-400.

Kurtz, L. E. y Algoe, S. B. (2015). Putting Laughter in Context: Shared Laughter as Behavioral Indicator of Relationship Well-Being. *Personal Relationships 22* (4), 573-590.

Lawrence, E. M. et al. (2015). Happiness and Longevity in the United States. *Soc. Sci. Med. 145*, 115-119.

McGinty, M. (2019). Father's Day Spending Expected to Reach All-Time High Of $16 Billion. *National Retail Federation.*

US Department of Labor. (s. f.). Fact Sheet: Employee Benefits Security Administration. *General Facts on Women and Job Based Health*. US Department of Labor.

Zautra, A. *et al.* (2001). Examination of Chronic Pain and Affect Relationships: Applications of a Dynamic Model of Affect. *J. Consult. Clin. Psychol. 69* (5), 786-795.

CAPÍTULO 12

LISTA DE CONTROL DE SALUD

Antes de curar a alguien, pregúntale si está dispuesto a renunciar a las cosas que lo enfermaron.

Hipócrates

Los capítulos anteriores han resumido los aspectos psicológicos y físicos de la menopausia, los cambios físicos que se pueden esperar, y se enfocaron en cómo mantener y mejorar su salud a medida que envejece. Puede ser abrumador recordar todas las cosas en las cuales debería concentrarse y las pruebas que debe hacerse. Este último capítulo está destinado a servir como una lista de verificación para su salud, una referencia fácil para recordarle que debe mantenerse al día con lo esencial para mantener su salud. Como se mencionó antes, sus pruebas, exámenes médicos y exámenes individuales pueden diferir según sus circunstancias. Siempre discuta su historial clínico con su médico y siga los consejos basados en su condición médica individual.

PRÁCTICAS DE SALUD PARA ADOPTAR ENTRE LOS 13 Y LOS 17 AÑOS

Mantenimiento de la salud

- Examen de presión arterial
- Asesoramiento y métodos anticonceptivos
- Asesoramiento sobre dieta saludable y ejercicio
- Exámenes de visión anuales
- Evaluación odontológica anual y limpieza de dientes
- Prueba de detección de depresión
- Detección de violencia interpersonal
- Examen de obesidad
- Uso y detección de alcohol
- Abuso y detección de sustancias
- Asesoramiento y detección del consumo de tabaco
- Detección de enfermedades infecciosas
- Gonorrea y clamidia
- Evaluación de riesgo de VIH
- Prueba de VIH (al menos una vez en la vida)
- Vacunas
- Asesoramiento sobre enfermedades de transmisión sexual

Detección de cáncer

- Asesoramiento sobre cáncer de piel

Nutrición

- Calcio: 1300 mg al día
- Vitamina D: 15 mcg (600 UI) al día
- Magnesio: 360 mg al día

PRÁCTICAS DE SALUD PARA ADOPTAR ENTRE LOS 18 Y LOS 21 AÑOS

Mantenimiento de la salud

- Medición de la presión arterial
- Asesoramiento y métodos anticonceptivos
- Examen de lípidos
- Prueba de detección de depresión
- Asesoramiento sobre dieta saludable y ejercicio
- Exámenes de visión anuales
- Evaluación odontológica anual y limpieza de dientes
- Detección de violencia interpersonal
- Examen de obesidad
- Uso y detección de alcohol
- Abuso y detección de sustancias
- Asesoramiento y detección del consumo de tabaco
- Detección de enfermedades infecciosas
- Gonorrea y clamidia
- Evaluación de riesgo deVIH
- Prueba de VIH (al menos una vez en la vida)
- Vacunas
- Asesoramiento sobre enfermedades de transmisión sexual

Detección de cáncer

- Examen de detección de cáncer de cuello uterino (> 21 años)
- Evaluación de riesgos para las pruebas de BRCA
- Asesoramiento y detección de cáncer de piel

Nutrición

- Ácido fólico: 400 mcg al día
- Calcio: 1000 mg al día
- Vitamina D: 15 mcg (600 UI) al día
- Magnesio: 310 mg al día

PRÁCTICAS DE SALUD PARA ADOPTAR ENTRE LOS 22 Y LOS 39 AÑOS

Mantenimiento de la salud

- Medición de la presión arterial
- Asesoramiento y métodos anticonceptivos
- Examen de lípidos
- Asesoramiento sobre dieta saludable y ejercicio
- Exámenes de visión anuales
- Evaluación odontológica anual y limpieza de dientes
- Prueba de detección de depresión
- Detección de violencia interpersonal
- Examen de obesidad
- Uso y detección de alcohol
- Abuso y detección de sustancias
- Asesoramiento y detección del consumo de tabaco
- Examen de incontinencia urinaria
- Examen de tiroides a partir de los 35 años y luego cada cinco años
- Detección de enfermedades infecciosas
- Gonorrea y clamidia (< 24 años)
- Evaluación de riesgo de VIH

- Prueba de VIH (al menos una vez en la vida)
- Vacunas
- Asesoramiento sobre enfermedades de transmisión sexual

Detección de cáncer

- Examen de detección de cáncer de cuello uterino (prueba de Papanicolaou)
- Evaluación de riesgos para las pruebas de BRCA
- Asesoramiento y detección de cáncer de piel

Nutrición

- Ácido fólico: 400 mcg al día
- Calcio: 1000 mg al día
- Vitamina D: 15 mcg (600 UI) al día
- Magnesio: 320 mg al día

PRÁCTICAS DE SALUD PARA ADOPTAR ENTRE LOS 40 Y LOS 49 AÑOS

Mantenimiento de la salud

- Medición de la presión arterial
- Asesoramiento y métodos anticonceptivos
- Examen de lípidos
- Examen de tiroides cada 5 años
- Examen de dieta saludable y ejercicio
- Exámenes de visión anuales
- Evaluación odontológica anual y limpieza de dientes
- Prueba de detección de depresión
- Detección de violencia interpersonal
- Examen de obesidad

- Uso y detección de alcohol
- Abuso y detección de sustancias
- Asesoramiento y detección del consumo de tabaco
- Examen de incontinencia urinaria
- Detección de enfermedades infecciosas
- Evaluación de riesgo de VIH
- Prueba de VIH (al menos una vez en la vida)
- Vacunas
- Asesoramiento sobre enfermedades de transmisión sexual

Detección de cáncer

- Mamografía y detección del cáncer de mama
- Examen de detección del cáncer de cuello uterino (prueba de Papanicolaou)
- Evaluación de riesgos para las pruebas de BRCA

Nutrición

- Ácido fólico 400 mcg al día
- Calcio 1000 mg al día
- Vitamina D 15 mcg (600 UI) al día
- Magnesio 320 mg al día

PRÁCTICAS DE SALUD PARA ADOPTAR ENTRE LOS 50 Y LOS 64 AÑOS

Mantenimiento de la salud

- Medición de la presión arterial
- Asesoramiento y métodos anticonceptivos (solo en grupos seleccionados)

- Examen de lípidos
- Examen de diabetes
- Examen de tiroides cada cinco años
- Examen de dieta saludable y ejercicio
- Exámenes de visión anuales
- Evaluación odontológica anual y limpieza de dientes
- Examen de detección de osteoporosis (solo en grupos seleccionados de riesgo)
- Prueba de detección de depresión
- Detección de violencia interpersonal
- Examen de obesidad
- Uso y detección de alcohol
- Abuso y detección de sustancias
- Asesoramiento y detección del consumo de tabaco
- Examen de incontinencia urinaria
- Detección de enfermedades infecciosas
- Examen de detección de hepatitis C
- Evaluación de riesgo de VIH
- Prueba de VIH (al menos una vez en la vida)
- Vacunas
- Asesoramiento sobre enfermedades de transmisión sexual

Detección de cáncer

- Mamografía y detección de cáncer de mama
- Examen de detección de cáncer de colon
- Examen de detección de cáncer de pulmón (de 55 a 80 años)
- Examen de detección de cáncer de cuello uterino (prueba de Papanicolaou)
- Evaluación de riesgos para las pruebas de BRCA

Nutrición

- Ácido fólico: 400 mcg al día
- Calcio: 1200 mg al día
- Vitamina D: 15 mcg (600 UI) al día
- Magnesio: 320 mg al día

PRÁCTICAS DE SALUD PARA ADOPTAR ENTRE LOS 65 Y LOS 75 AÑOS

Mantenimiento de la salud

- Medición de la presión arterial
- Examen de lípidos
- Examen de diabetes
- Examen de tiroides cada cinco años
- Examen de dieta saludable y ejercicio
- Exámenes de visión anuales
- Evaluación odontológica anual y limpieza de dientes
- Examen de detección de osteoporosis y exploración DXA
- Asesoramiento para la prevención de caídas
- Prueba de detección de depresión
- Detección de violencia interpersonal
- Examen de obesidad
- Uso y detección de alcohol
- Abuso y detección de sustancias
- Asesoramiento y detección del consumo de tabaco
- Examen de incontinencia urinaria
- Detección de enfermedades infecciosas
- Examen de detección de hepatitis C
- Evaluación de riesgo de VIH
- Prueba de VIH (al menos una vez en la vida)

- Vacunas
- Asesoramiento sobre enfermedades de transmisión sexual

Detección de cáncer

- Mamografía y detección de cáncer de mama
- Examen de detección de cáncer de colon
- Examen de detección de cáncer de pulmón (de 55 a 80 años)
- Detección de cáncer de cuello uterino (< 65 años, prueba de Papanicolaou)
- Evaluación de riesgos para las pruebas de BRCA

Nutrición

- Ácido fólico: 400 mcg al día
- Calcio: 1200 mg al día
- Vitamina D: 15 mcg (600 UI) al día
- Magnesio: 320 mg al día

PRÁCTICAS DE SALUD PARA ADOPTAR DESPUÉS DE LOS 75 AÑOS

Mantenimiento de la salud

- Medición de la presión arterial
- Examen de lípidos
- Examen de diabetes
- Examen de tiroides cada cinco años
- Asesoramiento sobre dieta saludable y ejercicio
- Exámenes de visión anuales
- Evaluación odontológica anual y limpieza de dientes
- Examen de detección de osteoporosis y exploración DXA

- Asesoramiento para la prevención de caídas
- Prueba de detección de depresión
- Detección de violencia interpersonal
- Examen de obesidad
- Uso y detección de alcohol
- Abuso y detección de sustancias
- Asesoramiento y detección del consumo de tabaco
- Examen de incontinencia urinaria
- Detección de enfermedades infecciosas
- Evaluación de riesgo de VIH
- Prueba de VIH (al menos una vez en la vida)
- Vacunas

Detección de cáncer

- Mamografía y detección de cáncer de mama
- Examen de detección de cáncer de colon
- Examen de detección de cáncer de pulmón (de 55 a 80 años)
- Detección de cáncer de cuello uterino (< 65 años, prueba de Papanicolaou)
- Evaluación de riesgos para las pruebas de BRCA

Nutrición

- Ácido fólico: 400 mcg al día
- Calcio: 1200 mg al día
- Vitamina D: 20 mcg (800 UI) al día
- Magnesio: 320 mg al día

Tabla 8. Calendario recomendado de inmunización-vacunas

Vacuna	Edad y frecuencia
Influenza (*flu*)	Anual (mayores de 19 años)
Tétano, difteria, pertusis (TDAP)	A partir de los 11 o 12 años, después cada 10 años
Papilomavirus humano (VPH)	A partir de los 9 hasta los 45 años
Meningococo	A los 11 o 12 meningococo conjugado (MenACWY) con una dosis adicional a los 16 años Los adolescentes de 16 a 18 años pueden vacunarse con una vacuna serogroup B meningococo (MenB)

Fuente: basado en Center for Disease Control and Prevention (s. f.).

Tabla 9. Programa de inmunización para adultos recomendado por los CDC por grupo de edad

Vacuna	Edad y frecuencia
Influenza	19 y más, anualmente
Tétano, difteria, tosferina (TDAP)	A los 19 años se recibe una dosis, con una dósis adicional de TDAP cada diez años
Sarampión, paperas, rubeola (MMR)	Una o dos dosis (si naciste en 1957 o después)
Varicela	Dos dosis si naciste en 1980 o después
Zoster (recombinante)	50 años o más, dos dosis
Virus del papiloma humano (VPH)	Edades de 9 a 45, tres dosis
Conjugado neumococo	Edad 65 años o más, una dosis
Hepatitis A	19 años, dos a tres dosis
Hepatitis B	19 años, dos a tres dosis
Meningococida A,C,W,Y (MenACWY)	Edad 19 años, una a dos veces
Meningococida B	Edad 19 años hasta los 23 años, dos a tres dosis
Haemophilus influenza tipo b	Edad 19 años, una a tres dosis

Nota: se deben recibir las vacunas recomendadas si el historial de vacunación está incompleto o es desconocido. No se debe reiniciar ni agregar dosis a la serie de vacunas si hay intervalos prolongados entre dosis. El uso de nombres comerciales es solo con fines de identificación y no implica el respaldo de la ACIP o los CDC.

Fuente: basado en Center for Disease Control and Prevention (s. f.).

Tabla 10. Evaluación de riesgo de movilidad, marcha, equilibrio y caídas

Test de rendimiento cronometrado: pararse y caminar	Normal programado
Pararse desde una posición sentada en una silla	Capacidad para pararse sin el uso de los brazos de la silla
Caminata 4.5 m	Marcha estrecha: menos de 12 segundos para caminar 4.5 m
Girar y volver a la silla	Giro suave, sin tropezar
Quedarse sentado	Control al sentarse sin el uso de los brazos de la silla y sin dejarse caer en la silla

Examen de riesgo de caída

En este caso se evalúa, según el Johns Hopkins Medicine (2007):

1. Si se ha caído en los últimos doce meses.
2. Si tiene problemas con el equilibrio.

Evaluación del riesgo de cáncer de mama

Según el National Cancer Institute (s. f.), en este caso se examinanlos siguientes aspectos:

- Si la paciente tiene gen BRCA1 o BRCA2
- Edad de la paciente
- Historia de cáncer de mama, CDIs, CLIs o radiación en el pecho para tratar el linfoma de Hodgkin
- Raza-etnicidad
- Historia personal de una biopsia de mama benigna
- Edad de la primera menstruación
- Edad al nacimiento del primer hijo

Número de parientes de primer grado (madre, hermana, hija) con cáncer de mama

Evaluación del riesgo de osteoporosis

Según la University of Sheffield (s. f.), las categorías de riesgo aplicables para las pruebas DXA son:

- Todas las mujeres a partir de 65 años.
- Mujeres menores de 65 años que tienen factores de riesgo además de menopausia.
- Mujeres con menopausia prematura, incluyendo espontáneas, que han pasado por quimioterapias o cirugías.

Referencias

Centers for Disease Control and Prevention. (s. f.). *Immunization Schedule*. Centers for Disease Control and Prevention.

Garber, J. R. et al. (2012). Clinical Practice Guidelines for Hypothyroidism in Adults: Cosponsored by the American Association of Clinical Endocrinologists and the American Thyroid Association. *Thyroid 22*, 1200-1235.

Johns Hopkins Medicine. (2007). *Johns Hopkins Fall Risk Assessment Tool.* Johns Hopkins Medicine.

National Cancer Institute. (s. f.). *The Breast Cancer Risk Assessment Tool.* https://t.ly/hnXs.

National Institute of Arthritis and Musculoskeletal and Skin Diseases. (s. f.). *Calcium and Vitamin D: Important at Every Age.* National Institute of Arthritis and Musculoskeletal and Skin Diseases.

National Institutes of Health. (s. f.). *Magnesium Fact Sheet for Health Professionals*. National Institutes of Health.

National Institutes of Health. (s. f.). *Vitamin D Fact Sheet for Health Professionals*. National Institutes of Health.

Phipps, M. G. et al. (2019). Women's Preventative Services Initiative's Well-Woman Chart: A Summary of Preventative Health Recommendations for Women. *Obstet Gynecol. 134*, 465-469.

University of Sheffield. (s. f.). *FRAX Calculation Tool*. University of Sheffield. https:t.ly/GzAX.

EPÍLOGO

EL CAMINO HACIA LA MENOPAUSIA

Si eres proactiva, te concentras en prepararte. Si eres reactiva, terminarás centrándote en la reparación.

John C. Maxwell

Llegar a la menopausia es un viaje de toda la vida. Un viaje por el crecimiento, el desarrollo, el aprendizaje y la vida. Pero al igual que con cualquier otro viaje, no llegaría a su destino y luego decidiría empacar. Y al igual que las vacaciones, es necesario e importante que se prepare para su llegada a la menopausia. Imagine a dos personas. Una mujer ha pasado sus años premenopáusicos comiendo bien, haciendo ejercicio, asistiendo al médico para sus exámenes de rutina, trabajando en relaciones saludables y felices, e incluso ha hecho tiempo para tener una presencia espiritual en su vida.

La segunda no lo ha hecho. La dama número dos raras veces se ha ejercitado, ha comido mal y, en ocasiones, ha bebido en exceso y tiene sobrepeso. Quizá ella fuma. Ella se dirige a su médico solo cuando tiene un problema. Sus relaciones son tensas y pobres. Ciertamente no ha tenido tiempo para concentrarse en nada espiritual.

¿Quién va a empezar la menopausia más fácilmente, más feliz, con menos molestias, dolores y enfermedades? Y cuando la segunda mujer comienza a lamentarse de todos sus síntomas, ¿con qué frecuencia simplemente diremos que "es la menopausia". ¿En serio?

Al entrar en cualquier etapa de su vida, es importante que se prepare. Y el propósito de la preparación no es evitar todos los síntomas que vienen con la menopausia y el envejecimiento, eso es imposible. La preparación está destinada más bien a minimizar la gravedad de la expresión de esas condiciones. Y, en consecuencia, sus últimos años los pasará más sanos y felices. Pero ¿qué puede hacer para prepararse para la menopausia?

Para empezar ya se está preparando. Leyó este libro. En este libro ha aprendido las definiciones de perimenopausia y menopausia, por ejemplo. Ha leído sobre las expectativas normales durante la transición y ha descubierto algunos de los mitos sobre la menopausia. Ha aprendido algunos conceptos importantes sobre la dieta y cómo incorporarlos de manera significativa en sus propios hábitos. Ha aprendido sobre el ejercicio y su importancia en la menopausia. Ahora tiene una referencia para las pruebas ginecológicas de rutina y para mantener su salud. Y se le han proporcionado algunas opciones de tratamiento, tanto naturales como en base a medicamentos. Puede que ya haya incorporado algunas de estas sugerencias, y otras tal vez las haga parte de su rutina diaria. Lo más importante es que se está preparando.

Desarrolle un programa de ejercicios de rutina. Hacer ejercicio de forma regular le ayudará a mantener un peso saludable, fortalecerá sus huesos, le brindará una sensación de bienestar y mejorará su sistema cardiovascular. Esto facilitará su llegada a la menopausia.

Evalúe sus hábitos personales. Si fuma, intente dejar de hacerlo o al menos reducir su consumo. Si bebe cantidades excesivas de alcohol, disminuya su ingesta. No importa su edad, estos hábitos deben ser modificados. Reduzca su consumo de cafeína.

Siga una dieta equilibrada y obtenga mucho calcio. Coma muchas frutas y verduras. Beba abundante agua. Limite su consumo de cereales y azúcares procesados.

Adopte técnicas de manejo del estrés. El estrés crónico conduce a hipertensión arterial, enfermedades cardiacas y obesidad. Haga ejercicio, medite, practique yoga y mantenga relaciones saludables con amigos y familiares. Trate de dormir de ocho a diez horas de buena calidad todas las noches.

Cuide su peso. La menopausia ralentiza el metabolismo y su dieta anterior puede hacer que suba de peso durante la menopausia. Considere hacer ejercicios de Kegel como parte de su rutina. El fortalecimiento de los músculos del piso pélvico puede evitar o disminuir los síntomas de la incontinencia urinaria.

Hable con mujeres mayores sobre sus experiencias durante la menopausia. Aprenda de ellas lo que desearían haber sabido o hecho que pudiera haber facilitado su transición.

A medida que envejecemos, la producción de melanina por lo general se ralentiza y la piel parece más blanca. La melanina es un término que se emplea para describir un grupo de pigmentos naturales que se encuentran en la piel. Tanto la fabricación del pigmento como las células que contienen el pigmento disminuyen. Como resultado, aparecen manchas con la edad. Manténgase al día con un buen exfoliante y humectante para la piel para hidratarla y tonificarla.

Y recuerde, nunca es demasiado tarde para comenzar a cuidar su cuerpo, su mente y su salud. Si está cerca de la menopausia o en la menopausia y confiesa que ha pasado una vida como la dama número dos, no podrá deshacer toda una vida de malos hábitos en un fin de semana, pero mejorará absolutamente su situación actual y los años futuros.

LOS AUTORES

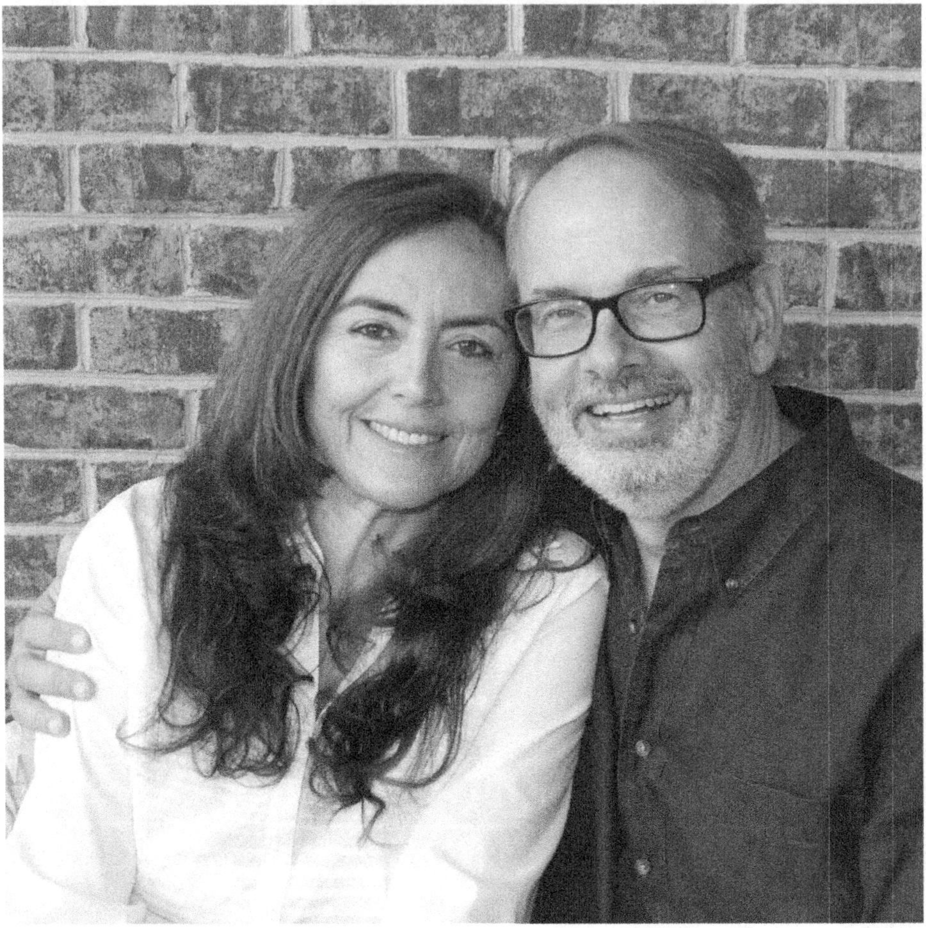

Claudia y Mark están casados desde hace veintiún años, tienen dos hijos: Nicholas y Tatiana. Juntos fundaron la comunidad Mujeres Together, en la cual se tratan temas relacionados con el área de la salud, la alimentación y el bienestar físico, emocional y espiritual. Claudia contó con la fortuna de trabajar al lado de Mark durante más de diecisiete años, esto, y su propia experiencia de vida, los llevaron a trabajar en temas de salud relacionados con la mujer y los ha impulsado a llevar su mensaje por el mundo. Este es el primer libro que escriben juntos.

Conozca más sobre Mujeres Together en:
https://www.instagram.com/mujerestogether/

@MUJERESTOGETHER

Claudia de la Cuesta-Ransom nació en Medellín, Colombia, y llegó a los Estados Unidos a los 23 años. Es administradora de negocios y su pasión y conocimiento están enfocados en temas de salud para mujeres, lo que la llevó a certificarse como Health Coach. También está certificada en un curso de milagros y es directora del curso "Transforma tu vida en 40 días" de Merce Villegas.

Con más de 20 años de experiencia en el área de la salud de la mujer, Claudia se dedica actualmente a dictar conferencias sobre alimentación, cuidado del cuerpo y salud integral (física, mental, emocional y espiritual) para mujeres, así como a hacer charlas y entrevistas sobre temas que afectan a mujeres que están pasando por la perimenopausia y la menopausia.

En febrero del 2022, Claudia fue diagnosticada con cáncer de mama (carcinoma lobular invasivo). Gracias a un diagnóstico temprano, después de someterse a una mastectomía bilateral total en marzo del mismo año, hoy se encuentra libre de cáncer y trabaja como voluntaria con la Sociedad Americana de Cáncer para promover la detección temprana del cáncer de mama. Además, dirige un grupo de apoyo para el cáncer en su ciudad.

Mark X. Ransom es ginecólogo y especialista en fertilidad, nació en los Estados Unidos y creció en New Jersey. Se graduó de la Seton Hall University con un B. S. en Biología. Atendió en Rutgers Medical School y se graduó como el mejor de su clase. Luego de ello, Mark hizo su residencia en Ginecología y Obstetricia, además de realizar una especialización en Fertilidad en la Robert Wood Johnson University. Después de veinte años de práctica privada se mudó a Tennessee para unirse a la Facultad de Docencia en el Quillen Medical School. Durante este tiempo recibió su máster en Business Administration y una certificación como especialista en menopausia por la Sociedad Americana de Menopausia. En la actualidad es el director del Laboratorio del programa Invitro Fertilization de Quillen Fertility y es el director del programa de residencia del Departamento de Obstetricia y Ginecología. Mark ha participado como orador en reuniones médicas internacionales, ha escrito artículos académicos y capítulos de libros especializados en fertilidad.

Made in the USA
Monee, IL
07 August 2025

22758860R00208